U0188425

抗核抗体荧光核型
图谱及病例判读

FLUORESCENCE PATTERNS
OF ANTINUCLEAR ANTIBODY: ATLAS AND
CASE INTERPRETATION

主编

郑 冰 吕良敬 李 敏

副主编

胡朝军 周仁芳 杨 滨 赵高阳 戴颖欣

主审

关 明 范列英 彭奕冰 张 洁

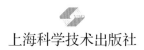

上海科学技术出版社

图书在版编目（ＣＩＰ）数据

抗核抗体荧光核型图谱及病例判读 / 郑冰，吕良敬，
李敏主编. -- 上海 ：上海科学技术出版社，2021.5
ISBN 978-7-5478-5319-1

Ⅰ. ①抗… Ⅱ. ①郑… ②吕… ③李… Ⅲ. ①自身抗
体－免疫荧光法－应用－自身免疫病－诊断 Ⅳ.
①R593.204

中国版本图书馆CIP数据核字(2021)第063756号

抗核抗体荧光核型图谱及病例判读

主编　郑　冰　吕良敬　李　敏

上海世纪出版(集团)有限公司
上 海 科 学 技 术 出 版 社 出版、发行
(上海钦州南路71号　邮政编码200235　www.sstp.cn)
浙江新华印刷技术有限公司印刷
开本　787×1092　1/16　印张　24.5
字数　550千字
2021年5月第1版　2021年5月第1次印刷
ISBN 978-7-5478-5319-1/R·2295
定价：198.00元

本书如有缺页、错装或坏损等严重质量问题，请向工厂联系调换

内容提要

自身免疫病作为继心血管疾病和癌症后威胁人类健康的第三大杀手,已被列为《国家中长期科学和技术发展规划纲要(2006—2020年)》中要重点攻克的十类重大疾病之一。自身免疫病的发生同自身抗体的产生密切相关,自身抗体的实验室检查对自身免疫病的诊断尤为重要。间接免疫荧光法检测抗核抗体(ANA)是美国风湿病学会(ACR)、欧洲自身免疫标准化促进会(EASI)等专业学会推荐的参考方法,也是自身免疫病相关自身抗体筛查的金标准。本书立足于临床实践,由全国各地从事本专业的临床一线实验室人员和临床医师共同编写,旨在加强临床医师对各类荧光核型的理解及解读,并更好地将该方法应用于临床实践。

本书共五章,系统地介绍了抗核抗体及其检测方法、研究进展;重点介绍了抗核抗体荧光核型国际共识(ICAP)定义的30种荧光核型,对每种核型的荧光特征及其相应靶抗原的生物学功能、临床意义和检测方法进行详细阐述。本书根据ANA核型的复杂程度将图谱分为基础级和疑难级,并以荧光核型图谱结合临床病例的形式呈现;每个病例均从实验室检查结果、临床表现、核型判读等方面进行解析,对初学者乃至有一定经验的核型判读人员都有很好的借鉴价值。

本书适用于临床医师,尤其是一线实验室检测人员、从事自身免疫病诊治的临床医师,是一本非常实用的工具书。

编写人员名单

主编　郑　冰·上海交通大学医学院附属仁济医院

　　　　吕良敬·上海交通大学医学院附属仁济医院

　　　　李　敏·上海交通大学医学院附属仁济医院

副主编　胡朝军·北京协和医院

　　　　　周仁芳·温州医科大学附属温岭医院

　　　　　杨　滨·四川大学华西医院

　　　　　赵高阳·辽宁中医药大学附属医院

　　　　　戴颖欣·上海交通大学医学院附属仁济医院

主审　关　明·复旦大学附属华山医院

　　　　范列英·同济大学附属东方医院

　　　　彭奕冰·上海交通大学医学院附属瑞金医院

　　　　张　洁·上海交通大学医学院附属仁济医院

编委（按姓氏笔画排序）

　　　　王　静·内蒙古医科大学附属医院

　　　　王之青·上海交通大学医学院附属仁济医院

　　　　王铮铮·中国科学院大学宁波华美医院

宁明哲·南京大学医学院附属鼓楼医院

刘　灿·福建医科大学附属第一医院

刘治娟·西藏自治区人民医院

孙笑笑·江南大学附属医院

闫惠萍·首都医科大学附属北京佑安医院

朱　静·四川省人民医院

何　敏·广东省中医院

李晓军·中国人民解放军东部战区总医院

李恩灵·上海交通大学医学院附属仁济医院

张　华·贵州省人民医院

吴丽娜·中国医科大学附属盛京医院

应丽娜·宁波市第六医院

金卫东·浙江省人民医院

武丽君·新疆维吾尔自治区人民医院

罗　静·山西医科大学第二医院

帖彦清·河北省人民医院

胡志东·天津医科大学总医院

贾汝琳·北京大学人民医院

崔丽艳·北京大学第三医院

彭清林·中日友好医院

董凌莉·华中科技大学同济医学院附属同济医院

彭道荣·西京医院

主编简介

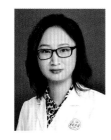

郑冰 医学博士,副主任技师,硕士研究生导师。任上海交通大学医学院附属仁济医院检验科自身免疫组负责人。美国佛罗里达大学访问学者。2020年担任"抗核抗体荧光核型国际共识(ICAP)中文网站"项目负责人及ICAP中文翻译团队负责人(coordinator)。研究方向为自身抗体在自身免疫病发病机制中的作用及相关实验室检测。已发表文章20余篇,其中以第一作者或通讯作者发表SCI论著8篇。

学术任职: 中国中西医结合检验医学专业青年委员会副主委,中国麻风防治协会皮肤性病检验与诊断分会青年委员会副主任委员,ICAP中文翻译团队负责人。

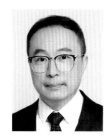

吕良敬 医学博士,主任医师,博士研究生导师。任上海交通大学医学院附属仁济医院风湿科副主任。美国Cedars Sinai医学中心访问学者。研究方向为系统性红斑狼疮和类风湿关节炎等重大风湿病精准化预防、诊断、治疗、管理策略。近年来发表论文150余篇,参编国内外指南5部(执笔2部),培养多名研究生。

学术任职: 国家重点研发计划"精准医学研究"重点专项首席科学家,上海市风湿病研究所副所长,上海医师协会风湿病分会副会长,中国医师协会风湿病分会常委。

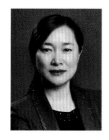

李敏 医学博士,研究员,博士研究生导师。任上海交通大学医学院附属仁济医院检验科主任。研究方向为感染性疾病快速诊断、临床基础和转化。先后在 *Nat Med*、*Cell Host Microbe* 等国际专业SCI期刊发表论著80多篇。

学术任职: 中华医学会检验医学分会青年委员会副主任委员,上海市医学会检验医学专科分会副主任委员,上海市微生物学会常务理事兼秘书。

副主编简介

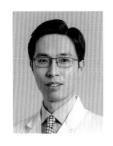

胡朝军 · 医学博士,副研究员。任职于北京协和医院风湿免疫科。美国 Johns Hopkins University 访问学者。研究方向为自身免疫性疾病临床实验诊断检测技术标准化及发病机制。为多部自身抗体相关专家共识第一执笔者。主编《ANCA 间接免疫荧光图谱判读解析》,副主编《自身抗体免疫荧光图谱》等专著 7 部,在国内外专业杂志发表研究论文 140 余篇,其中以第一作者、共同第一作者和通讯作者发表论文 60 余篇(SCI 论文 30 篇)。

学术任职: 中国医师协会风湿免疫科医师分会第一届自身抗体检测专业委员会副主任委员兼秘书长,中国中西医结合学会第一届检验医学专业委员会免疫性疾病学术委员会青年委员会副主任委员。

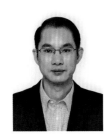

周仁芳 · 医学硕士,主任技师。任温州医科大学附属温岭医院检验科主任。研究方向为自身免疫性疾病的实验诊断技术标准化和临床研究。《抗磷脂抗体检测的临床应用专家共识》《抗核抗体检测的临床应用专家共识》《抗中性粒细胞胞浆检测的临床应用专家共识》的主要执笔者。副主编专著 2 部、参编专著 3 部。

学术任职: 中国医师协会检验医师分会自身免疫性疾病检验医学专业委员会委员,中国中西医学会检验医学专业委员会免疫性疾病学术委员会第一届委员兼青年副主任委员,浙江省检验医学分会临床免疫检验学组委员。

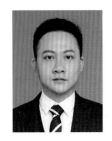

杨滨 · 医学博士,副教授,硕士生导师。为四川大学华西医院实验医学科自身免疫组负责人。美国西北大学访问学者。研究方向为自身免疫性疾病的细胞免疫及分子调节机制。已发表文章 30 篇,其中以第一作者或通讯作者发表 SCI 论著 16 篇。

学术任职: 中国医师协会风湿免疫医师分会自身抗体专业委员会委员。

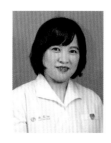

赵高阳　医学硕士，主任技师。任辽宁中医药大学附属医院临床检验中心副主任，检验科ISO15189质量负责人。主要从事自身免疫疾病实验室研究工作。近年来发表论文20余篇，参编教材及论著4部。
学术任职：中国中西医结合学会检验医学专业委员会免疫性疾病实验诊断专家委员会常务委员，辽宁省中西医结合学会检验医专业委员会常务委员。

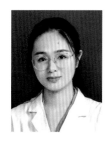

戴颖欣　医学硕士，检验技师。任职于上海交通大学医学院附属仁济医院检验科。"ICAP中文网站"翻译团队成员。研究方向为自身抗体在自身免疫病实验室诊断中的应用和相关机制。已发表文章10余篇，其中以第一作者或共同第一作者发表SCI论著5篇。

主审简介

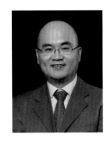

关明 · 医学博士，博士研究生导师。任复旦大学附属华山医院中心实验室主任、华山医院检验医学科主任。美国NIH博士后。研究方向为临床分子生物学检验，以及肿瘤转移和浸润的机制。以第一或通讯作者发表SCI文章60多篇。荣获上海市优秀学术带头人、上海市领军人才、上海市医务青年管理十杰等荣誉称号。

学术任职： 中华医学会检验医学分会常委兼秘书长，上海医学会检验医学分会主任委员，国家自然科学基金委员会重点项目二审专家。

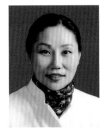

范列英 · 医学博士，主任医师，博士研究生导师。任同济大学附属东方医院检验科主任。研究方向为自身免疫病、心血管病实验室诊断与发病机制。荣获上海市优秀学术带头人、上海市"十佳医技工作者"，获省部级科技进步奖二等、三等奖5项。

学术任职： 中华医学会检验医学分会委员，中国医师协会检验医师分会委员，上海市医学会检验医学分会副主任委员、副会长，上海市临床检验质量控制中心专家委员。

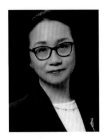

彭奕冰 · 医学博士，主任技师，博士研究生导师。任上海交通大学附属瑞金医院检验科副主任，上海交通大学医学院检验系副主任。研究方向为自身免疫病实验室诊断、酵母菌及艰难梭菌的感染与耐药。近五年以第一或通讯作者在SCI杂志发表论文20余篇。

学术任职： 现任中国女医师协会第一届检验医学专业委员会常委，上海市医学会检验医学专科分会免疫学组副组长。

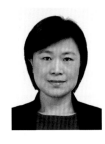

张洁 · 医学硕士，副主任技师。任上海交通大学医学院附属仁济医院检验科副主任、质量主管。主要从事临床生化及质谱检验相关工作。以第一作者和通讯作者发表中英文论文20余篇。参编专著1部并任副主编。

学术任职： 上海市医学会检验学会质谱学组副组长。

序 一

自身免疫病是由于自身抗原免疫耐受紊乱、人体免疫系统错误地攻击自身成分而导致机体损害的一系列疾病，其本质上是一种免疫失衡和混乱。患者血液中高效价的自身抗体既是自身免疫病的特征，亦是临床对疾病筛查和确诊的重要依据。在美国风湿病学会（ACR）和欧洲抗风湿病联盟（EULRA）推出的自身免疫病分类及诊断标准中，都将自身抗体纳入，且占据较高的分值。我国临床专业委员会在参照国际指南的前提下，结合我国实际国情，制订了我国自身免疫病诊疗的共识与指南。

在20世纪50年代以前，科学家们普遍认为，人体无法产生针对自身的抗体，这个概念被称为horror autotoxicus/the fear of self-toxicity，由诺贝尔奖获得者Paul Ehrlich在19世纪提出。这一概念维持了半个世纪之后，Noel Rose将此推翻，即认为人体可以产生针对自身的抗体。自1957年发现抗核抗体（ANA）以来，大量的自身抗体陆续被发现并广泛应用于临床实践。在ANA的检测中，间接免疫荧光法具有其独特的优势，为临床医师的诊断提供了强大的实验室依据。

本书的编写立足于临床实践，参与编写人员均为全国各地从事本专业临床一线的实验室人员和临床医师。首先，本书详细描述了抗核抗体荧光核型国际共识（ICAP）中各荧光核型的判读特点，并提供了每种荧光核型相应的主要靶抗原，从生物学功能、临床意义及不同检测方法等方面对其进行阐述。这些内容对于加强一线临床医师对各类荧光核型的理解及解读具有实际指导意义。其次，荧光图谱结合病例的形式使得本书的内容更加丰富，书中病例均来自日常临床工作，每个病例均从实验室检查结果、临床表现、核型判读等方面进行解析，旨在以图文并茂的形式全方位、多角度地呈现每一个病例。

本书编者秉承更好地为患者服务的理念，致力于将实验室检测更好地应用于临床对疾病的辅助诊断。本书不仅对于一线实验室检测人员来说是一本内容丰富的参考书，对于从事自身免疫病诊治的一线临床医师而言也是非常实用的工具书。最后，希望随着研究的不断深入,实验室检测人员和临床医师可以通力协作,发现更多荧光核型的相关靶抗原及临床意义,进一步推动自身免疫病的精准诊疗。

沈 南

上海交通大学医学院附属仁济医院

2021 年 1 月

序 二

自身免疫病在全球的发病率约为0.09%，且整体发病率呈逐年上升趋势。自身免疫病作为继心血管疾病和癌症之后威胁人类健康的第三大杀手，已被列为《国家中长期科学和技术发展规划纲要（2006—2020年）》中要重点攻克的十类重大疾病之一。自身免疫病的实验室检查对自身免疫病的诊断和与其他疾病的鉴别诊断至关重要，为临床诊治方案的确定提供依据，同时可以辅助评价治疗效果、了解疾病分期和进行预后评估。自身免疫病的发生同自身抗体的产生密切相关，因此自身抗体的实验室检查对自身免疫病的诊断尤为重要。

在这些自身抗体中有一类被称为抗核抗体（ANA），其对自身免疫病有很高的诊断敏感性，被认为是此类疾病的首选筛查项目。自身免疫病的病程一般较长，发作与缓解交替出现，因此及时准确检测ANA，可对早期诊断和疗效评价等起辅助作用。国际上公认的ANA检测的参考方法是以HEp-2细胞为基质的间接免疫荧光法。抗核抗体荧光核型国际共识（ICAP），根据其荧光特点将其分为30种荧光核型。当然，随着临床研究不断发展，有诊断价值的荧光核型还会不断增加。

目前国内许多医院均已经开展了ANA的检测，但国内抗核抗体检测荧光图谱类图书少，而荧光图谱结合病例形式的参考书更是缺乏，尤其对于基层实验室来说，由于学习资料相当有限，限制了抗核抗体规范化检测的整体发展。本书抗核抗体集国内本领域资深专家集体智慧，系统地介绍了抗核抗体概述、检测方法及研究进展；重点介绍了ICAP所定义的30种荧光核型，对每种荧光核型的特点进行了详细描述，并采用不同品牌试剂展示同一种荧光核型，旨在对每种核型进行全方位、多角度的呈现。本书的最大亮点是对206个病例的实验室检测结果、临床诊断及荧光核型进行了系统的整理，以真实病例结合荧光图谱的形式展现了不同核型相关不同靶抗原及不同疾病的特点，为临床和实验室沟通提供了更加丰富的参考资料。

检验医学一直致力于医学实验室全面实现标准化、规范化、国际化的质量管理，之前我们在检验项目的数字化结果标准化方面做了较多的工作，而本书更是对核型检验的标准化工作的总结,标志着上海医学检验界在自身免疫检测的规范化方面又迈进了一大步,值得庆贺。

最后,诚挚地感谢参与本书撰写及校稿的所有专家,以及参与编辑工作人员的辛勤付出和卓越贡献。

关 明

复旦大学附属华山医院

2021 年 1 月

前　言

　　间接免疫荧光法检测抗核抗体（ANA）是美国风湿病学会（ACR）、欧洲自身免疫标准化促进会（EASI）等专业学会推荐的参考方法，也是系统性自身免疫病（SARD）相关自身抗体检测的金标准。以HEp-2细胞为底物的间接免疫荧光法（HEp-2 IFA）检测结果包括抗体滴度和荧光核型，对抗体滴度或荧光强度进行评估可确定抗体水平，而荧光核型不仅能为后续特异性靶抗原检测提供指导，还因其与各种疾病的相关性而对临床诊疗具有重要意义。

　　ANA荧光核型的判读具有相当的难度且判读过程存在一定主观性，因此实验室核型判读人员需要具备扎实的理论基础和丰富的判读经验。此外，实验室检测人员熟悉不同荧光核型对应的靶抗原及其与疾病的关系，对于检验报告的准确发放和临床沟通也至关重要。目前，ANA荧光核型国际共识（ICAP）命名并定义了30种荧光核型。2018年，中国医师协会风湿免疫科医师分会自身抗体检测专业委员会发布了《抗核抗体检测的临床应用专家共识》，其中不仅明确了HEp-2 IFA为ANA检测的参考方法，还结合国内ANA检测的实践经验，定义了13种必报荧光核型和15种选报荧光核型。ANA荧光核型判读的逐步标准化和规范化，对基于HEp-2 IFA的SARD筛查具有重要意义，同时也对实验室检测人员提出了更高的要求。

　　目前，国内基于HEp-2 IFA的自身抗体检测专业图谱类参考书较少，按照ICAP标准进行编写的荧光图谱更是稀缺。为了满足临床医师和实验室检测人员不断发展的专业需求，上海交通大学医学院附属仁济医院检验科自身抗体检测组于2017年开始进行图谱筹备工作，历时3年，建立了完善的ANA荧光核型血清样本库及图片库。2020年，在与国内自身抗体实验室检测领域及临床风湿免疫科的多位专家商讨后启动了本书的编写工作，并经多位专家、同行反复修改讨论最终定稿。

　　《抗核抗体荧光核型图谱及病例判读》以ICAP定义的30种荧光核型为标准，对每种核型的荧光特征，相应靶抗原的生物学功能、临床意义和检测方法进行了详细阐述。针对这部分内容,特别考虑到如下问题:① 不同品牌HEp-2细胞荧光核型特征可能略有差异;② 不同自身抗体商品化试剂盒因方法学不同、包被的抗原来源不同(天然纯化/重组)和重组蛋白片段不同等因素,可能存在检测结果差异。因此,本书纳入了国内自身抗体实验室较常用的商品化试剂,并且在特异性抗体检测部分,列举了试剂盒具体包被的抗原成分。此外,根据核型的复杂程度将图谱分为基础级和疑难级,并以荧光核型图谱结合临床病例的形式呈现。每个病例包含简要的实验室检测结果、临床诊断/表现、核型判读结果和判读说明等内容,对初学者乃至有一定经验的核型判读人员都有很好的参考价值。当然,本书稿件虽历经数次修改,但难免存在错误及不足之处,敬请同行和广大读者批评指正。

在此,感谢所有在本书编写过程中给予指导和帮助的专家、同行。感谢上海交通大学医学院附属仁济医院风湿免疫科和检验科全体同仁的大力支持。感谢上海交通大学医学院附属仁济医院检验科自身抗体检测组所有人员的辛勤付出。借此机会,代表编写组全体专家谨向自身抗体检测领域所有前辈、临床一线医师及实验室检测人员致以诚挚的敬意和衷心的感谢。

由衷希望《抗核抗体荧光核型图谱及病例判读》一书有助于进一步规范抗核抗体间接免疫荧光法核型的判读,同时帮助实验室检测人员和临床医师深入理解荧光核型对疾病诊疗的重要意义。相信随着科学技术不断进步,间接免疫荧光法检测抗核抗体联合其他特异性靶抗原检测,必将显著提升临床自身免疫病的精准诊疗能力。

郑 冰

上海交通大学附属仁济医院

2021 年 1 月

目 录

第四章
抗核抗体间接免疫荧光法核型图谱（基础）/ 137

第五章
抗核抗体间接免疫荧光法核型图谱（疑难）/ 241

第一章

抗核抗体概述

第一节 · 抗核抗体定义及分类

一、抗核抗体定义

(一) 抗核抗体的由来

抗核抗体(antinuclear antibody, ANA)是针对细胞核的自身抗体。1948年,Hargraves等人发现在一个系统性红斑狼疮(systemic lupus erythematosus, SLE)患者的骨髓中存在以前未知的细胞,他们称之为狼疮细胞(lupus erythematosus cell, LE细胞),其特征为成熟的多形核白细胞,吞噬另一白细胞释放出的核物质[1]。这一极其重要的发现奠定了ANA研究的基础。1957年Holborow等人证明在LE细胞现象中起重要作用的LE细胞因子对组织细胞核有亲和力,并首先以组织切片为抗原底物,通过间接免疫荧光法(indirect immunofluorescent assay, IFA)检测ANA[2]。1959年,人们发现SLE患者的血清中含有抗体,这些抗体与细胞核的盐水提取物沉淀在一起,称为可提取核抗原(extractable nuclear antigen, ENA)。抗核抗体测试主要目的是检测血液中是否存在对细胞核不同成分有反应性的抗体,因此称之为抗核抗体。

(二) 抗核抗体的定义

传统定义中,抗核抗体仅指抗真核细胞核各种成分的自身抗体,但其广义定义则包括针对真核细胞内各种抗原成分的自身抗体总称,又称抗细胞抗体(anti-cellular antibody),其靶抗原可存在于细胞核、细胞质、细胞骨架或细胞分裂结构等部位。

二、抗核抗体谱的分类

ANA广义上是一组各有不同临床意义的自身抗体,又可称为抗核抗体谱。根据细胞内靶抗原理化特性与分布部位,抗核抗体谱一般可分为以下六大类(图1-1-1)。

抗核抗体谱
1. 抗DNA抗体:抗dsNDA抗体,抗ssDNA抗体
2. 抗组蛋白抗体:抗组蛋白H1、H2A、H2E、H3、H4、H2A-H2B复合物抗体
3. 抗DNA组蛋白复合物抗体:抗核小体/染色质抗体、抗DNP抗体(狼疮因子)
4. 抗非组蛋白抗体
   - 抗ENA抗体:抗Sm抗体、抗SSA/Ro60抗体、抗SSB/La抗体、抗RNP抗体、抗Rib-P抗体、抗Scl-70抗体、抗Jo-1抗体、抗DFS70抗体、抗PCNA抗体、抗Mi-2抗体、抗Ku抗体、抗SRP抗体、抗Sp100抗体等抗体
   - 抗染色体DNA蛋白抗体:抗着丝点抗体
5. 抗核仁抗体:抗PM-Scl抗体、抗RNA聚合酶I抗体、抗NOR90抗体、抗To/Th抗体、抗U3-snoRNP抗体
6. 抗其他细胞成分抗体:主要指抗溶酶体等各种细胞器、细胞角蛋白、核层蛋白、肌动蛋白和波形纤维蛋白抗体等

图1-1-1 抗核抗体的分类

DFS70:致密细颗粒70; DNP:脱氧核糖核蛋白; dsDNA:双链DNA; H:组蛋白; Jo-1:组氨酰tRNA合成酶; RNP:核糖核蛋白; NOR:核仁组织区; PCNA:增殖细胞核抗原; PM-Scl:多发性肌炎/硬化病; Rib-P:核糖体P蛋白; Sm:史密斯蛋白; Sp100:斑点蛋白100; SRP:信号识别颗粒; SSA/Ro60:干燥综合征相关抗原A/Ro60; SS-B/La:干燥综合征相关抗原B/La; ssDNA:单链DNA; U3-snoRNP:U3核仁小核糖核蛋白

第二节·抗核抗体常用检测方法

一、间接免疫荧光法

人喉鳞状细胞癌细胞系人上皮2型（human epithelial type 2，HEp-2）细胞含有数百种抗原的天然蛋白阵列，可作为检测抗核抗体的理想底物（图1-2-1）。以HEp-2细胞为基质的间接免疫荧光法（HEp-2 cell indirect immunofluorescent assay，HEp-2 IFA）被认为是ANA筛查的参考方法[3]，可检测多种自身抗体并呈现相应的荧光核型（表1-2-1）。HEp-2 IFA检测结果通常包括：① 样本中是否存在抗核抗体，由于一般人群中也可存在低滴度的自身抗体，但系统性自身免疫病（systemic autoimmune rheumatic disease，SARD）患者体内的自身抗体一般为中滴度、高滴度；② 荧光核型通常表明特定样本中最可能存在的自身抗体特异性，有助于区分非自身免疫病个体与自身免疫病（autoimmune diseases，AID）患者，同时结合临床症状，有助于指导下一步特异性血清学分析。

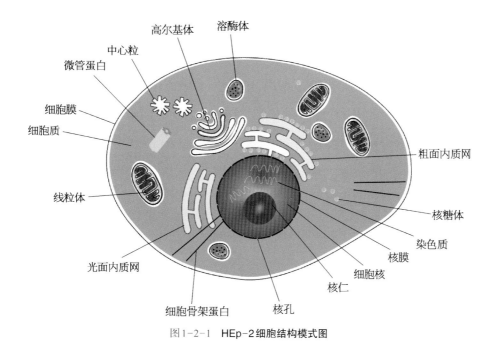

图1-2-1　HEp-2细胞结构模式图

表1-2-1　HEp-2 IFA检测不同自身抗体的能力及相应荧光核型表现[4]

荧光核型	通常可检测到	有时无法检测	一般无法检测
细胞核			抗ssDNA抗体 抗Ro52抗体
均质型	抗dsDNA抗体、抗核小体抗体、抗组蛋白抗体	—	

（续表）

荧光核型	通 常 可 检 测 到	有时无法检测	一般无法检测
Topo Ⅰ型	抗Scl-70抗体	—	狼疮抗凝物
致密细颗粒型	抗DFS70抗体	—	心磷脂
着丝点型	抗CENP-A抗体、抗CENP-B抗体、抗CENP-C抗体	—	抗酿酒酵母抗体
细颗粒型	—	抗SSA/Ro 60抗体、抗SSB/La抗体、抗Ku抗体、抗Mi-2抗体	抗瓜氨酸肽抗体
粗颗粒型	抗Sm抗体、抗U1-snRNP抗体、抗RNAP Ⅲ抗体	—	
核多点型	抗Sp-100抗体、抗PML抗体	—	
核少点型	抗p80-螺旋蛋白抗体	—	
核仁型	抗PM-Scl抗体、抗NOR-90抗体、抗U3-snoRNP抗体、抗To/Th抗体、抗RNAP Ⅰ抗体	—	
光滑核膜型	抗核纤层蛋白抗体	—	
点状核膜型	抗核孔复合物蛋白抗体	—	
细胞质			
胞浆纤维型	—	抗肌动蛋白抗体、抗肌球蛋白抗体、抗波形蛋白抗体、抗角蛋白抗体、抗纽蛋白抗体	
胞浆散点型	抗GWBs抗体、抗EEA-1抗体	—	
胞浆致密颗粒型	—	抗核糖体P蛋白抗体	
胞浆细颗粒型	—	抗Jo-1抗体	
线粒体样型	抗线粒体蛋白抗体	—	
高尔基体样型	抗高尔基体蛋白抗体	—	
胞浆棒环状型	—	抗IMPDH2抗体	
细胞周期相关			
中心体型	—	抗中心体/中心粒抗体	
NuMA型	抗NuMA-1抗体	—	
细胞间桥型	—	抗微管蛋白抗体	

注：CENP-A：着丝粒蛋白A；CENP-B：着丝粒蛋白B；CENP-C：着丝粒蛋白C；EEA-1：早期内体抗原1；IMPDH2：肌苷单磷酸脱氢酶2；NuMA：核有丝分裂器蛋白；PML：早幼粒细胞白血病；RNA：核糖核酸；RNAP Ⅰ：RNA聚合酶Ⅰ；RNAP Ⅲ：RNA聚合酶Ⅲ；U1-snRNP：U1核小核糖核蛋白

（一）检测原理

1. HEp-2 IFA 实验原理·HEp-2 IFA检测ANA通常采用磷酸缓冲液（phosphate buffer saline，PBS）对样本进行稀释。目前有两种稀释体系，即倍比稀释和$\sqrt{10}$稀释系统（图1-2-2）。稀释后的样本与固定在玻片上的HEp-2细胞抗原基质共同温育（图1-2-3 A），若样本中存在抗核抗体，可与抗原结合形成抗原抗体复合物（图1-2-3B）。清洗去除未反应的抗体后，再用异硫氰酸荧光素（fluorescein isothiocyanate，FITC）标记的抗人γ重链和κ、λ轻链抗体（荧光标记二抗）与基质上的抗原抗体复合物进行反应，形成抗原抗体-荧光标记二抗复合物（图1-2-3C）。清洗去除未反应的荧光标记二抗后，在特定波长的荧光显微镜下观察荧光反应。

2. 荧光显微镜成像原理·以目前实验室常用的落射式荧光显微镜为例（图1-2-4），在需要观察FITC荧光素时，由于FITC最大吸收波长为490～495 nm，最大发射波长为525～530 nm，光

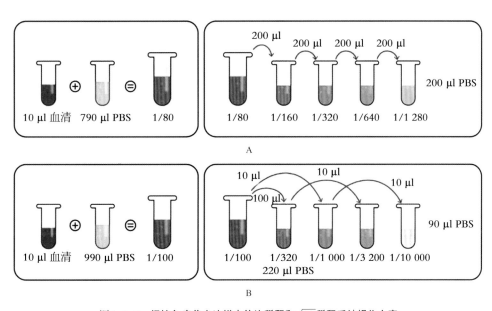

图1-2-2　间接免疫荧光法样本倍比稀释和$\sqrt{10}$稀释系统操作方案

A. 倍比稀释系统，起始稀释度以1:80为例；B. $\sqrt{10}$稀释系统，起始稀释度以1:100为例

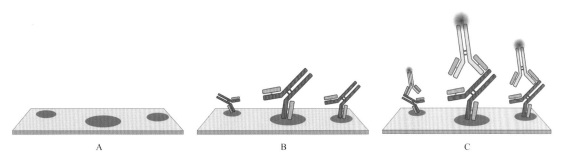

图1-2-3　间接免疫荧光法检测抗核抗体反应原理图

A. 载玻片上负载HEp-2细胞作为抗原底物；B. 样本中抗体与抗原底物结合形成抗原抗体复合物；C. 荧光标记二抗与基质上的抗原抗体复合物进行反应，形成抗原抗体-荧光标记二抗复合物

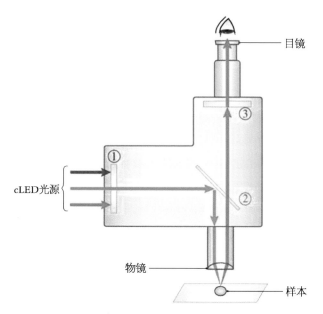

图1-2-4　荧光显微镜光路结构

光源以可控发光二极管（controlled light emitting diode, cLED）为例，① 激发滤片，只允许通过波长450～490 nm的蓝光；② 分光滤片，反射波长低于510 nm的光，透过波长高于510 nm的光；③ 发射滤片，消减不必要的荧光信号，将波长520～560 nm的特异性绿色荧光传递至目镜

源先经过激发滤片（图1-2-4①），波长为450～490 nm的蓝光通过后，被呈45°角的分光滤片（可反射波长低于510 nm的光）反射至载物台上的样品表面，样本表面的FITC吸收蓝光后，发射出波长525～530 nm的光返回到分光滤片（图1-2-4②，可透过波长高于510 nm的光），直接透射过去。到达发射滤片（图1-2-4③）后，发射滤片消减不必要的荧光信号，将波长520～560 nm的特异性绿色荧光传递至目镜，人眼就可以通过目镜观察到成像。

（二）结果报告

HEp-2 IFA结果判读通常需要使用荧光显微镜，一般以低倍镜判读阴阳性，高倍镜观察荧光核型。临床实验室报告HEp-2 IFA法结果应至少包括：① 检测方法学、起始滴度和使用的滴度体系（倍比稀释或√10稀释体系）；② 定性结果（阳性/阴性）；③ 荧光核型，主要核型和次要核型；④ 滴度，分别报告主/次要核型滴度或至少报告主要核型滴度；⑤ 复查结果，若实验室对检测报告中可疑的实验结果进行复查，应在报告中体现并说明；⑥ 必要的临床建议。在临床实践工作中，我们还建议报告以下内容。

1. 核型滴度估计值·部分临床实验室HEp-2 IFA不做样本梯度稀释，而是根据判读人员经验或同一批实验中已知滴度的阳性质控为依据，在显微镜下人工估计ANA滴度。这种情况下不建议实验室在报告中给出滴度的具体值，如1∶80、1∶160等，而可给出数字化荧光强度等级提示（如"1+"～"4+"，或"+"～"++++"）。通常，"1+"表示最低强度特异性荧光（lowest specific fluorescence），"2+"表示清晰可见的阳性荧光（clearly distinguishable positive fluorescence），"3+"表示明亮的苹果绿荧光（bright apple-green fluorescence），"4+"表示强烈的苹果绿荧光（brilliant

apple-green fluorescence)[5]。

2. 复合核型报告·对存在两种或两种以上复合核型结果,核型报告顺序建议按照细胞核、细胞胞浆和有丝分裂期荧光模型顺序进行报告。若复合核型属于同一类荧光模型,例如,都属于细胞核荧光模型,则建议按滴度高低顺序依次报告。

二、线性免疫印迹法

线性免疫印迹法(line immunoassay, LIA)是目前实验室常用的检测ANA谱方法,可实现同时检测样本中的多种自身抗体。

(一)靶抗原及质控带的包被原理

1. 靶抗原的包被·商品化LIA试剂盒内的单人份膜条,通常依据靶抗原的特性,将不同的靶抗原包被在合适材质的载体膜上,以保证膜条检测的敏感性和特异性,完成患者样本内多种不同自身抗体的检测。通常情况下,包被的抗原可分为天然抗原和重组抗原。

(1)天然抗原:采用物理和化学方法裂解动物组织,从裂解液中提取并经亲和层析纯化制备相应的天然抗原。此种方法获得的抗原容易保持蛋白(抗原)构象和天然修饰(磷酸化、甲基化、糖基化等)。

(2)重组抗原:采用基因工程技术反转录获得相应的cDNA,用杆状病毒系统在昆虫或动物细胞中表达,克隆出特定蛋白(抗原)。

采用喷涂技术将抗原包被在适宜的载体膜上,然后将不同的模块组合在不同的膜条上,形成不同种类的检测膜条(图1-2-5)。

2. 质控带的包被·每个检测膜条均包含一个质控带检测模块,用以监控该膜条的整个实验过程是否正常。目前LIA商品化试剂盒质控带主要有2种(图1-2-5),其包被的质控物以及质控物的判读标准有所不同。

(1)质控带包被物:① 包被多克隆抗人IgG抗体(如欧蒙印迹法),在加入血清样本后,质控带中的多克隆抗人IgG抗体与血清中的IgG结合,所形成的复合物再与酶标记二抗结合,在底物液温育后出现颜色反应。若漏加样本、酶标记二抗或底物中任何一种,则无颜色反应。② 包被人血清IgG(如亚辉龙印迹法),在加入酶标记二抗后,质控带中的人血清IgG与酶标记二抗结合,在底物液温育后出现颜色反应。若漏加酶标记二抗或底物,则无颜色反应。

(2)质控带判读标准:① 单质控带,如图1-2-5膜条A。若实验过程正常,质控带的着色等级应为3+,说明该膜条的靶抗原结果均可信;其他结果如无质控带、质控带着色等级为1+或2+等均说明实验结果异常,膜条的靶抗原结果均不可信,应重复实验或检测样本IgG的含量是否正常。② 多质控带,如图1-2-5膜条B。若实验正常,强阳性质控带的着色等级应为3+、中阳性质控带的着色等级应为2+,弱阳性质控带的着色等级应为1+,说明膜条的靶抗原结果均可信;其他结果如无质控带、三条质控带着色等级不满足强阳性>中阳性>弱阳性等都表示实验结果异常,此时膜条靶抗原结果均不可信,应重复实验。

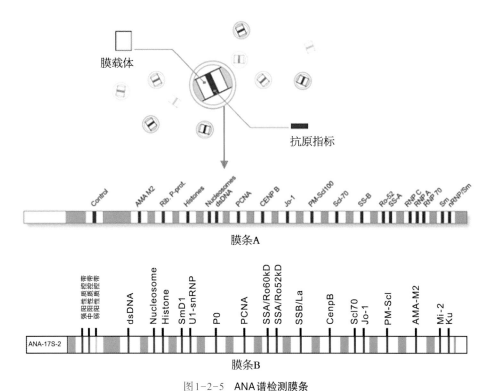

图1-2-5　ANA谱检测膜条

膜条A：单质控带膜条［来源于欧蒙医学诊断（中国）有限公司］；膜条B：多质控带膜条

（二）检测原理

检测时，样本中特定抗体与相应靶抗原结合形成抗原抗体复合物，再加入碱性磷酸酶标记的抗人IgG（或IgM）抗体，结合后形成抗原抗体-酶标记二抗免疫复合物，最后加入底物液（5-溴-4-氯-3-吲哚基磷酸盐/四唑硝基蓝），产生灰色颜色反应（图1-2-6A）。因样本中不同抗体含量不同，与载体膜上相应靶抗原结合程度不同，可得到颜色深浅不一的条带，通过专业软件分

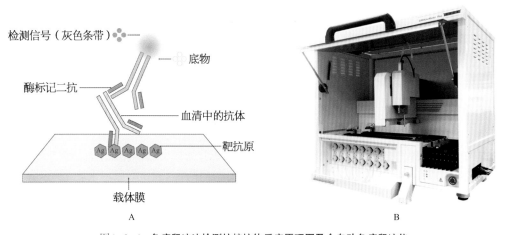

图1-2-6　免疫印迹法检测抗核抗体反应原理图及全自动免疫印迹仪

A. 免疫印迹法检测抗核抗体反应原理；B. ELMP全自动免疫印迹仪［来源于欧蒙医学诊断（中国）有限公司］

析,可得到不同数值的着色强度,对应不同的着色等级[0,(±),1+,2+,3+],实现对结果的半定量判读。

目前,免疫印迹法已实现整个实验过程的自动化,如欧蒙全自动免疫印迹仪(EURO Line Master Plus,ELMP)可完成从加样、检测、判读到数据上传全自动化,减少人为操作和结果判读误差(图1-2-6B)。

三、化学发光免疫分析法

检测原理

化学发光免疫分析法(chemiluminescence immunoassay,CLIA)检测抗核抗体通常将天然或重组抗原共价偶联到功能性磁珠。用样本稀释液(通常为PBS)对患者血清样本进行预稀释。将一定量稀释后的患者血清、磁珠和分析缓冲液混合后,在孵育盘孵育。磁化的微球在内部清洗站中使用强磁铁沉淀,并自动清洗几次。随后,添加发光剂(如吖啶酯类、鲁米诺及其衍生物等)偶联抗人IgG抗体,孵育后再次将磁珠沉淀并反复洗涤。当向反应杯中添加过氧化氢溶液(预激发液)和氢氧化钠溶液(激发液)时,光子检测系统可检测到发光剂被触发后所产生的光强度,测试结果通过校准曲线确定,通常以相对发光强度(relative light units,RLU)表示。具体检测流程见图1-2-7。

四、可寻址激光珠免疫分析法

可寻址激光珠免疫分析法(addressable laser bead immunoassay,ALBIA)又称流式荧光法,是基于编码微球和流式技术的一种高通量发光检测技术,近年来逐渐用于自身抗体的检测。

检测原理

1. 点阵磁珠设置·将两种荧光分类染料按不同比例注入磁珠,获得不同颜色的磁珠,以达到同时检测多种分析物。每种颜色的磁珠表面包被特定检测专用的配体,用于捕获并检测样本中特定的分析物。当目标分析物被对应磁珠捕获,对应的荧光结合物会发出不同于磁珠原有颜色的荧光信号。探测器检测到这些信号后,根据信号强弱,分析特定分析物对应浓度。

2. 免疫反应原理·每个磁珠表面包被对应自身抗原,当其与患者样本,以及样本稀释液在37℃下混合后,目标分析物结合至磁珠表面。经过孵育时间后,用磁体固定磁珠,将混合液吸去。然后反复洗涤后,去除未结合的底物。最后加入荧光探针结合物来捕获特异性结合的分析物。再一次经过孵育和洗涤后,探测器检测磁珠的荧光信号。仪器通过荧光信号来识别特异性结合的分析物。

3. 流式探测技术·反应结束后,探测器检测磁珠荧光。检测方法与传统流式细胞分析仪中检测荧光标记细胞的方法相似(图1-2-8)。磁珠以单列纵队流过鞘液内的流动腔,接受两个激光器的检测。第一个激光器产生红色的638 nm分类激光,激发磁珠表面嵌入的分类染料,然后对激发的复合信号进行解读,用于识别磁珠的分类;另一个激光器产生绿色的532 nm报告激光,激发荧光探针,然后将测得的信号与分类激光生成的分类数据相关联,用于识别样本反应所激发的荧光

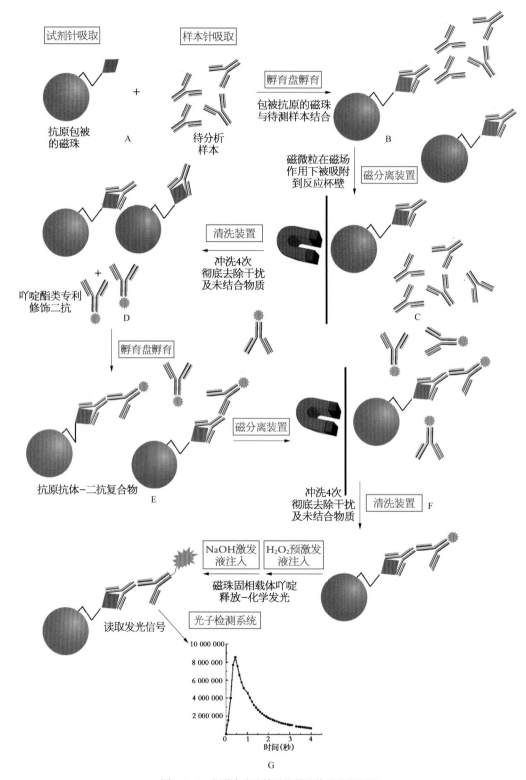

图1-2-7　化学发光法检测抗核抗体反应原理图

A. 样本加入抗原包被的磁珠；B. 样本与抗原包被的磁珠孵育；C. 洗涤去除未结合抗体；D. 加入发光剂标记二抗；E. 抗原抗体-二抗复合物结合；F. 洗涤去除未结合二抗；G. 注入预激发液和激发液读取发光信号

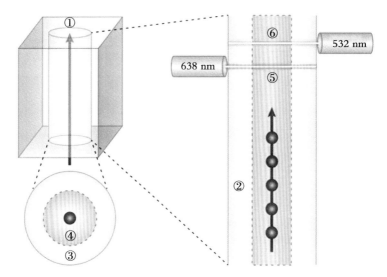

图1-2-8　流式探测器模块流动腔内工作原理

① 磁珠在液鞘内流动，② 并以单列纵队穿过流动腔。鞘液③包围着传输流④，使流动腔内形成流体聚焦。从而使磁珠逐个地接受分类激光⑤和报告激光⑥检测。引自：Bio-Rad Laboratories Inc. Bioplex® 2000 System 操作手册（LB001012CN修订D），2019：44

报告信号。系统软件将荧光报告信号转化为相对荧光强度值，然后对比内标磁珠的固有荧光报告值，转化为荧光比率。荧光比率与检测特异性校准曲线对比后，分析得到相应分析物的浓度。

五、数码液相芯片技术

检测原理

数码液相芯片技术（digital liquid chip method，DLCM）是采用具有不同编码的磁条码表面分别包被不同的抗原。检测时，样本中特定抗体与特定磁条码表面上的抗原结合形成抗原抗体复合物，再加入荧光标记的抗人IgG（或IgM，IgA）抗体，根据样本中不同抗体的含量不同，对应不同抗原的不同编号的磁条码，可获得不同的荧光强度，从而实现精确判读。

1. 磁条码芯片编码方式和包被原理

（1）编码方式：芯片的中间支撑层为硅片，首先硅片上附上镍层（磁性来源），然后覆上树脂，树脂是半透明材料，对树脂可进行激光光刻，形成4 096种图案，可以转换为12位的二进制，最终可编码4 096种芯片（图1-2-9）。

（2）包被原理：每种磁条芯片可有氨基、羧基、亲和素等化学基团修饰，可共价偶联一种抗原、抗体或分子探针，经特殊表面处理，可与任何DNA、RNA等核苷酸或抗原、抗体等蛋白质相连接（图1-2-10）。

（3）免疫反应原理：具有不同编码的磁条码芯片表面分别包被着不同的抗原，每种芯片至少有上百个同时放入反应体系。反应过程中，芯片悬浮液体在37℃环境下进行液相反应，将样本中特定抗体与特定磁条码芯片表面上的抗原结合形成抗原抗体复合物，再加入荧光信号蛋白标记的抗人IgG（或IgM，IgA）抗体，最终形成不同检测指标的复合物。

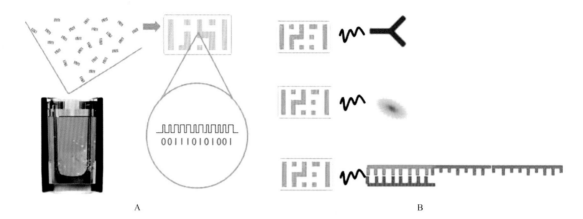

图1-2-9　磁条码芯片编码方式和包被原理

A."棒状"和"点状"图案的不同组合对不同芯片进行编码；B. 通过不同化学基团进行共价偶联,可包被核酸和蛋白

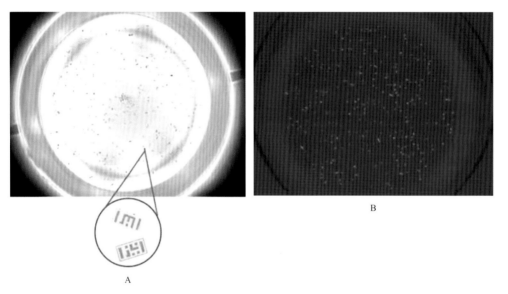

图1-2-10　数码液相芯片技术结果判读原理

A. 明场识别并定位项目；B. 暗场判读项目发光值

（4）判读原理：根据样本中不同抗体的含量不同,不同编码的磁条码芯片（对应不同的抗原）通过电荷耦合器件（charge-coupled device）显微成像技术进行两次明场、暗场成像（图1-2-10）,可获得对应芯片不同的荧光强度。理论上每个磁条码芯片均会有一个荧光强度,同一编码芯片会有若干个荧光强度,通过软件计算分析各编码芯片的荧光强度,取中位数,换算成对应抗体的浓度或抗体系数,给出定量或定性的结果。

六、酶联免疫吸附试验

（一）检测原理

酶联免疫吸附试验（enzyme linked immunosorbent assay, ELISA）检测自身抗体通常将已知的

自身抗原包被在固相载体表面,在不同孔中加入已知浓度的标准品和稀释后的血清样本温育(目前商品化试剂盒通常为室温孵育)。若样本阳性,特异性IgG(包括IgA和IgM)与抗原结合,洗涤去除未结合抗体后,再加入酶标记抗人IgG或IgM或IgA(酶标二抗)进行第二次温育,洗涤去除未结合的酶标二抗后,加入底物显色。终止液进行终止后,使用酶标仪读板,得到标准品和样本吸光度值,计算并分析样本中抗体含量。

(二)ELISA筛查抗核抗体的临床应用

ELISA除用于检测某种特定自身抗体外,也可将高度纯化的单个抗原和(或)来源于细胞核的提取物混合包被于固相载体,以进行ANA筛查。该方法由于可自动化操作,也是目前临床实验室常用的检测方法之一。不同商品化试剂盒包被的混合抗原不相同,目前临床实验室可获得的部分常见ELISA检测抗核抗体试剂盒见表1-2-2。

表1-2-2 商品化抗核抗体检测试剂盒(ELISA)抗原成分

中文名称	抗核抗体谱IgG检测试剂盒	抗核抗体检测试剂盒	抗核抗体检测试剂盒	抗核抗体定量检测试剂盒	抗核抗体检测试剂盒
英文名称	ANA Screen ELISA(IgG)	QUANTA Lite ANA ELISA	AESKULISA ANA-HEp-2 quantitative	IMTEC-ANA SCREEN	Captia™ ANA Screen
品　牌	欧蒙	INOVA	AESKU	胡曼	Trinity
细胞提取物					
HEp-2细胞提取物	N	Y	N	N	N
核仁提取物	N	Y	N	N	N
HeLa细胞核	N	N	N	Y	N
天然/重组蛋白					
dsDNA	Y	Y*	Y	N	Y
核小体	N	Y	N	N	N
组蛋白	Y	Y*	Y	N	N
SSA/Ro60	Y	Y	Y	N	Y
SSB/La	Y	Y	Y	N	Y
RNP/Sm	Y	Y	Y	N	Y
Sm	Y	Y	Y	N	Y
Jo-1	Y	Y	Y	N	N
CEBP-B	Y	Y	Y	N	N
Scl-70	Y	Y	Y	N	N
PM-Scl	N	Y	Y	N	N
Rib-P	Y	Y	N	N	N
2-OADC	N	Y	N	N	N
PCNA	N	Y	N	N	N

注:*DNA/组蛋白复合物(核小体)。Y:包被该抗原成分;N:未包被该抗原成分;2-OADC:2-氧酸脱氢酶复合体

第三节·不同自身抗体谱检测的临床意义

一、抗核抗体谱

临床实验室常用商品化试剂盒检测抗核抗体谱及其相关AID见表1-3-1。

表1-3-1　抗核抗体谱及其主要相关自身免疫病

自 身 抗 原	主要相关AID	自 身 抗 原	主要相关AID
dsDNA	SLE	PCNA	SLE
组蛋白	DIL、SLE、RA	PM-Scl	PM/SSc重叠征、SSc
核小体	SLE	Jo-1	PM/DM
Sm、SmD1	SLE	核糖体P蛋白	SLE
CENP-B	SSc（lcSSc多见）、PBC	Scl-70	SSc（dcSSc多见）
SSA/Ro60	SS、SLE	Mi-2	DM
SSB/La	SS、SLE	Ku	PM/SSc重叠征、SLE
RNP/Sm、U1-70k、RNP-A、RNP-C	MCTD、SLE、SSc、DM	Ro52	多种SARD，如SS、SLE、SSc、肌炎

注：dcSSc：弥漫性皮肤型系统性硬化症；DIL：药物性狼疮；DM：皮肌炎；lcSSc：局限性皮肤型系统性硬化症；MCTD：混合性结缔组织病；PBC：原发性胆汁性胆管炎；PM：多肌炎；RA：类风湿关节炎；RNP-A：核糖核蛋白A；RNP-C：核糖核蛋白C；SS：干燥综合征；SSc：系统性硬化症；U1-70k：U1核糖核蛋白70k

二、自身免疫性肝病抗体谱

临床实验室常用商品化试剂盒检测自身免疫性肝病谱及其相关AID见表1-3-2，其中包括ANA和肝细胞特异性自身抗体。

表1-3-2　自身免疫性肝病谱及其主要相关自身免疫病

自 身 抗 原	主要相关AID	自 身 抗 原	主要相关AID
SLA/LP*	AIH-Ⅰ型	2-OADC	PBC
LC-1*	AIH-Ⅱ型	M2-3E	PBC
LKM-1*	AIH-Ⅱ型	Sp100	PBC
gp210	PBC	PML	PBC

注：*肝细胞特异性自身抗体相关靶抗原。AIH：自身免疫性肝炎；LC-1：肝溶质Ⅰ型抗原；LKM-1：肝肾微粒体Ⅰ型抗原；gp210：糖蛋白210；M2-3E：线粒体内膜α-2-酮酸脱氢酶E2亚基的融合蛋白；SLA/LP：可溶性肝抗原/肝胰抗原

三、系统性硬化症抗体谱

临床实验室常用商品化试剂盒检测系统性硬化症抗体谱及其相关AID见表1-3-3。

表1-3-3　系统性硬化症抗体谱及其主要相关自身免疫病

自身抗原	SSc检出率*	自身抗原	SSc检出率*
Scl-70	dcSSc：40%～78% lcSSc：5%～15%	CENP-A 和 CENP-B	dcSSc：5%～10% lcSSc：80%～95%
RNAP Ⅲ	SSc：5%～22%	PM-Scl100 和 PM-Scl75	SSc：10%～20%
U3-snoRNP	SSc：5%～10%	Ku	SSc：＜5%
Th/To	SSc：＜5%	PDGFR	SSc：＜5%
		NOR90	SSc：＜5%

注：*系统性硬化症相关抗体检出率来源于EUROLINE Systemic sclerosis（Nucleoli）profile（IgG）试剂说明书。PDGFR：血小板衍生生长因子受体

四、肌炎抗体谱

临床实验室常用商品化试剂盒检测肌炎谱及其相关AID见表1-3-4。

表1-3-4　肌炎谱及其主要相关自身免疫病

自身抗原	主要相关AID	自身抗原	主要相关AID
Mi-2α 和 Mi-2β	DM	Jo-1	PM/DM
TIF1γ	DM	PM-Scl100 和 PM-Scl75	PM/SSc重叠征、SSc
MDA5	DM	SRP	PM/DM、坏死性肌病
NXP-2	JDM、DM	HMGCR	坏死性肌病（他汀类药物相关）
SAE1	DM	PL-7	肌炎
Ku	PM/SSc重叠征、SLE	PL-12	肌炎
Ro52	多种SARD，如SS、SLE、SSc、肌炎	EJ	PM
cN1A	包涵体肌炎	OJ	肌炎

注：cN1A：胞浆5′-核苷酸酶1A；EJ：甘氨酰tRNA合成酶；HMGCR：3-羟基-3-甲基戊二酰辅酶A还原酶；JDM：幼年型皮肌炎；MDA5：黑色素瘤分化相关蛋白5；NXP-2：核基质蛋白2；OJ：异亮氨酸tRNA合成酶；PL：苏氨酸tRNA合成酶；SAE1：小泛素样修饰激活酶1；TIF1γ：转录中间因子1γ

要点回顾

● 抗核抗体广义定义包括针对真核细胞内各种抗原成分的自身抗体总称，又称抗细胞抗体。

● 以HEp-2细胞为基质的间接免疫荧光法是抗核抗体筛查的参考方法。

- HEp-2 IFA结果报告应至少包括：定性结果、荧光核型、滴度、检测方法学、使用的滴度体系、复查情况和必要的临床建议。
- 实验室常用检测抗核抗体谱方法学包括：间接免疫荧光法、线性免疫印迹法、化学发光法、可寻址激光珠免疫分析法、数码液相芯片技术和酶联免疫吸附试验。

参考文献

[1] Hargraves MM, Richmond H, Morton R. Presentation of two bone marrow elements; the tart cell and the L. E. cell. [J]. Proc Mayo Clin, 1948, 23(2): 25–28.

[2] Holborow EJ, Weir DM, Johnson GD. A Serum Factor in Lupus Erythematosus with Affinity for Tissue Nuclei[J]. Br Med J, 1957, 2(5047): 732–734.

[3] Meroni PL, Schur PH. ANA screening: an old test with new recommendations[J]. Annals of the rheumatic diseases, 2010, 69(8): 1420–1422.

[4] Detrick B, Schmitz JL, Hamilton RG, et al. Manual of molecular and clinical laboratory immunology[M]. Washington: ASM Press, 2016.

[5] Karamehic J, Subasic D, Gavrankapetanovic F, et al. The incidence of antinuclear antibody (ANA) detected by indirect immunofluorescence assay (IFA) method[J]. Med Arh, 2007, 61(1): 16–19.

第二章

间接免疫荧光法检测抗核抗体

第一节 · 实验室检测质量控制

一、项目开展前

实验室在正式开展HEp-2 IFA检测抗核抗体之前,首先必须做好荧光显微镜的校准,确保荧光激发光功率在说明书规定的范围内,对荧光显微镜的光强响应度、分辨率、定位误差、照明均匀度及光谱响应度等指标进行测试并确保达标。若使用全自动荧光免疫分析仪,应有仪器校准报告,随后须进行操作人员培训,以及候选试剂的性能验证。

(一)操作人员培训

HEp-2 IFA对读片人员要求较高,因此实验室在正式开展该项目前,需要对操作人员进行培训。培训内容至少包括:HEp-2 IFA方法原理、实验操作步骤及注意事项、荧光核型临床意义及判读标准、不同荧光核型相关自身抗体及实验操作质量控制相关规程等。

目前,抗核抗体荧光核型国际共识(international consensus on ANA patterns,ICAP)中文网站(www.ANApatterns.cn)已开通培训模块。其中模块1包括HEp-2 IFA简介、实验内容和目的、工作空间要求、细胞底物、分析流程等培训视频,可作为临床实验室操作人员的培训内容之一。在完成培训内容后,培训者若通过最后的理论考核,可获得由ICAP颁发的培训证书(图2-1-1)。

(二)HEp-2 IFA性能验证

HEp-2 IFA属于临床定性免疫检测项目,按照中华人民共和国卫生行业标准WS/T505-2017《定性测定性能评价指南》和CNAS-GL038《临床免疫学定性检验程序性能验证指南》规定,其分析性能参数至少包括:符合率、精密度(重复性)、检出限和参考区间的验证。性能验证报告中需至少包括实验日期、

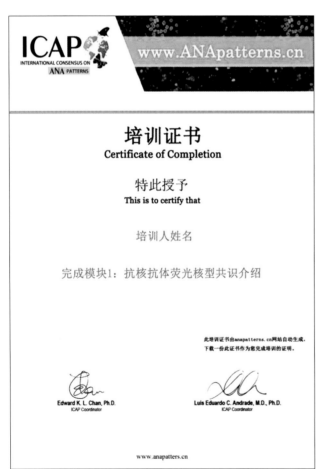

图2-1-1 ICAP网站培训模块证书

试剂批号、样本来源、操作人员，以及判读结果（阳性结果需包含荧光核型和滴度），并保留所有原始图片等原始数据材料存档。

1. 符合率·符合率可根据诊断准确度标准是否明确来验证诊断符合率或方法符合率验证不同方法学和（或）相同方法学在不同实验室之间的比对。以方法符合率为例，举例说明如下。

（1）样本来源：符合率验证可使用室间质评样本或来源于不同实验室（优先选择通过ISO15189等实验室能力认证认可的实验室）的样本。从其他实验室收集样本进行符合率验证时，样本要求诊断明确，选取阴性样本10份，阳性样本≥10份。

1）阴性样本选择：因HEp-2 IFA检测ANA阴性标准为显微镜下无明显荧光或有荧光亮度但核型不清，因此阴性样本选择时需涵盖这两部分，而不应仅选择显微镜下无荧光样本作为阴性比对样本。

2）阳性样本选择：阳性样本选择需同时考虑滴度和荧光核型两方面。滴度需包括低（1∶80～1∶160）、中（1∶320～1∶640）、高（≥1∶1 280）不同滴度或以$\sqrt{10}$稀释系统的不同滴度。荧光核型建议涵盖项目开展后实验室所报告的所有或主要荧光核型，如均质型、致密细颗粒型、核颗粒型、着丝点型、核仁型、核膜型、胞浆纤维型、胞浆颗粒型、胞浆网状/线粒体样型、高尔基体型、胞浆棒环状型和纺锤体型等，以保证候选试剂可检出临床实验室所报告的所有核型。

（2）应用举例：将所收集的进行符合率验证的样本进行HEp-2 IFA检测和结果判读。

（3）可接受标准：符合率计算基于阴阳性符合，阳性样本核型一致，滴度上下相差一个滴度为符合。可接受标准可按试剂说明书声称的性能标准或根据实验室检测方法预期用途由实验室自行设置，但通常符合率需≥80%。

2. 精密度·精密度指在规定条件下，对样本反复多次测量，测得值之间的一致程度，包括批间精密度和批内精密度。

（1）样本来源：精密度验证可使用源于其他同级别实验室（优先选择通过ISO15189等实验室能力认证认可的实验室）的临床样本或抗核抗体HEp-2 IFA商品化定值质控品（表2-1-1），应至少评估2个水平，且应选择实验室常见荧光核型样本。若临床实验室采用倍比稀释系统，建议至少评估阴性和1∶160两个滴度水平；如使用$\sqrt{10}$稀释系统，建议至少评估阴性和1∶320两个滴度水平。

（2）应用举例：HEp-2 IFA检测商品化定值（倍比稀释系统建议选择1∶160滴度，$\sqrt{10}$稀释系统建议选择1∶320滴度）抗核抗体均质型、核颗粒型、核仁型和着丝点型质控品，以及抗核抗体谱阴性质控品。同一批内重复检测20次作为批内精密度。每天4次，连续检测5天作为批间精密度。

（3）可接受标准：精密度计算基于阴阳性一致，阳性样本核型一致，上下相差一个滴度为一致。可接受标准可按厂商检验方法标准或根据实验室检测方法预期用途由实验室自行设置，但通常符合率需≥80%。

3. 检出限·检出限指某一分析方法在给定的置信度条件下可从被测样本中检出待测组分的

表2-1-1　HEp-2 IFA检测抗核抗体商品化定值质控品*

品牌	质控品名称	产品编号	滴度靶值
博粹	抗核抗体均质型质控品	QC111	水平1,1∶160;水平2,1∶320
	抗核抗体核仁型质控品	QC112	1∶160
	抗核抗体着丝点型质控品	QC113	1∶160
	抗核抗体核颗粒型质控品	QC114	水平1,1∶160;水平2,1∶320
	抗核抗体谱阴性质控品	QC110	<1∶80

注:*表内为获得国内商品化注册证的定值质控品(2021年1月30日前)

最小量,通常是验证厂商试剂说明书中声明的最低检测限。

（1）样本来源:用于评估HEp-2 IFA检测抗核抗体的检出限,建议采用低滴度弱阳性定值质控品（如1∶160）。

（2）应用举例:如需验证的厂商声明的检出限为1∶40,可将1∶160的定值质控品用HEp-2 IFA阴性血清或试剂盒内样本稀释液4倍稀释（如10 μl 1∶160的定值质控品加入30 μl样本稀释液）,将稀释后的样本在不同批内进行检测（如每天一次,测定4份样本,连续5天）,获得20个结果。记录实验日期、试剂批号、样本来源、操作人员,以及阴阳性判读结果（阳性结果需包含荧光核型和滴度）,并保留所有原始图片等原始数据材料存档。

（3）可接受标准:依据CNAS-GL038《临床免疫学定性检验程序性能验证指南》,若≥95%的样本检出阳性,则验证通过。

4. 参考区间验证·实验室需要对厂商声明的参考区间进行验证。

（1）样本来源:实验室可从本地参考人群中筛选少量健康个体（至少20例）进行检测,筛选时应考虑性别、年龄等因素。

（2）应用举例:将所收集的进行参考值验证的样本进行HEp-2 IFA检测和结果判读。

（3）可接受标准:依据WST 402-2012《临床实验室检验项目参考区间的制订》,90%参考区间验证样本HEp-2 IFA ANA阴性,则验证通过。但正常人群中HEp-2 IFA阳性率约10%～15%,因此实验室可按实际情况设立可接受标准,但需要说明依据（如某文献报道当地健康人群HEp-2 IFA检测ANA阳性率）。

二、项目开展时

实验室在常规开展HEp-2 IFA检测ANA时,为保证检测结果的可靠性,实验室应做好室内质量控制、室间质量评价、试剂批号间比对、人员比对,以及仪器校准。

（一）室内质量控制

每一批HEp-2 IFA检测ANA必须同时进行质控品检测。质控品应包括阴性、弱阳性（倍比稀释系统,1∶80～1∶160;$\sqrt{10}$稀释系统,1∶100～1∶320）和阳性（倍比稀释系统,≥1∶640;$\sqrt{10}$稀释系统,≥1∶1 000)。质控品建议为血清基质,且处理方式与患者样本相同,滴度与靶值相差上下一个滴度为可接受。室内质控品可采用血清基质的第三方定值质控品,或实验室自制混合血清,但后者需要对其均一性(瓶间差)和稳定性(不同温度,如2℃~8℃和-20℃)进行评价(依据自己实验室自制室内质控品标准操作规程)。

(二)室间质量评价

国家卫生健康委临床检验中心、各省市临床检验中心和中国风湿病实验室质量认证平台的室间质量评价均涵盖HEp-2 IFA检测ANA。室间质评标本需与患者样本同样对待。未参加室间质量评价的实验室需要每年两次与外院实验室(优先选择通过ISO15189等实验室能力认证认可的实验室)的样本进行比对,每次至少5例(包括阴性2例、弱阳性/阳性3例),阳性样本应包括不同荧光核型及滴度。

(三)试剂批号间比对

HEp-2 IFA在更换试剂批号时,需进行批号间比对,每次至少5例(包括阴性2例、弱阳性/阳性3例),阳性样本应包括不同荧光核型及滴度。比较不同批号试剂盒检测结果阴阳性符合,阳性样本应核型一致,且滴度在上下一个滴度内为符合,符合率至少≥80%为可接受。

(四)人员比对

HEp-2 IFA检测ANA应至少每半年进行一次人员比对,比对内容包括不同人员手工操作和结果判读(阴阳性和荧光核型判读),每次至少5例(包括阴性2例、弱阳性/阳性3例),阳性样本应包括不同荧光核型及滴度,实验室可按照要求设定可接受范围,符合率至少≥80%为可接受。

(五)仪器校准

荧光显微镜及全自动荧光显微镜是临床实验室用于HEp-2 IFA检测ANA判读结果的重要仪器。应至少每年一次,采用荧光显微镜校准基质片和图像分析软件,或由专业计量机构上门校准,如光强在仪器说明书规定的范围之内则校准通过。若使用多台显微镜进行HEp-2 IFA结果判读,需进行显微镜之间比对,以保证结果的一致性;样本量大的实验室由于使用频率高,可每半年对显微镜光强进行一次校准。若实验室采用全自动荧光免疫分析仪和(或)荧光判读议,应建立各自相应的仪器校准的标准操作规程(应含主要指标携带污染率、加样准确性、重复性等),该类仪器每年必须校准一次。

第二节 · 荧光核型判读策略

一、国际抗核抗体荧光核型共识

(一)ICAP简介

2014年8月,在巴西圣保罗举行的第12届自身抗体和自身免疫国际研讨会期间,由66位专家在2009年巴西ANA核型共识的基础上,就HEp-2 IFA观察到的荧光核型命名达成共识。一致的命名法和代表性荧光核型图片可在ICAP网站上在线获取（www.ANApatterns.org）。2019年ICAP工作组发表文章"Clinical relevance of HEp-2 indirect immunofluorescent patterns：the International Consensus on ANA Patterns（ICAP）perspective"，综述了不同荧光核型相关临床意义，并于2020年将该文献涉及的临床相关信息加入ICAP网站。

ICAP的目的主要包括：① 促进自身抗体命名的一致性；② HEp-2 IFA ANA荧光核型的精细化定义；③ 强调HEp-2 IFA ANA荧光核型的免疫学相关性；④ 进一步研究HEp-2 IFA荧光核型与疾病分类和临床表现相关意义。

（二）ICAP荧光核型分类和命名

ICAP目前将HEp-2 IFA ANA核型分为四大类，每一分类下的荧光核型分别以AC（anti-cell）加数字的方式进行命名（图2-2-1）。四大类分别为阴性（1种：AC-0）、细胞核核型（15种：AC-1～AC-14和AC-29）、细胞浆核型（9种：AC-15～AC-23）和细胞有丝分裂期核型（5种：AC-24～AC-28）。依据荧光核型识别的难易程度，ICAP将AC-0～AC-29共30种荧光核型分为基础级（即主管级，图2-2-1黄色核型）和疑难级（即专家级，图2-2-1绿色核型）。

二、荧光核型判读流程

HEp-2 IFA ANA荧光核型简化判读流程可参考图2-2-2。

第三节 · 荧光核型报告解读

一、荧光核型报告的临床建议

2018年中国医师协会风湿免疫科医师分会自身抗体检测专业委员会所发布的《抗核抗体检测的临床应用专家共识》指出，HEp-2 IFA作为ANA筛查试验，其检测报告中应包含必要的临床建议。表2-3-1中举例了不同荧光核型及其相应临床建议。

二、不同荧光核型相关自身抗体

HEp-2 IFA检测ANA呈现不同荧光核型，与不同靶抗原在细胞内分布相关。荧光核型虽无法直接推断患者样本中特异性自身抗体，但荧光核型与针对靶抗原的特异性自身抗体具有一定相关性。表中临床相关性只是现有临床研究发现，随着荧光核型规范报告发展，将有更多相关疾病临床意义被发现。表2-3-2列举了不同荧光核型相关靶抗原及对应自身抗体的临床相关性。

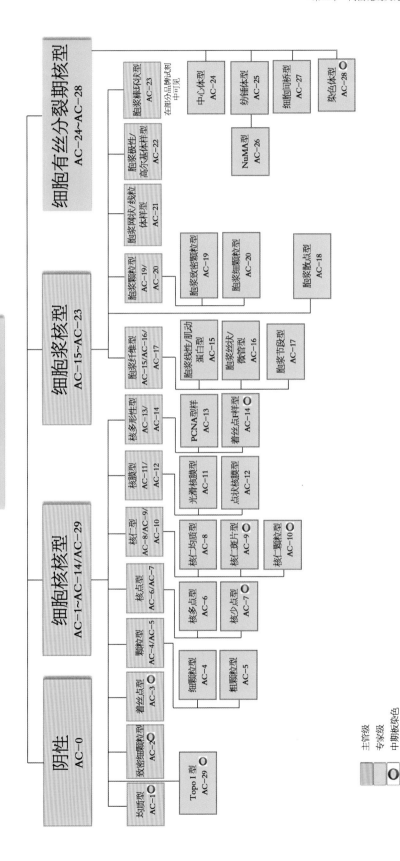

图2-2-1 ICAP HEp-2 IFA荧光核型分类及命名

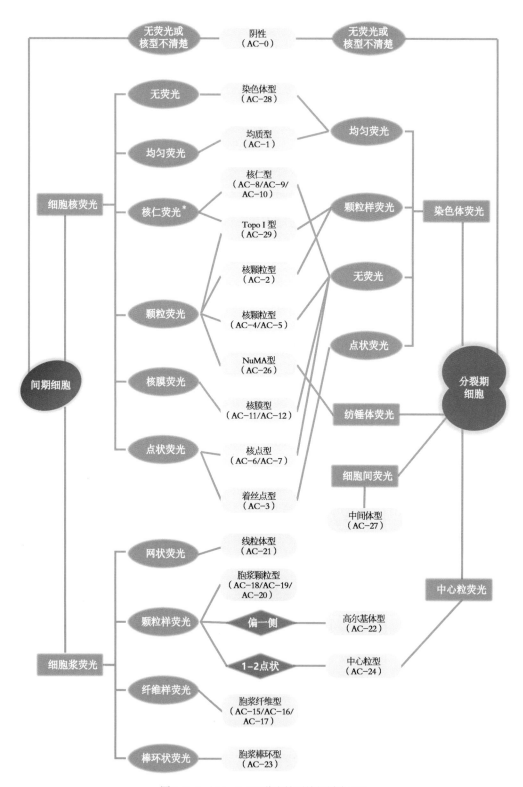

图2-2-2 HEp-2 IFA荧光核型简化判读流程

*核膜型（AC-11/AC-12）间期细胞除核膜染色阳性外,核浆可见颗粒样或均质样荧光染色

表2-3-1　HEp-2 IFA荧光核型及临床建议示例

荧 光 核 型	临 床 建 议 示 例
阴性（AC-0,negative）	鉴别诊断自身免疫性疾病,辅助诊断自身炎症性疾病。如果临床怀疑SS,可进一步检测抗SSA/Ro60抗体和抗SSB/La抗体*
均质型（AC-1,nuclear homogeneous）	如果临床怀疑SLE,DIL建议进一步检测抗dsDNA抗体或抗核小体抗体 如果临床怀疑AIH或JIA,则不建议进一步检测抗核抗体谱
致密细颗粒型（AC-2,nuclear dense fine speckled）	如果临床怀疑非SARD,建议进一步检测抗核抗体谱以排除其他常见ENA
Topo Ⅰ型［AC-29,DNA topoisomerase I（topo Ⅰ）-like］	如果临床怀疑SSc,建议进一步检测抗Scl-70抗体
着丝点型（AC-3,centromere）	如果临床怀疑SSc,建议进一步检测抗CENP-B抗体 如果临床怀疑SSc-PBC重叠征,建议进一步检测抗CENP-B抗体和抗线粒体抗体
细颗粒型（AC-4,nuclear fine speckled）	如果临床怀疑SS、SLE、亚急性皮肤性红斑狼疮或先天性心脏传导阻滞,建议进一步检测抗SSA/Ro60抗体和抗SSB/La抗体 如果临床怀疑SSc、自身免疫性肌病,建议进一步检测抗Mi-2抗体、抗TIFγ抗体和抗Ku抗体
粗颗粒型（AC-5,nuclear large/coarse speckled）	如果临床怀疑SLE,建议进一步检测抗Sm抗体和抗U1-snRNP抗体 如果临床怀疑SSc,建议进一步检测抗RNAP Ⅲ抗体 如果临床怀疑MCTD,建议进一步检测抗U1-snRNP抗体 如果临床怀疑SSc-AIM综合征,建议进一步检测抗U1-snRNP抗体和抗Ku抗体
核多点型（AC-6,multiple nuclear dots）	如果临床怀疑PBC,建议进一步检测抗Sp100抗体和抗PML抗体 如果临床怀疑DM,建议进一步检测抗NXP-2抗体
核仁均质型（AC-8,homogeneous nucleolar）	如果临床怀疑SSc,建议进一步检测抗Th/To抗体和抗PM-Scl抗体
核仁斑片型（AC-9,clumpy nucleolar）	如果临床怀疑SSc,建议进一步检测抗U3-snoRNP/核纤蛋白抗体
核仁颗粒型（AC-10,punctate nucleolar）	如果临床怀疑SSc,建议进一步检测抗RNAP Ⅲ抗体和抗NOR90抗体
点状核膜型（AC-12,punctate nuclear envelope）	如果临床怀疑PBC,建议进一步检测抗gp210抗体
PCNA型样（AC-13,PCNA-like）	如果临床怀疑SLE,建议进一步检测抗PCNA抗体
胞浆线性/肌动蛋白型（AC-15,cytoplasmic fibrillar linear）	如果临床怀疑AIH-1,建议进一步检测抗平滑肌抗体（鼠胃基质的IFA）和抗F肌动蛋白抗体
胞浆致密颗粒型（AC-19,cytoplasmic dense fine speckled）	如果临床怀疑SLE,建议进一步检测抗核糖体P蛋白抗体 如果临床怀疑自身免疫性肌病,尤其是抗合成酶抗体综合征,建议进一步检测抗tRNA合成酶抗体 如果临床怀疑AIM,尤其是坏死性肌病,建议进一步检测抗SRP抗体
胞浆细颗粒型（AC-20,cytoplasmic fine speckled）	如果临床怀疑AIM,尤其是抗合成酶抗体综合征,建议进一步检测抗Jo-1抗体
胞浆网状/线粒体样型（AC-21,cytoplasmic reticular/AMA）	如果临床怀疑PBC,建议进一步检测抗线粒体抗体

注：*抗SSA/Ro60阳性血清可能HEp-2 IFA阴性。AIM：自身免疫性肌病；JIA：幼年特发性关节炎

表2-3-2　不同荧光核型相关靶抗原及对应自身抗体的临床相关性[1]　　　　　　　（续表）

荧光核型	靶抗原	对应自身抗体的临床相关性
均质型（AC-1）	dsDNA	对SLE高度特异，与LN及SLE疾病活动度相关
	核小体	SLE较为敏感和特异的分子标志物之一，也可检出于DIL患者
	组蛋白	见于多种自身免疫病（如DIL、SLE、RA等），对疾病诊断和预后预测价值小
致密细颗粒型（AC-2）	DFS70	单阳性有助于临床排除抗核抗体相关自身免疫病
Topo Ⅰ型（AC-29）	Scl-70	SSc特异性分子标志物（dcSSc多见），也可见于少数SLE患者
着丝点型（AC-3）	CENP-A/B/C	SSc诊断标准之一（lcSSc相关性高），也可检出于SS、SLE、PBC及RA患者
细颗粒型（AC-4）	SSA/Ro60	SS诊断标准之一，还可检出于SLE、RA等自身免疫病，与孕妇CHB及新生儿并发症相关
	SSB/La	常与SSA/Ro60同时检出于SS患者
	Mi-2	肌炎特异性抗体之一，对DM有较高特异性
	Ku	肌炎相关抗体，可检出于多种自身免疫病，包括MCTD、SLE、SS、SSc、IIM、SSc-IIM重叠征及RA等
	TIF1γ	肌炎特异性抗体之一，可见于成人DM和JDM患者
粗颗粒型（AC-5）	Sm	对SLE高度特异，是SLE的诊断标准之一
	U1-snRNP	可见于UCTD、SSc、AIM、SS，以及其他疾病，是MCTD诊断标准之一
	RNAP Ⅲ	常见于SSc，且易并发恶性肿瘤
	hnRNP	可见于RA、白塞综合征和MS等疾病
核多点型（AC-6）	Sp100	常见于PBC患者，也可检出于AIH、丙型肝炎和PSC患者
	PML	常见于PBC患者，也可检出于AIH、丙型肝炎和PSC患者
	NXP-2	肌炎特异性抗体之一，可见于JDM和成人DM患者
核少点型（AC-7，few nuclear dots）	p80-螺旋蛋白	对疾病阳性预测值较低
	SMN	对疾病阳性预测值较低
核仁均质型（AC-8）	PM-Scl	常见于PM/SSc重叠征和dcSSc，也可见于PM/DM
	Th/To	常见于lcSSc
	B23	常见于SSc患者，与限制性肺疾病及肺动脉高压相关
	C23	可见于结缔组织病，如SSc和SLE
核仁斑片型（AC-9）	U3-snoRNP/核纤蛋白	常见于SSc患者，与dcSSc高度相关，与严重肺部疾病包括肺纤维化及肺动脉高压相关
核仁颗粒型（AC-10）	RNAP Ⅰ	常见于dcSSc
	NOR-90	可在SSc、RA、SLE、SS等多种自身免疫病，以及恶性肿瘤（如肝细胞癌）中检出
光滑核膜型（AC-11，smooth nuclear envelope）	核纤层蛋白A、核纤层蛋白B、核纤层蛋白C	无疾病特异性
点状核膜型（AC-12）	gp210	PBC特异性诊断指标
	nup62	诊断PBC特异性高但灵敏度较低
	Tpr	无疾病特异性，可见于AIH、PBC、SLE，以及其他自身免疫性疾病患者
	核纤层蛋白B受体	PBC特异性抗体，但检出率低
PCNA型样（AC-13）	PCNA	可见于SLE、SSc、SS、RA等SARD患者
着丝点F型样（AC-14，CENP-F-like）	CENP-F	与恶性肿瘤和细胞异常增殖性疾病相关
胞浆线性/肌动蛋白型（AC-15）	F-肌动蛋白	AIH-1患者特异性抗体之一，并与疾病活动度相关
	非肌肉肌球蛋白	报道较少，在HCV相关的慢性肝病患者中检出

（续表）

荧光核型	靶抗原	对应自身抗体的临床相关性
胞浆丝状/微管型（AC-16, cytoplasmic fibrillar filamentous）	波形蛋白 细胞角蛋白 微管蛋白	不同疾病可检出，但极少在SARD患者中检出 对RA特异性较高，且与疾病活动度相关 可见于格林-巴利综合征、慢性炎性脱髓鞘性多发性神经病、风湿性舞蹈症、自身免疫性甲状腺疾病、1型糖尿病和某些病毒或寄生虫感染等患者
胞浆节段型（AC-17, cytoplasmic fibrillar segmental）	α-辅肌动蛋白 黏着斑蛋白	与SLE疾病活动度及LN相关，也可见于RA、SS及AIH-1等患者 肠易激综合征的生物标志物之一
胞浆散点型（AC-18, cytoplasmic discrete dots/ GW body-like）	GW小体 EEA1	常见于SS患者和具有神经系统症状（如共济失调、运动/感觉神经病变）的患者，也可见于SLE及RA患者 可见于多种病症，约40%患者有神经系统疾病，也可见于各种系统性自身免疫病和器官特异性自身免疫性疾病，如SS、间质性肺纤维化及UCTD等患者
胞浆致密颗粒型（AC-19）	核糖体P蛋白 PL-7、PL-12 SRP	SLE特异性抗体之一，且更常见于儿童和青少年SLE患者 属于肌炎特异性抗体，可见于PM/DM患者 免疫介导的坏死性肌病诊断标准之一
胞浆细颗粒型（AC-20）	Jo-1	属于肌炎特异性抗体，是PM/DM的特异性诊断标志物，在抗合成酶综合征患者中检出率最高
胞浆网状/线粒体样型（AC-21）	2-OADC	PBC的特异性血清学标志物
胞浆极性/高尔基体样型（AC-22, Polar/Golgi-like）	高尔基体	无疾病特异性
胞浆棒环状型（AC-23, rods and rings）	IMPDH2	在接受聚乙二醇干扰素-α/利巴韦林联合治疗的HCV感染患者中检出
中心体型（AC-24, centrosome）	中心体	检出率极低，可见于SSc、雷诺现象、RA及SLE等自身免疫性疾病患者
纺锤体型（AC-25, spindle fibers）	NuMA2	对任何疾病的阳性预测价值都很低
NuMA型（AC-26, NuMA-like）	NuMA1	多见于SS和SLE患者，也可见于UCTD、lcSSc和RA等患者
细胞间桥型（AC-27, intercellular bridge）	内着丝粒蛋白 MPP1	对任何疾病的阳性预测价值都很低 对任何疾病的阳性预测价值都很低
染色体型（AC-28, mitotic chromosomal）	MCA	对任何疾病的阳性预测价值都很低

注：CHB：完全性心脏传导阻滞；HCV：丙型肝炎病毒；RNP：异质性胞核核糖核蛋白；IIM：特发性炎症性肌病；LN：狼疮性肾炎；MCA：有丝分裂染色体自身抗原；MPP1：M期磷酸蛋白1；MS：多发性硬化症；nup62：核孔蛋白p62；PSC：原发性硬化性胆管炎；SMN：运动神经元生存蛋白；Tpr：转录启动子区域；UCTD：未分化结缔组织病

要点回顾

- 实验室正式开展HEp-2 IFA检测ANA前，需做好相关仪器校准（如荧光显微镜或全自动荧光免疫分析仪），并进行操作人员培训，以及候选试剂的性能验证。

- HEp-2 IFA检测ANA分析性能参数至少包括：符合率、精密度（重复性）、检出限和参考区间的验证。

- 实验室常规开展HEp-2 IFA检测ANA时,应做好室内质量控制、室间质量评价、试剂批号间比对、人员比对,以及仪器校准。
- ICAP分别为阴性(1种)、细胞核核型(15种)、细胞胞浆核型(9种)和细胞有丝分裂期核型(5种),并在网站(www.ANApatterns.org)上对不同ANA核型相关靶抗原与临床意义进行介绍。

参考文献

[1] Damoiseaux J, Andrade LEC, Carballo OG, et al. Clinical relevance of HEp-2 indirect immunofluorescent patterns: the International Consensus on ANA patterns (ICAP) perspective[J]. Annals of the rheumatic diseases, 2019, 78(7): 879−889.

第三章

抗核抗体荧光核型标准图谱及靶抗原介绍

第一节 · 阴性（AC-0）

【荧光核型特征】

抗核抗体HEp-2 IFA阴性（AC-0）在荧光显微镜下有多种不同表现，主要为在任何亚细胞结构中无特异性荧光染色，包括显微镜下无荧光或荧光核型不清（图3-1-1）。

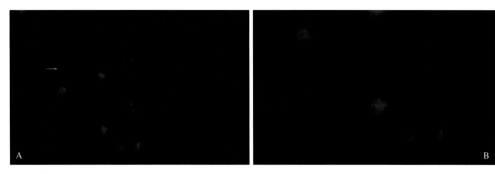

图3-1-1　抗核抗体HEp-2 IFA阴性（AC-0）示例
A. 荧光核型不清（20倍镜）；B. 荧光核型不清（40倍镜）

【核型鉴别】

AC-0的判读应在实验室进行候选试剂性能验证时明确ANA阴性和阳性的荧光强度分界值。由于不同实验室使用的HEp-2细胞底物、荧光标记二抗，以及显微镜和电脑屏幕设置不同，根据实际情况对ANA阴性和阳性的荧光强度分界值进行设定。

【相关靶抗原】

无。

第二节 · 均质型（AC-1）

【荧光核型特征】

1. 分裂间期细胞 · 细胞核呈均匀荧光染色，核仁有时呈阴性（图3-2-1）。

2. 有丝分裂期细胞 · 分裂中期、后期和末期浓缩染色体呈均匀、透明的增强荧光，染色体周围区域荧光染色呈阴性（图3-2-1）。

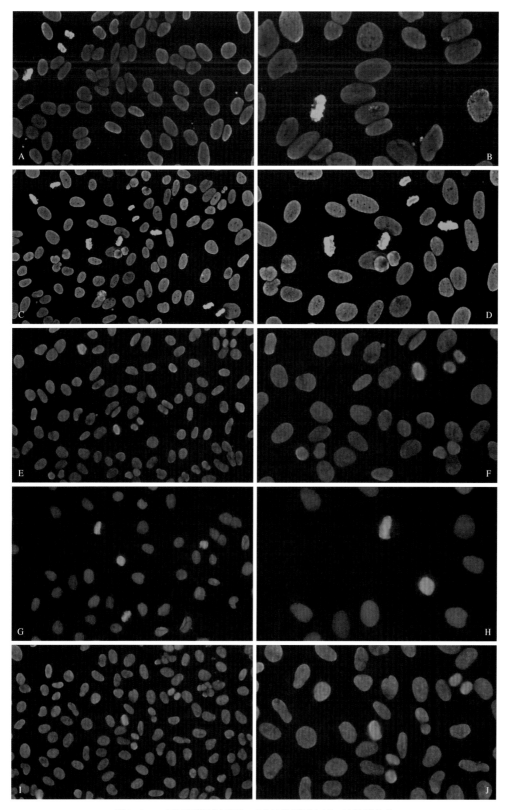

图3-2-1　不同品牌试剂HEp-2 IFA均质型（AC-1）核型特点

A. 欧蒙（20倍镜）; B. 欧蒙（40倍镜）; C. INOVA（20倍镜）; D. INOVA（40倍镜）; E. AESKU（20倍镜）; F. AESKU（40倍镜）;
G. MBL（20倍镜）; H. MBL（40倍镜）; I. 康润科技（20倍镜）; J. 康润科技（40倍镜）

【核型鉴别】

1. 致密细颗粒型（AC-2）· AC-1间期细胞染色均匀,而AC-2间期细胞核呈明暗相间的颗粒样染色,且分裂中期细胞染色体有明显颗粒感。

2. 光滑核膜型（AC-11）· AC-1与AC-11间期细胞都为均匀染色,但AC-11核周表现为光滑膜状增强染色,且可见相邻细胞接触部分荧光增强,而AC-1则无此表现。

在某些情况下,AC-1由于洗片过度或抗DNA抗体与核周围的异染色体发生反应,也可产生类似的核周连续环状荧光增强结构,但其荧光增强较AC-11宽,且观察其分裂期细胞荧光核型特征,AC-1染色体染色阳性,而AC-11阴性。

3. 染色体型（AC-28）· AC-28分裂间期细胞染色阴性,而AC-1分裂间期细胞呈均匀荧光染色;分裂期细胞AC-28表现为染色体区荧光着色,且与中心区域相比周围通常具有颗粒或点状增强,而AC-1分裂期细胞浓缩染色体呈均匀、透明的增强荧光。

4. Topo Ⅰ型（AC-29）· AC-29核仁呈颗粒样染色或外圈边缘有明显增强,且分裂期细胞染色体内有核仁组织区（nucleolus organizer regions, NOR）点状染色,而AC-1则无上述染色特征。

【相关靶抗原】

（一）双链DNA

1. 生物学功能· 基因组脱氧核糖核酸（deoxyribonucleic acid, DNA）作为个体基因信息的载体存在于所有有核细胞中,它是由碱基、脱氧核糖和磷酸构成的DNA双螺旋结构,两条脱氧核糖核酸链的互补碱基朝向里面,脱氧核糖-磷酸链作为骨架在螺旋结构的外面。细胞中基因组DNA包裹在组蛋白（histone, H）及非组蛋白染色体蛋白中。两分子的H2A、H2B、H3和H4形成一个组蛋白八聚体,外周由146个DNA碱基对缠绕1.75圈,形成一个核小体的核心颗粒。核小体核心颗粒之间包裹在组蛋白H1中的"连接体"DNA（"linker"DNA）。组蛋白H1和"连接体"DNA共同组成核小体核心颗粒间的连接区,将核小体核心颗粒连接起来进而折叠形成串珠状染色体细丝。抗DNA抗体不同类型包括以下几种。

（1）抗DNA碱基抗体/抗骨架抗体/抗双螺旋抗体: 抗DNA抗体是针对DNA不同组分所有抗体的总称,包括: ① 抗DNA碱基抗体（anti-bases）,特异性识别DNA不同碱基（如鸟嘌呤、腺嘌呤、胸腺嘧啶和胞嘧啶）,但由于双链DNA互补碱基朝向里面,较难结合,通常为抗单链DNA（single strand deoxyribonucleic acid, ssDNA）抗体识别表位; ② 抗骨架抗体（anti-backbone）,识别DNA磷酸和脱氧核糖骨架,该结构同时存在于ssDNA和双链DNA（double strand deoxyribonucleic acid, dsDNA）; ③ 抗双螺旋抗体（anti-double helix）,识别dsDNA双螺旋结构,其识别表位与抗ssDNA抗体无明显交叉反应。

（2）高/低亲和力抗dsDNA抗体: 根据抗体与抗原结合强度,可分为高亲和力与低亲和力抗体。高盐条件孵育血清过程中，可抑制低亲和力抗dsDNA抗体的结合力，而且可能改变DNA的性质，但高亲和力抗体不受影响。

2. 临床意义 · 抗dsDNA抗体是SLE特异性抗体，可检出于30%～70% SLE患者，以及85%未经治疗的SLE患者，而少见于其他结缔组织病（connective tissue disease，CTD），因此该抗体被美国风湿病协会列为SLE诊断标准之一。

（1）参与SLE致病过程：dsDNA与抗dsDNA抗体形成的免疫复合物可沉积在肾脏、皮下和其他器官的毛细血管中，活化补体系统，引起器官病理损害。

（2）狼疮性肾炎和疾病活动度：抗dsDNA抗体通常与狼疮性肾炎（lupus nephritis，LN）相关，并且血清中抗dsDNA抗体含量与SLE疾病活动性相关，是疾病疗效监测的重要血清学标志物之一。此外，抗dsDNA抗体因亲和力高低不同而表现出与LN及SLE疾病活动度相关性的差异，高亲和力抗dsDNA抗体被认为对SLE特异性高，与LN及疾病活动性联系紧密；而低亲和力抗dsDNA抗体可存在于部分SLE患者疾病初期，且与SLE疾病活动性无关，除SLE以外还可出现于其他CTD或非自身免疫病患者中。

3. 检测方法 · 临床实验室检测抗dsDNA抗体的方法包括：放射免疫测定（radioimmunoassay，RIA）、绿蝇短膜虫间接免疫荧光法（Crithidia Luciliae immunofluorescence test，CLIFT）、ELISA、CLIA、LIA和流式荧光法（表3-2-1）。

（1）RIA：因在样本制备过程中采用高盐溶液，因此主要检测血清中高亲和力抗dsDNA抗体，其高敏感性和特异性使得该种方法为公认的临床检测抗dsDNA抗体金标准。RIA检测抗dsDNA抗体结果已被纳入SLE活动性评分标准，即SLE疾病活动指数2000（SLE disease activity index 2000，SLEDAI-2K）[1]。

（2）CLIFT：该方法以绿蝇短膜虫为底物，观察其动基体（kinetoplast）荧光染色而检测抗dsDNA抗体。绿蝇短膜虫的动基体是一个经修饰的线粒体，具有高度致密的天然dsDNA而不含组蛋白，因此被认为是理想的抗dsDNA抗体靶抗原。CLIFT阳性对SLE高度特异，但敏感性低，仅20%～35%[2]。

（3）ELISA：因该方法可同时检测高、低亲和力抗dsDNA抗体，因此特异性低于CLIFT与RIA。目前已有部分商品化试剂盒通过核小体连接固相载体与dsDNA，而不再使用传统多聚亮氨酸或硫化鱼精蛋白作为连接物，使得该ELISA敏感性和特异性接近RIA[3]。

（4）CLIA：该方法检测抗dsDNA抗体被认为是同时考虑敏感性与特异性的优选方法（均为80%左右），且其检测结果与RIA相关性好[2]。

（5）LIA：LIA不推荐用于抗dsDNA抗体检测，其与ELISA一致性低，仅67.9%[4]。

（6）流式荧光法：一项基于中国SLE患者的研究表明，流式荧光法和通过核小体连接固相载体与dsDNA的新型ELISA试剂盒相比，具有相似的敏感性（流式荧光法，69.7% vs ELISA，66.4%）和特异性（流式荧光法，86.7% vs ELISA，85.0%）[5]。

上述方法中RIA、ELISA、CLIA和流式荧光法为定量检测方法。dsDNA参考血清有WHO提

表3-2-1　实验室部分抗dsDNA抗体检测试剂盒介绍

方法学	产品名称	试剂品牌	包被抗原	参考值(IU/ml)	线性范围(IU/ml)	检出限(IU/ml)
CLIFT	抗双链DNA IgG抗体检测试剂盒	AESKU	绿蝇短膜虫	阴性	不适用	不适用
	抗双链DNA抗体检测试剂盒	INOVA	绿蝇短膜虫	阴性	不适用	不适用
	抗双链DNA抗体IgG检测试剂盒	浩欧博	绿蝇短膜虫	阴性	不适用	不适用
	抗双链DNA抗体检测试剂盒(间接免疫荧光法)	欧蒙	绿蝇短膜虫	阴性	不适用	不适用
CLIA	抗双链DNA抗体检测试剂盒	INOVA	合成的dsDNA	<27	9.8~6 669	3.61
	自身抗体谱18项检测试剂盒——dsDNA	浩欧博	—	<10	1~800	0.5
	抗双链DNA IgG抗体检测试剂盒	康润科技	生物素化dsDNA(质粒)	<20	1~500	0.5
	抗双链DNA抗体IgG测定试剂盒(化学发光法)	亚辉龙	天然dsDNA——来源鲑鱼睾丸	<30	2.5~300	2
ELISA	双链脱氧核糖核酸抗体检测试剂盒	AESKU	与单链DNA没有交叉的特异性dsDNA抗原	<24	1~300	1
	抗双链DNA IgG抗体检测试剂盒	AESKU	重组人dsDNA	<18	1~300	1
	定量检测双链DNA IgG抗体*	胡曼	天然dsDNA	<40	12.5~200	4
	抗双链DNA抗体检测试剂盒	INOVA	天然dsDNA——来源小牛胸腺	<30	12.3~1 000	4.6
	抗双链DNA抗体IgG检测试剂盒(酶联免疫吸附法)	欧蒙	天然dsDNA未源鲑鱼睾丸	<100	10~800	1
	抗双链DNA(dsDNA-NcX)抗体IgG检测试剂盒(酶联免疫吸附法)	欧蒙	核小体连接的天然dsDNA未源鲑鱼睾丸	<100	40~757	2.6
	抗双链DNA抗体检测试剂盒	TRINITY	免疫亲和吸附方法纯化的特异性人抗原	$ISR^{\#} \geq 1.10$	<150	—
	抗双链DNA抗体IgG测定试剂盒(酶免法)	亚辉龙	天然dsDNA——来源鲑鱼睾丸	<30	12.5~200	1.2
流式荧光	抗核抗体谱(IgG)检测试剂盒	伯乐	天然dsDNA——羊羔脾细胞提取物	<10	1~300	1
	十六项自身抗体谱检测试剂盒(流式荧光发光法)	透景	天然dsDNA——牛胸腺提取物	<20	3~300	3
DLCM	抗核抗体检测试剂盒(磁条码免疫荧光法)	丽珠	重组dsDNA——大肠杆菌表达	<100	10~600	10

注：*试剂为科研试剂，目前尚无体外诊断注册证产品。ISR#：样本吸光度与临界校正值的比值。—：试剂说明书未说明

供的国际参考血清Wo/80（靶值：200 IU/ml）和15/174（靶值：100 IU/ml），其中前者已无法获得，后者可在www.nibsc.org/products/查阅信息。

（二）核小体

1. 生物学功能·核小体是染色体的基本结构单位，由DNA和H1、H2A、H2B、H3和H4等五种组蛋白构成。两分子的H2A、H2B、H3和H4形成一个组蛋白八聚体，外周由146个DNA碱基对缠绕1.75圈，形成一个核小体的核心颗粒。组蛋白H1和包裹在组蛋白H1内的"连接体"DNA（"linker" DNA）共同组成核小体核心颗粒间的连接区，将核小体核心颗粒连接起来进而形成串珠状染色体细丝。核小体有三个主要功能。

（1）DNA初级压缩，即每个核小体核心颗粒可压缩约200 bp的DNA。

（2）染色体的进一步压缩，即核小体可以自我组装成更高阶的染色体结构，从而进一步压缩基因组（10 000倍压缩）。

（3）作为染色体模板化过程的信号枢纽，为染色体酶的结合提供支架。其中的组蛋白经过不同形式的翻译后修饰（post-translational modifications，PTMs）可进一步调节染色体酶的招募，调节核小体稳定性，基因激活和染色体的高阶压缩。

2. 临床意义

（1）SLE：抗核小体抗体（anti-nucleosome antibody，ANuA）是第一个被报道与SLE相关的自身抗体。SLE患者体内的狼疮细胞因子（lupus erythematosus cell factors）可作用于细胞膜，使细胞核膨大形成均匀无结构的圆形物质，当其被多形白细胞吞噬后，形成红斑狼疮细胞。核小体可抑制狼疮细胞形成，而dsDNA或组蛋白则无法抑制。因此，ANuA与"狼疮细胞现象"相关。另外，ANuA可在患者体内促进其他特异性抗核抗体的产生，如抗dsDNA抗体或抗组蛋白抗体，且循环中的核小体与ANuA形成复合物可沉积于肾小球基底膜（glomerular basement membrane，GBM）进而造成GBM局部炎症最终导致LN，因此ANuA在SLE发生发展过程中起重要作用。

ANuA作为SLE较为敏感和特异的分子标志物之一，大部分研究认为其优于抗dsDNA抗体。一项meta分析显示ANuA与抗dsDNA抗体敏感性分别为59.9% vs. 52.4%，特异性分别为94.9% vs. 94.2%[6]。

另外，ANuA对于抗dsDNA抗体阴性的SLE患者诊断具有重要价值，其在抗dsDNA抗体阴性的SLE患者中检出率为51%～60%[7-8]。ANuA滴度也与SLE活动性相关，且ANuA与抗dsDNA抗体双阳性患者相比其中任一抗体单阳性者更易发生严重的LN。

但是到目前为止，ANuA并未列入SLE诊断标准，这可能由于早期部分研究报道ANuA在SSc和混合性结缔组织病（mixed connective tissue disease，MCTD）患者中有较高检出率（SSc检出率，46%；MCTD检出率，45%[9]），但后续研究证实其检测ANuA所被的核小体中存在拓扑异构酶Ⅰ（topoisomerase I，topo Ⅰ）的污染，从而造成ANuA在上述两种SARD中的高检出率。

（2）药物诱导性红斑狼疮：ANuA可在药物诱导性红斑狼疮（drug-induced lupus，DIL）患者中检出，其检出率因所用药物不同而存在差异，普鲁卡因胺引起的DIL检出率最高，肼屈嗪导致的

DIL检出率较低。

3. 检测方法·临床实验室检测ANuA的方法包括ELISA、CLIA及LIA等(表3-2-2),所包被的抗原依据制备方法不同主要有两种:一种是使用整个核小体颗粒,通常是在核心组蛋白或组蛋白二聚体中添加天然DNA而获得;另一种是通过微球菌核酸酶消化天然染色体,随后在中性pH下用0.5 mol/L NaCl萃取去除组蛋白H1、大多数非组蛋白蛋白质和RNA,只产生包裹DNA的核心组蛋白八聚体。两者比较,后者敏感性稍低(整个核小体颗粒,61% vs. H1去除核小体,59%),但特异性明显提高(整个核小体颗粒,87.5% vs. H1去除核小体,95.7%)[6]。LIA检测ANuA与ELISA有一定相关性($\kappa=0.64$),对于临床高度怀疑SLE但LIA ANuA阴性的患者,建议采用ELISA进行复检。

表3-2-2　实验室部分抗核小体抗体检测试剂盒

方法学	产品名称	试剂品牌	包被抗原
CLIA	抗核小体抗体IgG检测试剂盒*	胡曼	—
	自身抗体谱18项检测试剂盒	浩欧博	—
	核小体IgG抗体检测试剂盒	康润科技	天然蛋白——小牛胸腺提取物
	抗核小体抗体IgG测定试剂盒(化学发光法)*	亚辉龙	天然蛋白——牛胸腺提取物
ELISA	核小体IgG抗体检测试剂盒	AESKU	天然蛋白
	定量检测核小体IgG抗体*	胡曼	天然蛋白
	抗核小体抗体IgG检测试剂盒(酶联免疫吸附法)	欧蒙	天然蛋白——牛胸腺提取物,不含组蛋白H1和其他非组蛋白成分
	抗核小体抗体IgG测定试剂盒(酶免法)	亚辉龙	天然蛋白——牛胸腺提取物
LIA	抗核抗体谱测定试剂盒(线性免疫印迹法)	胡曼	天然蛋白
	抗核抗体谱检测试剂盒	浩欧博	—
	抗核抗体谱(IgG)检测试剂盒	康润科技	天然蛋白
	抗核抗体谱(IgG)检测试剂盒(欧蒙印迹法)	欧蒙	天然蛋白——牛胸腺提取物,不含组蛋白H1和其他非组蛋白成分
	抗核抗体谱检测试剂盒(免疫印迹法)	亚辉龙	天然蛋白——牛胸腺提取物
流式荧光	十六项自身抗体谱检测试剂盒(流式荧光发光法)	透景	天然蛋白——牛胸腺提取物
DLCM	抗核抗体检测试剂盒(磁条码免疫荧光法)	丽珠	天然蛋白——牛组织提取

注:*试剂为科研试剂,目前尚无体外诊断试剂注册证产品。—:试剂说明书未说明

(三) 组蛋白

1. 生物学功能·组蛋白是一组低分子量(分子量11.2～21.5 kDa)的阳离子蛋白,可分为两类,即核心组蛋白(H2A、H2B、H3和H4)和连接组蛋白(H1和H5)。四个核心组蛋白具有相似的结构,包括保守的中心基序结构域(称为组蛋白折叠)和一个氨基末端尾部;此外核心组蛋白N端有一个基本区域,它穿过DNA延伸到核小体周围的空间,为多个组蛋白PTMs提供位置。连接组蛋白H1与核小体结合,促进多个核小体构建成紧密的染色体结构。连接组蛋白H5是H1在鸟类和鱼类中的变体,其中H1的许多赖氨酸被H5的精氨酸取代。

组蛋白的甲基化、乙酰化和其他转录后修饰在表观遗传基因表达中起着关键作用。组蛋白还

是凋亡小体和中性粒细胞胞外陷阱（neutrophil extracellular traps）的组成部分。凋亡特异性翻译后修饰组蛋白是SLE患者中抗组蛋白抗体（antihistone antibody，AHA）的主要靶抗原。

2. 临床意义·AHA对于患者疾病诊断和预后预测的价值很小，其可检出于多种系统性或器官特异性自身免疫病，如DIL（90%～95%）、SLE（30%～70%）、RA（5%～50%）、幼年慢性关节炎［juvenile chronic arthritis，JCA（42%～50%）］、原发性胆汁性胆管炎［primary biliary cholangitis，PBC（60%～80%）］、自身免疫性肝炎［autoimmune hepatitis，AIH（35%～40%）］、PM/DM（17%～20%）和SSc（5%～45%）等[10]。

（1）药物性狼疮：组蛋白是核小体的关键组分，因此与ANuA相似，AHA也可引起DIL，检出率90%～95%，但其诊断价值低于ANuA。

（2）系统性红斑狼疮：AHA与SLE疾病活动性无关，但也有研究显示由于组蛋白H1是SLE患者B细胞和T细胞的重要自身抗原，抗组蛋白H1抗体对SLE高度特异且与其活动性相关[11]。另外，抗dsDNA抗体、ANuA和AHA三种抗体同时阳性与非三抗体阳性患者相比，易发生弥漫性增生性肾小球肾炎（proliferative glomerulonephritis），且这类患者病情缓解减少，复发率增加，预后较差[12]。

（3）多发性肌炎和皮肌炎：PM/DM患者中AHA主要以针对组蛋白H1的IgG抗体为主，且AHA阳性的PM/DM患者并发肺纤维化与恶性肿瘤比率明显降低[13]。

3. 检测方法·临床实验室检测AHA的方法包括ELISA、CLIA和LIA等（表3-2-3）。科研实验室一般采用ELISA检测AHA后，经十二烷基硫酸钠聚丙烯酰胺凝胶电泳（sodium dodecylsulphate polyacrylamide gel electrophoresis，SDS-PAGE）后通过蛋白质免疫印迹（western-blot，WB）法区分不同类型组蛋白[13]，也可采用ELISA直接检测血清中抗组蛋白H1和H2B抗体（H2B是抗核心组蛋白的主要靶抗原）[11]。ELISA包被的抗原一般为牛胸腺分离纯化的组蛋白，经脱氧核糖核酸酶Ⅰ（DNase Ⅰ）处理以去除DNA污染。

表3-2-3　实验室部分抗组蛋白抗体检测试剂盒

方法学	产 品 名 称	试剂品牌	包 被 抗 原
CLIA	抗组蛋白抗体IgG检测试剂盒*	胡曼	—
	自身抗体谱18项检测试剂盒	浩欧博	—
	抗组蛋白抗体测定试剂盒	康润科技	天然蛋白——小牛胸腺提取物中纯化的各种类型组蛋白的混合物
	抗组蛋白抗体IgG测定试剂盒（化学发光法）*	亚辉龙	天然蛋白——牛胸腺提取物
ELISA	抗组蛋白抗体检测试剂盒	INOVA	天然蛋白
	抗组蛋白抗体IgG检测试剂盒（酶联免疫吸附法）	欧蒙	天然蛋白——小牛胸腺中分别提纯的H1、H2A、H2B、H3、H4型组蛋白单体的混合物
	抗组蛋白抗体检测试剂盒	TRINITY	天然蛋白
	抗组蛋白抗体IgG测定试剂盒（酶免法）	亚辉龙	天然蛋白——牛胸腺提取物

（续表）

方法学	产 品 名 称	试 剂 品 牌	包 被 抗 原
LIA	抗核抗体谱测定试剂盒（线性免疫印迹法）	胡曼	天然蛋白
	抗核抗体谱检测试剂盒	浩欧博	—
	抗核抗体谱（IgG）检测试剂盒	康润科技	天然蛋白——小牛胸腺提取物中纯化的各种类型组蛋白的混合物
	抗核抗体谱（IgG）检测试剂盒（欧蒙印迹法）	欧蒙	天然蛋白——牛胸腺提取物中纯化的各种类型组蛋白的混合物
	抗核抗体谱检测试剂盒（免疫印迹法）	亚辉龙	天然蛋白——牛胸腺提取物
流式荧光	十六项自身抗体谱检测试剂盒（流式荧光发光法）	透景	天然蛋白——牛胸腺提取物
DLCM	抗核抗体检测试剂盒（磁条码免疫荧光法）	丽珠	天然蛋白——牛组织提取

注：*试剂为科研试剂，目前尚无体外诊断试剂注册证产品。—：试剂说明书未说明

要点回顾

- 放射免疫测定主要检测血清中高亲和力抗dsDNA抗体，而ELISA可同时检测低亲和高亲和力抗dsDNA抗体，因此特异性低于RIA。

- 抗dsDNA抗体和抗核小体抗体均为SLE特异性自身抗体，且抗体滴度与疾病活动性及LN相关。

- 抗组蛋白抗体可见于多种自身免疫病，其对疾病诊断和预后预测的价值很小。

参考文献

[1] Gladman DD, Ibanez D, Urowitz MB, et al. Systemic lupus erythematosus disease activity index 2000[J]. The Journal of rheumatology, 2002, 29(2): 288–291.

[2] Mummert E, Fritzler MJ, Sjöwall C, et al. The clinical utility of anti-double-stranded DNA antibody and the challenges of their determination[J]. Journal of immunological methods, 2018, 459: 11–19.

[3] Biesen R, Dähnrich C, Rosemann A, et al. Anti-dsDNA-NcX ELISA: dsDNA-loaded nucleosomes improve diagnosis and monitoring of disease activity in systemic lupus erythematosus[J]. Arthritis research & therapy, 2011, 13(1): R26.

[4] Kim J M, Ihm CH, Sin DH, et al. Detection of anti-ENA and anti-dsDNA antibody using line immunoassay in systemic autoimmune diseases[J]. The Korean journal of laboratory medicine, 2008, 28(5): 353–361.

[5] Zhao J, Wang K, Wang X, et al. The performance of different anti-dsDNA autoantibodies assays in Chinese systemic lupus erythematosus patients[J]. Clinical rheumatology, 2018, 37(1): 139–144.

[6] Bizzaro N, Villalta D, Giavarina D, et al. Are anti-nucleosome antibody a better diagnostic marker than anti-dsDNA antibody for systemic lupus erythematosus? A systematic review and a study of metanalysis[J]. Autoimmunity reviews, 2012, 12(2): 97–106.

[7] Min DJ, Kim SJ, Park SH, et al. Anti-nucleosome antibody: significance in lupus patients lacking anti-double-stranded DNA antibody[J]. Clinical and experimental rheumatology, 2002, 20(1): 13–18.

[8] Su Y, Jia RL, Han L, et al. Role of anti-nucleosome antibody in the diagnosis of systemic lupus erythematosus[J]. Clinical Immunology, 2007, 122(1): 115–120.

[9] Amoura Z, Koutouzov S, Chabre H, et al. Presence of antinucleosome autoantibodies in a restricted set of connective tissue diseases: antinucleosome antibody of the IgG3 subclass are markers of renal pathogenicity in systemic lupus erythematosus[J]. Arthritis & Rheumatism: Official Journal of the American College of Rheumatology, 2000, 43(1): 76–84.

[10] Shoenfeld, Y, Meroni, PL, Gershwin ME, et al. Autoantibodies[M]. 3rd ed. Amsterdam: Elsevier, 2014.

[11] Schett G, Smolen J, Zimmermann C, et al. The autoimmune response to chromatin antigens in systemic lupus erythematosus: autoantibodies against histone H1 are a highly specific marker for SLE associated with increased disease activity[J]. Lupus, 2002, 11(11): 704–715.

[12] Sui M, Lin Q, Xu Z, et al. Simultaneous positivity for anti-DNA, anti-nucleosome and anti-histone antibody is a marker for more severe lupus

nephritis[J]. Journal of clinical immunology, 2013, 33(2): 378–387.

[13] Kubo M, Ihn H, Yazawa N, et al. Prevalence and antigen specificity of anti-histone antibody in patients with polymyositis/dermatomyositis[J]. Journal of investigative dermatology, 1999, 112(5): 711–715.

第三节 · 核颗粒型（AC-2/AC-4/AC-5/AC-29）

一、致密细颗粒型（AC-2）

【荧光核型特征】

1. 分裂间期细胞·细胞核大小、明暗不同，分布不均匀颗粒样染色（图3-3-1）。
2. 有丝分裂期细胞·染色体有明显颗粒感，且部分粗颗粒较突出（图3-3-1）。

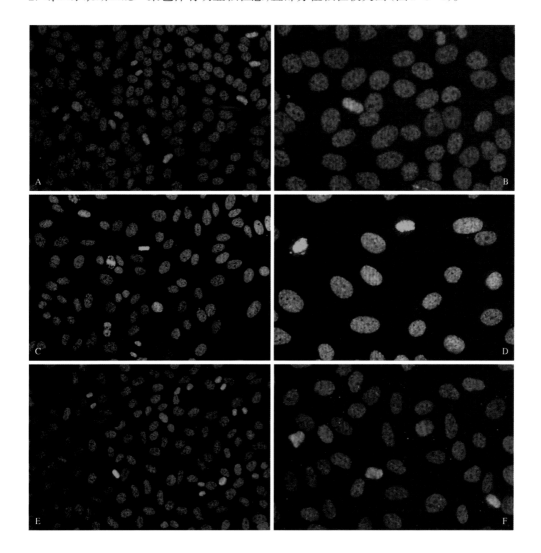

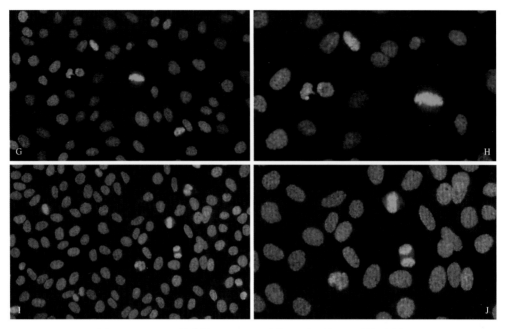

图3-3-1　不同品牌试剂HEp-2 IFA致密细颗粒型（AC-2）核型特点

A. 欧蒙（20倍镜）；B. 欧蒙（40倍镜）；C. INOVA（20倍镜）；D. INOVA（40倍镜）；E. AESKU（20倍镜）；F. AESKU（40倍镜）；
G. MBL（20倍镜）；H. MBL（40倍镜）；I. 康润科技（20倍镜）；J. 康润科技（40倍镜）

【核型鉴别】

1. 均质型（AC-1）· 见本章第二节均质型核型鉴别1。

2. 均质型（AC-1）+细颗粒型（AC-4）混合核型· AC-1混合AC-4时，间期细胞有颗粒感但染色均匀，无AC-2样松紧明暗感；分裂中期细胞染色体呈AC-1样均匀染色，染色体外核浆阳性（AC-4引起），而AC-2仅染色体阳性，外圈核浆阴性。

【相关靶抗原】

DFS70/LEDGFp75

1. 生物学功能· 致密细颗粒70蛋白（dense fine speckles 70, DFS70）因其在间期细胞核浆，以及分裂期细胞染色体呈致密细颗粒样分布且分子量约70 kDa而得名，又被称为晶状体上皮来源生长因子p75（lens epithelium-derived growth factor p75, LEDGFp75）或PC4和SFRS1相互作用蛋白1（PC4 and SFRS1 interacting protein 1, PSIP1）。

DFS70/LEDGFp75主要功能为在炎症、自身免疫性疾病和癌症条件下，增强对应激诱导细胞死亡的抵抗力。DFS70/LEDGFp75是一种多功能蛋白，其C端347～429氨基酸残基（amino acid, AA）为整合酶结合域（integrase binding domain, IBD），可与人类免疫缺陷病毒1整合酶（HIV-1 integrase）相互作用，有助于HIV-1病毒进入细胞核，促进其整合到转录活性位点。其N端部分包含染色体结合元素，如脯氨酸-色氨酸-色氨酸-脯氨酸（proline-tryptophan-tryptophan-proline）域、带电区域（charged regions）、AT-hook motif和核定位信号（nuclear localization signal）等，可促进DFS70/LEDGFp75与染色体中的活跃转录位点结合，并与RNA聚合酶Ⅱ（RNA polymerase Ⅱ，RNAP Ⅱ）转录复合物相互作用，调节应激基因表达。

2. 临床意义·抗DFS70抗体与其他抗核抗体不同，该抗体单阳性（即不合并其他自身抗体阳性）有助于临床排除抗核抗体相关自身免疫病（ANA-associated rheumatic diseases，AARD）的诊断。抗DFS70抗体阳性可见于下面几种情况。

（1）正常人群：正常人群中阳性率约0～21.6%[1]，体检人群中HEp-2 IFA抗DFS70抗体所对应的致密细颗粒型（AC-2）占ANA阳性样本的23.8%～53.8%。

（2）不同炎症性疾病：包括眼部疾病［白内障伴特应性皮炎（100.0%）、非典型性视网膜变性（100.0%）、Vogt-Koyanagi-Harada综合征（66.7%）］、桥本甲状腺炎（6%）、慢性疲劳综合征（3.3%）、幼年特发性关节炎（2.5%）、脱发症（19.8%）、哮喘（4%～16%）、特应性皮炎（0～71%）等[1]。

（3）肿瘤：多见于前列腺癌患者（17.2%～22.3%），也可见于少数乳腺癌或肠癌患者。

（4）系统性自身免疫病：SARD中抗DFS70抗体总检出率约2.8%，而抗DFS70抗体单阳性检出率仅0.5%[1]。值得注意的是，抗DFS70抗体在未分化结缔组织病（undifferentiated connective tissue disease，UCTD）中检出率较高，约8%～40%，且抗DFS70抗体单阳性检出率约50%[2]。有报道指出抗DFS70抗体有助于延缓UCTD进展为SARD，但这一观点尚需进一步论证。

3. 检测方法·临床实验室一般以HEp-2 IFA进行初筛，ANA阳性且核型为AC-2需进一步确认抗DFS70抗体，以排除其他自身抗体如抗甲基CpG结合蛋白2（methyl CpG binding protein 2，MeCP2）抗体。一种特定的IFA试剂盒可用于检测DFS70靶抗原，该方法将敲除DFS70基因的HEp-2细胞（HEp-2 ELITE/DFS70 knockout）和正常HEp-2细胞混合作为底物（混合比例为9∶1），可同时判读AC-2核型并确认DFS70靶抗原（图3-3-2）。IFA对读片人员要求较高，经验丰富的读片人员，其判读AC-2样本中抗DFS70抗体检出率（ELISA检测）可达95%。但一般实验室对AC-2核型判读准确率较低：国外报道单一核型判读准确性＜50%，混合核型判读准确性＜10%[3]；我国30个临床实验室AC-2核型判读一致性仅21.3%。目前，基于IFA、斑点免疫印迹

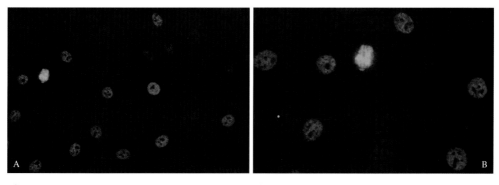

图3-3-2　抗DFS70抗体阳性致密细颗粒型（AC-2）血清在HEp-2 ELITE/DFS70-KO细胞底物上的荧光表现
A. 低倍镜，20倍镜；B. 高倍镜，40倍镜。该图片采用混合包被正常HEp-2细胞以及DFS70基因敲除HEp-2细胞（DFS70-KO）为底物（来源于Immco Diagnostics，Trinity Biotech公司）。抗DFS70阳性血清在正常HEp-2细胞表现为致密细颗粒荧光核型，而DFS70-KO细胞荧光染色阴性

法（dot immunoblot，DIB）、LIA、ELISA，以及CLIA检测特异性抗DFS70抗体的试剂盒均为科研试剂（表3-3-1），因此提高实验室人员对AC-2的判读能力尤为重要。

表3-3-1　实验室部分抗DFS70抗体检测科研试剂盒*

方法学	产 品 名 称	试剂品牌	包 被 抗 原
IFA	HEp-2 ELITE/DFS70-KO 12 Well Slide	TRNITY	DFS70基因敲除HEp-2细胞和正常HEp-2细胞
CLIA	QUANTA Flash® DFS70	INOVA	重组蛋白——大肠杆菌表达
DIB	ANA+DFS70 IgG Dot	ALPHADIA	重组蛋白——DFS70全长序列
ELISA	DFS70 ELISA Kit	MBL	重组蛋白——DFS70 C端186个氨基酸组成的IBD结构域及其周围区域
	抗DFS70抗体检测试剂盒	欧蒙	重组蛋白——DFS70全长序列
	D-tek BlueDiver Combi DFS-70 IgG Kit	D-tek	重组蛋白——大肠杆菌表达DFS70全长序列
LIA	抗核抗体谱测定试剂盒（线性免疫印迹法）	胡曼	重组蛋白
	抗核抗体谱（IgG）检测试剂盒（欧蒙印迹法）ANA谱3 PLUS DFS70	欧蒙	重组蛋白——哺乳细胞表达DFS70全长序列

注：*抗DFS70抗体检测试剂均为科研试剂，目前尚无体外诊断试剂注册证产品

二、细颗粒型（AC-4）

【荧光核型特征】

1. 分裂间期细胞·核浆呈现较均匀细颗粒样染色，核仁可染色或阴性（图3-3-3）。

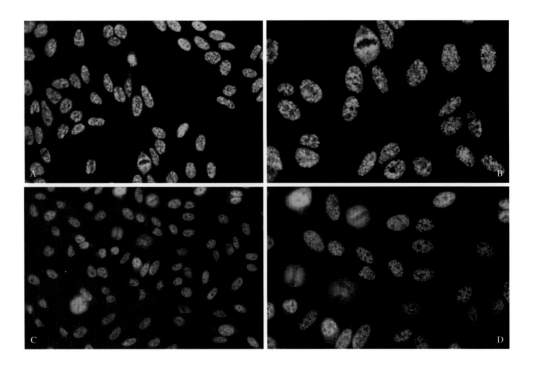

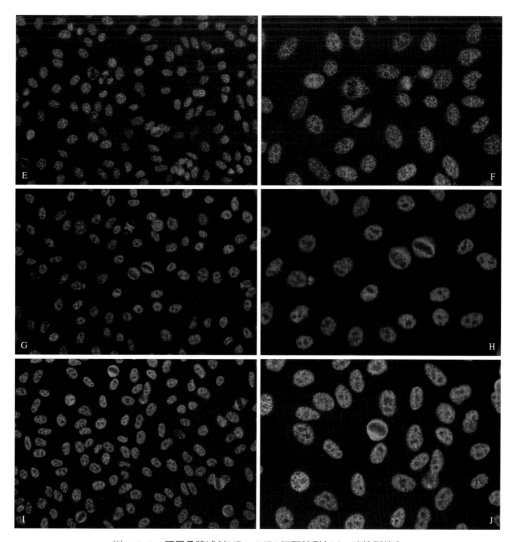

图3-3-3　不同品牌试剂HEp-2 IFA细颗粒型（AC-4）核型特点

A. 欧蒙（20倍镜）; B. 欧蒙（40倍镜）; C. INOVA（20倍镜）; D. INOVA（40倍镜）; E. AESKU（20倍镜）; F. AESKU（40倍镜）;
G. MBL（20倍镜）; H. MBL（40倍镜）; I. 康润科技（20倍镜）; J. 康润科技（40倍镜）

2. 有丝分裂期细胞·浓缩染色体阴性（图3-3-3）。

【核型鉴别】

1. 粗颗粒型（AC-5）·间期细胞内颗粒AC-4细小且染色均匀，AC-5颗粒较粗大。某些品牌HEp-2 IFA荧光片AC-4与AC-5较难区别，可报告核颗粒型（AC-4/AC-5）。

2. 均质型（AC-1）+细颗粒型（AC-4）混合核型·与AC-4单一核型相同，AC-1和AC-4混合核型间期细胞核呈细颗粒样染色。但后者分裂中期、分裂后期及分裂末期细胞染色体阳性且染色均匀，而AC-4单一核型分裂期细胞染色体阴性。

3. 点状核膜型（AC-12）·与AC-4相同，AC-12间期细胞核呈细颗粒样染色，且分裂期细胞染色体阴性。但AC-12间期细胞核膜呈现颗粒状或点状荧光，相邻细胞接触部分荧光染色增强，而AC-4无该荧光特征。

【相关靶抗原】

（一）SSA/Ro60

1. 生物学功能·SSA/Ro60是胞质小核糖核蛋白复合体（small cytoplasmic ribonucleoprotein complexes）的一种蛋白质组分，位于细胞核及核仁中。它能结合错误折叠的非编码RNA，可能参与其最终降解，此外在紫外线照射后的细胞存活中也有重要作用。SSA/Ro60由两个结构域组成，一个是由一系列α螺旋重复序列组成的环状结构，另一个结构域类似于血管性血友病因子A（von Willebrand factor A）。SSA/Ro60通常与一些功能未知的非编码RNA（称为Y RNAs）组成Ro60-Y RNAs复合物。在脊椎动物细胞中，因核磷蛋白SSB/La常结合许多新转录的非编码RNA包括Y RNAs，故SSB/La存在于Ro60-Y RNAs复合物中。

此外，抗SSA/Ro60抗体阳性患者常伴有抗Ro52抗体阳性，但目前尚无法证明Ro52可与Ro60-Y RNAs复合物结合。Ro52实为三结构域蛋白（tripartite motif, TRIM）家族的TRIM21，是一种泛素E3连接酶（ubiquitin E3 ligase），而并非Ro蛋白，因此两者同时检出的原因尚需进一步研究。

2. 临床意义

（1）干燥综合征（Sjogren's syndrome, SS）：38%～90%的SS患者可检出抗SSA/Ro60抗体，因此该抗体被美国风湿病学会（American College of Rheumatology, ACR）和欧洲抗风湿病防治联盟（European League Against Rheumatism, EULAR）定为SS诊断标准（2016 ACR-EULAR分类标准）之一[4]。SS可分为两种亚型，一种仅累及唾液腺和泪腺，导致眼干和口干；另一种累及其他器官，导致血管炎、间质性肺病（interstitial lung disease, ILD）、周围神经病变、中枢神经系统疾病、间质性肾炎、淋巴瘤等疾病。抗SSA/Ro60抗体阳性SS患者多为后者，易发生上述腺外表现及合并症、高丙种球蛋白血症及其他B细胞活化表现。因此相较于该抗体阴性患者，抗SSA/Ro60抗体阳性SS患者预后较差。

（2）系统性红斑狼疮：抗SSA/Ro60抗体可检出于30%～40%的SLE患者。该抗体阳性的成人及儿童SLE患者，以皮肤和骨骼肌肉受累为主，可见皮疹、光敏感、皮肤血管炎，但肾脏、神经系统受累较少，且较少发生血小板减少症[5]。

（3）新生儿并发症：母体中抗SSA/Ro60抗体和（或）抗SSB/La抗体通过胎盘后，可引起胎儿短暂并发症，如约10%的婴儿出现新生儿红斑狼疮皮疹，20%出现短暂性血细胞减少，30%出现轻度短暂性转氨酶升高，但这些并发症可随着孩子体内母体抗体的减弱而自然消失。抗SSA/Ro60抗体和（或）抗SSB/La抗体阳性，且无新生儿狼疮生育史的孕妇所产胎儿中，约2%可发生完全性心脏传导阻滞（complete heart block, CHB）；而有新生儿狼疮生育史的孕妇所产胎儿中，约13%～18%可发生CHB。这可能是母体自身抗SSA/Ro60抗体和抗SSB/La抗体通过胎盘引起胎儿房室结炎症和随后的纤维化所致。

（4）抗SSA/Ro60抗体与抗Ro52抗体：抗Ro60抗体与抗Ro52抗体双阳性，常见于原发性干燥综合征；抗Ro60抗体阳性，抗Ro52抗体阴性，多见于SLE患者；仅抗Ro52抗体阳性，可见于SSc、肌炎、其他炎症性风湿免疫病或非自身免疫病患者。

3. 检测方法· HEp-2不是IFA筛查抗SSA/Ro60抗体的理想细胞底物，主要原因为HEp-2细胞内SSA/Ro60抗原丰度较低，以及乙醇、甲醛等细胞固定剂会明显降低其荧光强度，因此部分抗SSA/Ro60抗体阳性血清呈现HEp-2 IFA阴性（AC-0）。HEp-2000细胞是经Ro60 cDNA转染的HEp-2细胞，可明显提高IFA检测抗SSA/Ro60抗体的敏感性（敏感性77%～91%）[6]。转染HEp-2000细胞中有10%～15%的细胞在与抗SSA/Ro60抗体阳性血清孵育后表现出明显的细颗粒及核仁染色。临床实验室常采用ELISA、LIA、CLIA和流式荧光法检测抗SSA/Ro60抗体（表3-3-2）。值得注意的是，部分抗SSA抗体检测试剂盒包被的纯化SSA抗原，实际为SSA/Ro60与Ro52的混合物。因抗SSA/Ro60抗体与抗Ro52抗体临床意义不同，建议临床实验室分开检测该两种抗体。科研实验室除上述方法外，还可采用ALBIA、固相多分析物阵列（solid-phase multi-analyte arrays）检测，但WB无法检测抗SSA/Ro60抗体，其原因为在蛋白变性过程中，Ro60的抗原性丧失[7]。

表3-3-2　实验室部分抗SSA/Ro60抗体检测试剂盒

方法学	产 品 名 称	试剂品牌	检测抗原	包 被 抗 原
CLIA	抗干燥综合征抗原A（SSA）抗体IgG检测试剂盒	胡曼	SSA/Ro60	—
	抗可提取核抗原（ENA）抗体检测试剂盒	INOVA	SSA/Ro60	重组蛋白
	抗SSA/Ro60抗体测定试剂盒	康润科技	SSA/Ro60	天然蛋白——小牛胸腺提取物
	抗SSA抗体IgG测定试剂盒（化学发光法）	亚辉龙	SSA/Ro60	天然蛋白——牛胸腺提取物
ELISA	定量检测SSA抗体*	胡曼	Ro60+Ro52	天然蛋白
	抗SSA抗体检测试剂盒	INOVA	Ro60+Ro52	天然蛋白
	抗SSA抗体IgG检测试剂盒（酶联免疫吸附法）	欧蒙	SSA/Ro60	天然蛋白——小牛胸腺提取物
	抗SSA抗体测定试剂盒（酶免法）	亚辉龙	SSA/Ro60	天然蛋白——牛胸腺提取物
LIA	抗核抗体谱测定试剂盒（线性免疫印迹法）	胡曼	SSA/Ro60	天然蛋白
	抗核抗体谱（IgG）检测试剂盒	康润科技	SSA/Ro60	天然蛋白——小牛胸腺提取物
	抗核抗体谱（IgG）检测试剂盒（欧蒙印迹法）	欧蒙	SSA/Ro60	天然蛋白——牛脾脏和胸腺提取物
	抗核抗体谱检测试剂盒（免疫印迹法）	亚辉龙	SSA/Ro60	天然蛋白——牛胸腺提取物
流式荧光	抗核抗体谱（IgG）检测试剂盒（665～1 150）	伯乐	SSA/Ro60	天然蛋白——羊羔脾细胞提取物
	十六项自身抗体谱检测试剂盒（流式荧光发光法）	透景	SSA/Ro60	重组蛋白——大肠杆菌表达
DLCM	抗核抗体检测试剂盒（磁条码免疫荧光法）	丽珠	SSA/Ro60	天然蛋白——牛组织提取

注：*试剂为科研试剂，目前尚无体外诊断试剂注册证产品。—：抗原来源未提供

（二）SSB/La

1. 生物学功能· SSB/La蛋白（分子量48 kDa）是一多区域磷酸化蛋白，包括高度保守的N端La型核糖核酸结合域（La-type ribonucleic acid-binding motif, LAM）、中间典型RNA识别域（RNA recognition motif 1, RRM1）、C端非典型RNA识别域2（RNA recognition motif 2, RRM2），以及一条

长多肽链[包含短基本结构域(short basic motif, SBM)]。SSB/La蛋白可结合多种RNA分子,包括Ro60-Y RNAs复合物,其中LAM,以及RRM1主要识别并结合RNA聚合酶Ⅲ(RNA polymerase Ⅲ, RNAP Ⅲ)转录RNA产物的特异性多尿苷酸序列(U),RRM2和SBM则与非多尿苷酸序列RNA[non-poly(U)RNA],如病毒RNA、末端寡嘧啶信使RNA(messenger RNA, mRNA)相结合。SSB/La蛋白在RNA代谢中发挥不同作用,可作为RNAP Ⅲ转录的终止因子,并在细胞周期中转录物的成熟过程起关键作用。同时该蛋白也是一种E3连接酶,可调节γ干扰素诱导的细胞因子的产生。

2. 临床意义·抗SSB/La抗体可在30%~50%的SS患者中检出,但一般同时伴有抗SSA/Ro60抗体阳性。仅2.3%~7%的SS患者存在抗SSB/La抗体单阳性(抗SSA/Ro60抗体阴性)[8]。在抗SSA/Ro60抗体单阳性或抗SSA/Ro60抗体与抗SSB/La抗体双阳性患者中,表现为SS的典型临床表现,如干眼、口腔干燥等,明显重于抗SSB/La抗体单阳性或者抗SSA/Ro60抗体和抗SSB/La抗体均阴性患者。因此2016年ACR/EULAR将抗SSB/La抗体从SS诊断标准(2016 ACR-EULAR)中去除[4]。

3. 检测方法·临床实验室一般采用ELISA和LIA检测抗SSB/La抗体(表3-3-3),两种方法敏感性特异性相似。值得注意的是,ELISA包被人来源抗原检测抗SSB/La抗体敏感性远高于牛来源抗原[敏感性:93%(人来源) vs. 50%(牛来源)][9]。科研实验室可采用RNA沉淀法(RNA precipitation)、ALBIA、对流免疫电泳(counter immune electrophoresis)进行检测,其中RNA沉淀法是检测抗SSB/La抗体的金标准。由于SSB/La与Ro52电泳迁移率相似且常同时检出,不推荐WB检测抗SSB/La抗体。

表3-3-3　实验室部分抗SSB/La抗体检测试剂盒

方法学	产品名称	试剂品牌	包被抗原
CLIA	抗干燥综合征抗原B(SSB/La)抗体IgG检测试剂盒	胡曼	—
	抗可提取核抗原(ENA)抗体检测试剂盒	INOVA	重组蛋白
	抗SSB/La抗体测定试剂盒	康润科技	重组蛋白——杆状病毒/昆虫细胞表达
	抗SSB抗体IgG测定试剂盒(化学发光法)	亚辉龙	重组蛋白——昆虫细胞表达
ELISA	定量检测SSB/La抗体	胡曼	—
	抗SSB抗体检测试剂盒	INOVA	重组蛋白
	抗SSB抗体IgG检测试剂盒(酶联免疫吸附法)	欧蒙	天然蛋白——小牛和兔胸腺提取物
	抗SSB抗体测定试剂盒(酶免法)	亚辉龙	重组蛋白——昆虫细胞表达
LIA	抗核抗体谱测定试剂盒(线性免疫印迹法)	胡曼	重组蛋白
	抗核抗体谱(IgG)检测试剂盒	康润科技	重组蛋白
	抗核抗体谱(IgG)检测试剂盒(欧蒙印迹法)	欧蒙	天然蛋白——小牛和兔胸腺提取物
	抗核抗体谱检测试剂盒(免疫印迹法)	亚辉龙	重组蛋白——杆状病毒/昆虫细胞表达
流式荧光	抗核抗体谱(IgG)检测试剂盒	伯乐	重组蛋白——杆状病毒(SF9昆虫细胞)表达
	十六项自身抗体谱检测试剂盒(流式荧光发光法)	透景	重组蛋白——杆状病毒(SF9昆虫细胞)表达
DLCM	抗核抗体检测试剂盒(磁条码免疫荧光法)	丽珠	重组蛋白——昆虫细胞表达

注:—:抗原来源未提供

（三）Mi-2

1. 生物学功能·Mi-2作为核小体重构脱乙酰酶复合物（nucleosome remodeling-deacetylase）的重要组成部分，是一种脱氧核糖核酸依赖性核小体刺激的腺苷三磷酸酶，参与调节基因转录。抗Mi-2抗体是第一个以小牛胸腺提取液为抗原，经免疫双扩散识别的皮肌炎（dermatomyositis，DM）自身特异性抗体，可免疫沉淀两种蛋白质：Mi-2α（530 AA，220 kDa）和Mi-2β（1 912 AA，218 kDa）。Mi-2α与Mi-2β的N端区域（137～645 AA）的序列有83.3%相似性。

2. 临床意义·抗Mi-2抗体属于肌炎特异性抗体（myositis-specific antibody，MSA）之一，对DM有较高特异性，其在成人DM中检出率为11%～59%，在儿童DM中检出率为4%～10%[10]，而在多发性肌炎（polymyositis，PM），以及散发性包涵体肌炎（sporadic inclusion body myositis）中少见。因缺乏大规模的多中心研究，抗Mi-2抗体目前尚未被纳入特发性炎性肌病（idiopathic inflammatory myopathies，IIM）诊断标准中。抗Mi-2抗体阳性DM患者常有向阳性红斑、披肩样皮疹、角质层过度生长、Gottron丘疹和V字征等典型DM皮肤损伤，但一般对皮质类固醇类激素疗效较好，肺部受累发生率低，且并发其他恶性肿瘤的比率明显低于抗小泛素样修饰激活酶（small ubiquitin-like modifier activating enzyme，SAE）、抗转录中介因子1γ（transcriptional intermediary factor 1γ，TIF1γ），以及抗核基质蛋白2（nuclear matrix protein-2，NXP-2）等MSA。另外，抗Mi-2抗体滴度可能与疾病活动度有关，但尚需进一步临床研究证实。

3. 检测方法·抗Mi-2抗体虽然在HEp-2 IFA表现为核细颗粒荧光核型，但该方法学并不适合进行抗Mi-2抗体筛查。免疫沉淀法（immunoprecipitation，IP）为检测抗Mi-2抗体的金标准，仅科研开展，无商品化试剂盒。临床实验室常用的检测方法包括LIA和ELISA（表3-3-4）。研究显示LIA检测结果为抗Mi-2α抗体和抗Mi-2β抗体双阳性的血清，IP一般抗Mi-2抗体阳性（真阳性），LIA仅抗Mi-2β抗体单阳性者常为假阳性，而抗Mi-2α抗体单阳性者约50%为真阳性[11]。另外，LIA抗Mi-2抗体信号强度（灰度值）与ELISA检测结果相关性高，可用于准确估计抗Mi-2抗体滴度[11]。科研实验室可采用IP和基于粒子的多分析物技术（particle-based multi-analyte technology，PMAT）[10]等方法检测。PMAT与LIA对于抗Mi-2抗体检测相关性好，且PMAT抗Mi-2β抗体阳性检测结果与DM临床症状相关性高[10]。

表3-3-4　实验室部分抗Mi-2抗体检测试剂盒

方法学	产 品 名 称	试剂品牌	检测抗原	包 被 抗 原
ELISA	Anti-Mi-2 ELISA Kit*	MBL	Mi-2	重组蛋白
LIA	抗核抗体谱测定试剂盒（线性免疫印迹法）	胡曼	Mi-2	重组蛋白
	自身免疫肌炎谱检测试剂盒（线性免疫印迹法）	胡曼	Mi-2	重组蛋白
	抗核抗体谱（IgG）检测试剂盒	康润科技	Mi-2	重组蛋白
	抗肌炎抗体谱（IgG）检测试剂盒（欧蒙印迹法）	欧蒙	Mi-2	重组蛋白——杆状病毒/昆虫细胞表达
	EUROLINE Inflammatory Myopathies 16 Ag*	欧蒙	Mi-2α，Mi-2β	重组蛋白——大肠杆菌表达

(续表)

方法学	产品名称	试剂品牌	检测抗原	包被抗原
LIA	抗核抗体谱检测试剂盒（免疫印迹法）	亚辉龙	Mi-2	重组蛋白——杆状病毒/昆虫细胞表达
	自身免疫性肌炎抗体谱检测试剂盒（免疫印迹法）	亚辉龙	Mi-2	重组蛋白——杆状病毒/昆虫细胞表达
DLCM	抗核抗体检测试剂盒（磁条码免疫荧光法）	丽珠	Mi-2	重组蛋白——昆虫细胞表达

注：*试剂为科研试剂，目前尚无体外诊断试剂注册证产品

（四）Ku

1. 生物学功能·Ku蛋白是由Ku70（p70，70 kDa）和Ku80（p80，80 kDa）组成的位于细胞核内的异源二聚体，可结合dsDNA，通过非同源末端连接（non-homologous end-joining）途径，在dsDNA修复过程起关键作用。另外，Ku蛋白在V（D）J重组和端粒保护等过程中也起着重要作用，参与DNA复制和基因转录调控。

2. 临床意义·抗Ku抗体最初报道见于硬皮病-多发性肌炎重叠综合征（scleroderma-polymyositis overlap syndrome，SSc-PM重叠征）患者，但随后发现其可检出于多种自身免疫病，包括MCTD、SLE、SS、SSc、IIM、SSc-IIM重叠征、RA等。

（1）肌炎相关抗体：在肌炎抗体谱中，抗Ku抗体不是MSA，而属于肌炎相关抗体（myositis-associated autoantibody，MAA）。抗Ku抗体在中国IIM患者中检出率约1.7%，常伴有ILD，以及肌酸激酶升高。皮疹常见于抗Ku抗体合并MSA阳性患者，而抗Ku抗体单阳性IIM患者则更易发生严重的免疫介导坏死性肌病（immune-mediated necrotizing myopathy）和ILD。

（2）系统性红斑狼疮：抗Ku抗体可检出于SLE患者，且不同人种SLE患者中检出率差异较大，如亚洲人4.1%～6%[12]、非洲裔美国人14%、美国白种人0.6%[13]。抗Ku抗体阳性IIM患者常合并SLE。此外，若抗Ku抗体阳性患者合并抗dsDNA抗体阳性，易并发肾小球肾炎。

3. 检测方法·IP是检测抗Ku抗体的金标准。临床实验室一般采用LIA检测抗Ku抗体（表3-3-5）。值得注意的是，Ku蛋白是DNA结合蛋白，当固相包被的Ku蛋白中存在DNA污染，而患者血清中有抗dsDNA抗体时，可出现抗Ku抗体假阳性。另外，若患者血清中存在抗dsDNA抗体/

表3-3-5　实验室部分抗Ku抗体检测试剂盒

方法学	产品名称	试剂品牌	包被抗原
LIA	抗核抗体谱测定试剂盒（线性免疫印迹法）	胡曼	重组蛋白
	抗核抗体谱（IgG）检测试剂盒	康润科技	重组蛋白
	抗肌炎抗体谱IgG检测试剂盒（欧蒙印迹法）	欧蒙	重组蛋白——昆虫细胞表达
	抗核抗体谱检测试剂盒（免疫印迹法）	亚辉龙	重组蛋白——杆状病毒/昆虫细胞表达
	自身免疫性肌炎抗体谱检测试剂盒（免疫印迹法）	亚辉龙	重组蛋白——杆状病毒/昆虫细胞表达
DLCM	抗核抗体检测试剂盒（磁条码免疫荧光法）	丽珠	重组蛋白——昆虫细胞表达

DNA复合物,该复合物中的DNA可能会与固相包被的Ku蛋白结合,造成抗Ku抗体假阳性。因此,检测抗Ku抗体时需注意DNA干扰(0.5 mol/L或更高浓度的氯化钠溶液可洗脱DNA与Ku蛋白的结合)。科研实验室可采用IP、ELISA等检测抗Ku抗体,或通过WB区分抗Ku70抗体及抗Ku80抗体两种抗体。

(五)TIF1γ

1. 生物学功能·TIF1γ属于TRIM超家族,又被称为TRIM33,分子量约155 kDa。其N末端有一个RBCC(ring-B-boxcoiled-coil)单元,包括一个环结构域(ring domain)、B盒(B boxes)和一个螺旋线圈结构域(coiled-coil domain),所有这些都与Smad4泛素化有关,而Smad4则在TGFβ信号传导通路中起重要作用;C末端的PHD(plant homeodomain)和bromo结构域可与H3、H4相互作用;中间连接体能与活化的Smad2和Smad3相互作用。TIF1γ在转录延伸、DNA修复、细胞分化、胚胎发育、有丝分裂和皮肌炎中均有作用。另外,TIF1γ在不同的细胞中既可以作为肿瘤抑制因子也可作为启动子发挥作用:在非小细胞肺癌、乳腺癌、胶质瘤和肾透明细胞癌中,TIF1γ作为肿瘤抑制因子,其表达降低;而在B淋巴细胞白血病、胰腺癌和宫颈癌中,TIF1γ起到了肿瘤启动因子的作用,可阻止肿瘤细胞凋亡。

2. 临床意义·抗TIF1γ抗体为肌炎特异性抗体之一,可见于7%～31%成人DM,以及23%～35%幼年型皮肌炎(juvenile dermatomyositis, JDM)患者[14]。在成人DM患者中,抗TIF1γ抗体是肿瘤相关皮肌炎(cancer-associated dermatomyositis)的血清标志物,其增加DM患者并发恶性肿瘤的风险一般仅见于DM发病三年内。这种情况多见于39岁以上患者,并发的肿瘤以乳腺癌、卵巢癌和肠癌多见[15]。抗TIF1γ抗体阳性DM患者一般较少发生ILD、雷诺现象及关节炎/关节痛等症状,但常发生更广泛的皮肤受累,其特征性皮肤表现包括:手掌角化过度、丘疹、银屑病样病变、色素减退和“白上红”毛细血管扩张斑块;此外,尽管患者吞咽困难风险更高,但肌炎症状较轻。

3. 检测方法·临床实验室常采用LIA检测抗TIF1γ抗体(表3-3-6),科研实验室可采用放射免疫沉淀法(radio immunoprecipitation)[15]和ELISA进行检测。研究表明LIA(κ=0.88)和ELISA(κ=0.91)检测抗TIF1γ抗体与IP的结果有较高一致性,LIA与ELSIA两者间结果一致性也较高(κ=0.91)[16]。

表3-3-6　实验室部分抗TIF1γ抗体检测试剂盒

方法学	产　品　名　称	试剂品牌	检测抗原	包　被　抗　原
LIA	EUROLINE Inflammatory Myopathies 16 Ag*	欧蒙	TIF1γ	重组蛋白——大肠杆菌表达

注:*试剂为科研试剂,目前尚无体外诊断试剂注册证产品

三、粗颗粒型(AC-5)

【荧光核型特征】

1. 分裂间期细胞·核浆呈粗斑点型荧光染色,核仁染色可有可无(图3-3-4)。

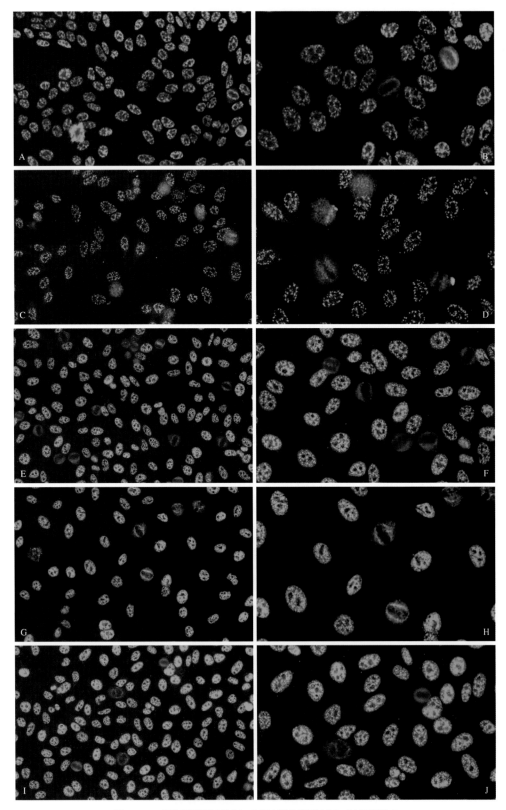

图 3-3-4　不同品牌试剂 HEp-2 IFA 粗颗粒型（AC-5）核型特点

A. 欧蒙（20倍镜）; B. 欧蒙（40倍镜）; C. INOVA（20倍镜）; D. INOVA（40倍镜）; E. AESKU（20倍镜）; F. AESKU（40倍镜）;
G. MBL（20倍镜）; H. MBL（40倍镜）; I. 康润科技（20倍镜）; J. 康润科技（40倍镜）

2. 有丝分裂期细胞·有丝分裂中期、有丝分裂后期和有丝分裂末期细胞浓缩，染色体无染色（图3-3-4）。

【核型鉴别】

细颗粒型（AC-4）·见本节细颗粒型核型鉴别1。

【相关靶抗原】

（一）U1-snRNP和Sm

1. 生物学功能·1966年Ten等人首次从SLE患者血清中分离得到抗Sm抗体，5年后又从SLE患者中发现一种新抗体，称为抗Mo抗体，其对核糖核酸酶（RNase）敏感，随后被命名为抗核糖核蛋白（ribonucleoprotein, RNP）、抗核核糖核蛋白（nuclear ribonucleoprotein, nRNP）或U1核小核糖核蛋白（U1 small nuclear ribonucleoprotein, U1-snRNP）抗体。双向免疫扩散法证明该抗体不同于抗Sm抗体，但其沉淀线部分与抗Sm抗体融合，表明两者存在部分共同抗原组分。现已证明其共同抗原组分为Sm环，是由七个分子量在9～29 kDa的蛋白组成的环状结构，分别为Sm B/B′、Sm D1、Sm D2、Sm D3、Sm E、Sm F和Sm G。可与富含尿嘧啶（uracil）的核小RNA（small nuclear RNA, snRNA）相互作用，形成U1、U2、U4～U6和U5核小核糖核蛋白（small nuclear ribonucleoprotein, snRNP）。snRNP是蛋白质-核糖核酸复合物，它与未修饰的前mRNA（precursor mRNA, pre-mRNA）和其他各种蛋白质结合形成剪接体（spliceosome），对于从pre-mRNA中去除内含子起关键作用，而内含子去除是真核基因表达的核心步骤，也是高效翻译的基本前提。每种snRNPs均有各自独特的蛋白，如U1-snRNP有蛋白U1-70k（70 kDa）、RNP-A（34 kDa）、RNP-C（23 kDa），U2-snRNP有蛋白U2-A′、U2-B″，U5-snRNP有蛋白U5-200k（200 kDa，WB在200 kDa左右可见双带）。

2. 临床意义·抗U1-snRNP抗体与抗Sm抗体常同时检出，但其临床意义不同。

（1）抗Sm抗体：抗Sm抗体在SLE患者中虽敏感性较低（5%～30%），但高度特异，因而被ACR列入SLE的诊断标准。大部分抗Sm抗体阳性患者呈现典型SLE表现，但也有部分SLE患者合并其他疾病，如SSc和（或）自身免疫性肌病（autoimmune myopathy, AIM）。

与抗Sm抗体阳性相关的临床症状包括浆膜炎、狼疮性肾炎、中枢神经系统疾病如精神病和精神分裂症、肺纤维化、白细胞减少、关节炎、盘状皮疹、血管炎、收缩期肺动脉压升高、抗血红蛋白抗体阳性和口腔溃疡。

（2）抗U1-snRNP抗体：抗U1-snRNP抗体除见于SLE患者外，也可见于UCTD、SSc、AIM、SS，以及其他疾病。另外，抗U1-snRNP抗体是MCTD诊断标准之一[17]。MCTD的定义为一种以SLE、SSc、多发性肌炎等临床特征重叠，血清存在高滴度抗U1-snRNP抗体的疾病，因此MCTD患者均为抗U1-snRNP抗体阳性。

与抗U1-snRNP抗体阳性相关的临床症状主要包括ILD、快速进展的肺损伤、胸膜炎、中枢神经系统受累、雷诺现象、手指肿胀（香肠指）、白细胞减少、脑膜炎、疾病发病年龄较高、尿管型发生率降低、肾炎风险降低、关节炎、发热和肌炎。

3. 检测方法·临床实验室一般采用ELISA、LIA、CLIA和流式荧光等方法检测抗Sm抗体和抗U1-snRNP抗体（表3-3-7）。科研实验室可采用WB、ALBIA和IP等方法进行检测。WB检测抗U1-snRNP抗体血清通常至少出现U1-70k、RNP-A、RNP-C、Sm B/B′条带，而抗Sm抗体最常出现Sm B/B′和SmD片段。Sm B/B′可同时被两种抗体识别，因此SmD常被作为检测抗Sm抗体的重要抗原。抗Sm抗体检测试剂盒包被的抗原一般有纯化的天然Sm（含Sm环）和重组SmD1特异性抗原。中国人群研究显示，以LIA检测抗SmD1抗体和抗Sm抗体在不同人群中阳性率分别为：SLE患者，61.0%（抗SmD1抗体）vs. 28.3%（抗Sm抗体）；其他风湿免疫病，13.3%（抗SmD1抗体）vs. 2.2%（抗Sm抗体）；健康人群，9.1%（抗SmD1抗体）vs. 0（抗Sm抗体）[18]。抗SmD1抗体对SLE患者检测敏感性高（抗SmD1抗体，68.0% vs. 抗Sm抗体，32.0%）但特异性低（抗SmD1抗体，88.1% vs. 抗Sm抗体，98.5%）[18]。抗U1-snRNP抗体是MCTD诊断标准之一，ELISA检测其对于MCTD诊断敏感性接近100%，但特异性较低，抗U1-70k抗体、抗RNP-A抗体和抗RNP-C抗体特异性分别为60%、20%和13%[19]。

表3-3-7　实验室部分抗Sm和U1-snRNP抗体检测试剂盒

方法学	产品名称	试剂品牌	检测抗原	包被抗原
CLIA	抗Sm抗体IgG检测试剂盒	胡曼	Sm	—
	抗核糖核蛋白（RNP/Sm）抗体IgG检测试剂盒	胡曼	RNP/Sm	—
	抗可提取核抗原（ENA）抗体检测试剂盒	INOVA	Sm	天然蛋白
	抗Sm抗体检测试剂盒	INOVA	U1-snRNP	天然蛋白
	抗RNP抗体检测试剂盒	INOVA	U1-snRNP	天然蛋白——含U1-70k、RNP-A和RNP-C
	抗Sm抗体测定试剂盒	康润科技	Sm	天然蛋白——小牛胸腺提取纯化
	抗Sm抗体IgG测定试剂盒（化学发光法）	亚辉龙	Sm	天然蛋白——牛胸腺提取纯化
	抗核糖核蛋白70抗体IgG测定试剂盒（化学发光法）	亚辉龙	RNP70	天然蛋白——牛胸腺提取纯化
ELISA	定量/定性检测SmD1 IgG抗体（ITC60029）	胡曼	SmD1	重组蛋白
	定量检测U1-snRNP抗体*	胡曼	U1-snRNP	重组蛋白
	抗Sm抗体检测试剂盒	INOVA	Sm	天然蛋白
	抗核抗体检测试剂盒	INOVA	Sm/RNP	天然蛋白
	抗RNP抗体检测试剂盒	康润科技	U1-snRNP	天然蛋白
	抗核抗体谱IgG检测试剂盒（酶联免疫吸附法）	欧蒙	Sm	天然蛋白——牛脾脏和胸腺提取纯化
			RNP	天然蛋白——小牛和兔胸腺提取纯化（含U1-70k、RNP-A和RNP-C，及特异性蛋白SmB/B′、SmD、SmE、SmF和SmG）
	抗RNP/Sm抗体IgG检测试剂盒（酶联免疫吸附法）	欧蒙	RNP/Sm	天然蛋白——小牛和兔胸腺提取纯化（含RNP和Sm）
	抗Sm抗体测定试剂盒（酶免法）	亚辉龙	Sm	天然蛋白——牛胸腺提取纯化
	抗U1-snRNP抗体IgG测定试剂盒（酶免法）	亚辉龙	U1-snRNP（A/C/70）	天然蛋白——牛胸腺提取纯化（含U1-70k、RNP-A和RNP-C）

（续表）

方法学	产 品 名 称	试剂品牌	检测抗原	包 被 抗 原
LIA	抗核抗体谱测定试剂盒（线性免疫印迹法）	胡曼	SmD1 U1-snRNP	重组蛋白 重组抗原
	自身免疫肌炎谱检测试剂盒（线性免疫印迹法）	胡曼	U1-snRNP	重组抗原
	抗核抗体谱（IgG）检测试剂盒	康润科技	SmD1 U1-RNP	重组抗原 重组抗原
	抗核抗体谱（IgG）检测试剂盒（欧蒙印迹法）	欧蒙	Sm	天然蛋白——牛脾脏和胸腺提取纯化（含Sm整个环）
			Sm/RNP	天然蛋白——小牛和兔胸腺提取纯化（含U1-70k、RNP-A和RNP-C，以及特异性蛋白SmB/B'、SmD、SmE、SmF和SmG）
	系统性硬化症IgG类抗体检测试剂盒（欧蒙印迹法）谱12*	欧蒙	RNP 70、RNA-A、RNA-C	重组蛋白——大肠杆菌表达的U1-70k、RNP-A和RNP-C重组蛋白
	抗核抗体谱检测试剂盒（免疫印迹法）	亚辉龙	SmD1 U1-snRNP（A/C/70）	重组蛋白——昆虫细胞表达 天然蛋白——牛胸腺提取纯化
	自身抗体筛查试剂盒（免疫印迹法）	亚辉龙	RNP（A/C/70/Sm）	天然蛋白——牛胸腺提取纯化
流式荧光	抗核抗体谱（IgG）检测试剂盒	伯乐	Sm	天然蛋白——小牛胸腺提取
			RNP68	重组蛋白——大肠杆菌表达
			RNP-A	重组蛋白——杆状病毒（SF9昆虫细胞）表达
			Sm/RNP	天然蛋白——羊脾细胞提取
	十六项自身抗体谱检测试剂盒（流式荧光发光法）	透景	Sm	天然蛋白——牛胸腺提取
			U1-snRNP	天然蛋白——牛胸腺提取
DLCM	抗核抗体检测试剂盒（磁条码免疫荧光法）	丽珠	Sm	天然蛋白——牛组织提取
			U1-snRNP	重组蛋白——昆虫细胞表达、大肠杆菌表达

注：*试剂为科研试剂，目前尚无体外诊断试剂注册证产品。——：抗原来源未提供

（二）RNA聚合酶Ⅲ

1. 生物学功能 · 真核细胞中的RNA聚合酶主要负责以DNA或RNA为模板，将其转录为RNA，这是蛋白合成的第一步。其中RNA聚合酶Ⅰ（RNA polymerase Ⅰ，RNAP Ⅰ）参与合成大部分核糖体RNA（ribosomal RNA，rRNA）；RNAP Ⅱ参与合成mRNA和许多非编码RNA（non-coding RNA），包括snRNA和微RNA（microRNA，miRNA）；RNAP Ⅲ参与合成短RNA，其中多数为转运RNA（transfer RNA，tRNA），另外也包括5S rRNA、U6-snRNA、核糖核酸酶P（ribonuclease P，RNase P）的短非编码RNA组分、线粒体RNA加工（mitochondrial RNA processing）RNA、信号识别颗粒RNA，以及高等真核生物中部分微型和小RNA。

1993年Okano等人首次通过放射免疫沉淀法在SSc患者血清中发现抗RNAP Ⅲ抗体[20]。RNAP Ⅲ是一个由16个亚单位组成的大分子蛋白复合物，其中RP155分子量最大，由POLR3A基因编码，是RNAP Ⅲ特异性分子（不存在于RNAP Ⅰ/Ⅱ）；RP11由POLR3K基因编码，是RNAP Ⅲ亚

单位中的重要亚基之一,介导RNAP Ⅲ裂解活性,在终止转录过程起关键作用。

RNAP Ⅲ转录活性与细胞生长和分裂相关,其高转录率是细胞维持生长所必需的。当哺乳动物细胞在静息状态时,RNAP Ⅲ转录活性含量较低。当细胞开始增殖时,RNAP Ⅲ的活性在G1/S期转变前达到最大值,然后在S期和G2期保持高活性。但部分肿瘤转化过程中对其管控降低,造成转化细胞和肿瘤细胞表达高水平的RNAP Ⅲ产物。

2. 临床意义

（1）系统性硬化症:抗RNAP Ⅲ抗体检出于约11%～23% SSc患者,其抗体水平并不与疾病的严重程度相关。抗RNAP Ⅲ抗体阳性患者一般较少发生严重的肺间质纤维化,但患dcSSc风险增加,皮肤受累和高血压肾病的可能性高,也是胃窦血管扩张(gastric antral vascular ectasia)的危险因素之一。相比其他引起dcSSc的自身抗体如抗topo Ⅰ抗体和抗U3-snoRNP抗体,抗RNAP Ⅲ抗体阳性患者10年生存率较高(抗RNAP Ⅲ, 75%;抗topo Ⅰ抗体, 65%;抗U3-snoRNP抗体, 61%)[21]。

（2）系统性硬化症并发恶性肿瘤:抗RNAP Ⅲ抗体阳性SSc患者在发病三年内易并发恶性肿瘤,以乳腺癌最常见,其次为血液系统、胃肠道和妇科恶性肿瘤。其可能机制在于:部分癌症患者中存在POLR3A(编码RPC155)位点改变[体细胞突变和(或)杂合性丢失],同时出现突变特异性和交叉反应性免疫反应,进而引起肿瘤。但值得注意的是,抗RPC155抗体阳性SSc患者若同时存在抗RPA194抗体(一种抗RNAP Ⅰ大亚单位抗体),并发肿瘤的可能性则大大降低。

3. 检测方法·国内目前尚无检测抗RNAP Ⅲ抗体试剂盒。由于抗RNAP Ⅲ抗体通常和抗RNAP Ⅰ抗体同时出现,HEp-2 IFA可观察到由抗RNAP Ⅲ抗体引起的细颗粒样荧光染色伴明亮点状(呈现粗颗粒型AC-5)和由抗RNAP Ⅰ抗体引起的核仁颗粒样荧光染色(呈现核仁颗粒型AC-10)。科研采用的商品化试剂盒主要为包被人RP155蛋白891～1 080 AA重组片段的ELISA(表3-3-8)。此外,还可采用放射免疫沉淀法和WB检测抗RNAP Ⅲ抗体。

表3-3-8　实验室部分抗RNAP Ⅲ抗体检测试剂盒

方法学	产品名称	试剂品牌	检测抗原	包被抗原
ELISA	QUANTA Lite™ RNA Polymerase Ⅲ ELISA*	INOVA	RP155	重组蛋白(891～1 020 AA)[22-23]
	RNA Polymerase Ⅲ ELISA*	MBL	RP155	重组蛋白(891～1 080 AA)
LIA	系统性硬化症谱(IgG)检测试剂盒(欧蒙印迹法)*	欧蒙	RP11	重组蛋白——大肠杆菌表达的RPC11(POLR3K)重组片段
	系统性硬化症谱(IgG)检测试剂盒(欧蒙印迹法)*	欧蒙	RP155	重组蛋白——大肠杆菌表达的RPC155(POLR3A)重组片段

注:*试剂为科研试剂,目前尚无体外诊断试剂注册证产品。AA:氨基酸残基;POLR3A:RNA聚合酶Ⅲ亚单位A;POLR3K:RNA聚合酶Ⅲ亚单位K

（三）异质性胞核核糖核蛋白

1. 生物学功能·异质性胞核核糖核蛋白(heterogeneous nuclear ribonucleoprotein, hnRNP)

复合体是真核细胞中新转录的pre-mRNA与大量蛋白质结合形成的核糖核蛋白复合体,进而与snRNPs和其他蛋白质结合形成剪接体,在剪接体中pre-mRNA被加工(剪接和多聚腺苷酸化)成为成熟的mRNA,随后被转运至细胞质中,成为剪切体(spliceosome)的主要成分。hnRNP复合物经核糖核酸酶进行限制性消化后,可以通过密度梯度离心分离出离散的hnRNP颗粒:含有约30种不同蛋白质,根据其分子量,按字母顺序命名,从hnRNP Al(34 kD)到hnRNP U(120 kD)。其中分子量为34～43 kD的hnRNP A1、hnRNP A2、hnRNP B1、hnRNP B2、hnRNP C1和hnRNP C2被称为hnRNP"核心"蛋白。

1989年Hassfeld等首次在RA患者中分离得到抗RA33抗体,后证实该抗体的靶抗原为hnRNP A2、hnRNP B1和hnRNP B2(RA33复合物)。hnRNP A/B结构通常由N端两个临近的RNA结合区域(RNA-binding domains)和C端含有50%甘氨酸的辅助结构域组成,可结合其他hnRNP蛋白或RNA。

2. 临床意义

(1)类风湿关节炎:抗hnRNP A2/B1抗体又称为抗RA33抗体可见于35% RA患者,是其重要血清标志物之一。IgA、IgG和IgM型抗RA33抗体诊断RA的敏感性分别为6%、6.2%和17.7%,特异性分别为97.5%、97.2%和95.8%。而临床常用的IgM型类风湿因子(rheumatoid factor, RF)与其相比特异性稍低(90%),但敏感性较高(64.8%)[24]。值得注意的是,抗RA33抗体可见于22%血清学阴性(即RF和抗瓜氨酸化蛋白抗体双阴性)RA患者[24]。此外,抗RA33抗体还可见于38% MCTD、23% SLE和11% SSc患者。

(2)白塞综合征:抗hnRNP A1抗体可见于30%汉族人白塞综合征(Behcet syndrome)患者,且抗hnRNPA1抗体阳性白塞综合征患者更易发生深静脉血栓。

(3)多发性硬化症:抗hnRNP B1抗体可在91.4%多发性硬化症(multiple sclerosis, MS)患者的脑脊液(cerebrospinal fluid, CSF)中检出,而血清中该抗体阴性,但CSF抗体水平与MS活动性无关[25]。

3. 检测方法 · 国内实验室可采用商品化CLIA或ELISA检测抗RA33抗体,其包被靶抗原一般为纯化的重组hnRNP A2(表3-3-9)。科研实验室可采用LIA、WB[25]方法检测该抗体。

表3-3-9 实验室部分抗hnRNP抗体检测试剂盒

方法学	产 品 名 称	试剂品牌	检测抗原	包 被 抗 原
CLIA	自身抗体谱5项检测试剂盒-RA33	浩欧博	hnRNP A2	重组蛋白
	抗RA33抗体IgG测定试剂盒(化学发光法)	亚辉龙	hnRNP A2	重组蛋白
ELISA	抗RA33抗体检测试剂盒(酶联免疫法)	胡曼	hnRNP A2	重组蛋白
	抗RA33抗体IgG测定试剂盒(酶免法)	亚辉龙	hnRNP A2	重组蛋白
LIA	Arthritis-LIA*	胡曼	hnRNP A2	重组蛋白

注:*试剂为科研试剂,目前尚无体外诊断试剂注册证产品

四、Topo Ⅰ型(AC-29)

【荧光核型特征】

依据国际抗核抗体荧光核型共识,AC-29有以下5个核型特征(图3-3-5)。

1. 分裂间期细胞

(1)细胞核呈细颗粒荧光染色(AC-4样)。

(2)核仁呈外圈明显增亮或颗粒样染色。

(3)细胞胞浆可呈现较弱的网状结构染色。

2. 有丝分裂期细胞

(1)染色体呈较均匀的细颗粒样荧光染色。

(2)染色体中的NOR区染色强阳性(染色体上增强的点状荧光)。

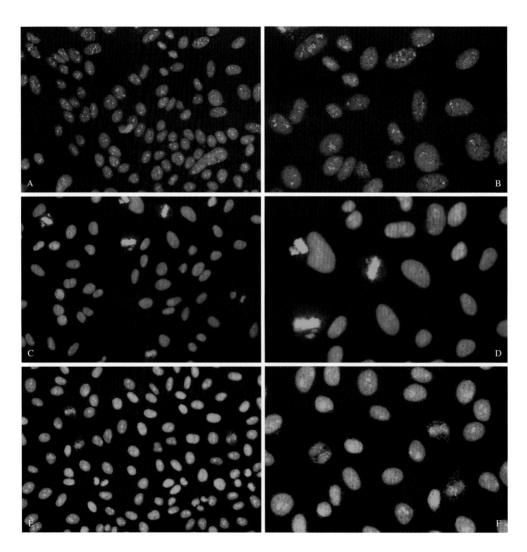

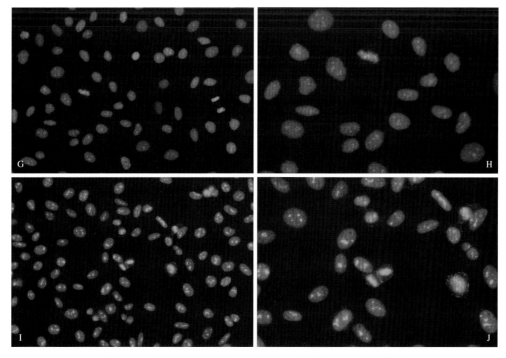

图3-3-5　不同品牌试剂HEp-2 IFA Topo Ⅰ型（AC-29）核型特点

A. 欧蒙（20倍镜）；B. 欧蒙（40倍镜）；C. INOVA（20倍镜）；D. INOVA（40倍镜）；E. AESKU（20倍镜）；F. AESKU（40倍镜）；
G. MBL（20倍镜）；H. MBL（40倍镜）；I. 康润科技（20倍镜）；J. 康润科技（40倍镜）

AC-29的五个核型特征中，间期细胞胞浆网状染色通常不易被观察到，这主要是由于AC-29胞浆染色较弱，在1∶80或1∶100稀释度下可能不易观察到。另外，当染色体染色强度较高时，NOR区点状染色有时也不易发现，镜检时缓慢上下调节显微镜的微调旋钮有助于观察NOR区染色。

【核型鉴别】

1. 均质型（AC-1）·见本章第二节均质型核型鉴别4。

2. 均质型（AC-1）+均质核仁型（AC-8）混合核型·AC-1+AC-8混合核型可见间期细胞均质样染色且核仁阳性，分裂中期细胞染色体均匀着色。但该混合核型分裂中期染色体不可见NOR区强阳性点状染色，且胞浆无弱的网状结构染色。

【相关靶抗原】

DNA拓扑异构酶Ⅰ

1. 生物学功能·topo Ⅰ通过瞬时断裂和连接DNA单链，在细胞复制、重组、转录和DNA修复等过程中改变DNA分子空间构象或拓扑结构。Topo Ⅰ由765个氨基酸组成，包括五个不同区域分别是，N端区（AA：1~215）、核心亚区Ⅰ-Ⅱ（AA：216~435）、核心亚区Ⅲ（AA：436~636）、连接区（AA：637~713）和C端区（AA：714~765），其中整个核心区及C端区是topo Ⅰ催化活性的主要区域。

抗topo Ⅰ抗体于1979年首次在SSc患者中经免疫印迹法发现其可识别70 kDa蛋白,后续研究证明该蛋白是topo Ⅰ蛋白(分子量105 kDa)的分解产物,因此抗topo Ⅰ抗体又称为抗Scl-70抗体。抗Scl-70抗体可识别DNA拓扑异构酶Ⅰ上多个位点,如450～600 AA是SLE和dcSSc患者血清中抗Scl-70抗体常见的共同识别位点。另外,dcSSc患者抗Scl-70抗体可特异识别该分子N端区,SLE患者抗Scl-70抗体识别位点主要在核心亚区Ⅰ/Ⅱ,而lcSSc患者中该抗体识别位点散在分布于整个topo Ⅰ。

2. 临床意义

(1)系统性硬化症:抗Scl-70抗体是SSc特异性分子标志物,可检出于9.4%～71% SSc患者,其中以dcSSc更常见。抗Scl-70抗体阳性SSc患者较少合并检出(＜1%)其他SSc相关自身抗体如抗着丝点抗体等,患者主要特征为弥漫性皮肤纤维化,但速度不及抗RNAP Ⅲ抗体阳性患者。抗Scl-70抗体阳性是SSc患者风险评估的重要参数,因其易并发ILD、肾脏疾病和心脏传导阻滞,前者是目前造成SSc患者死亡的主要原因,且该抗体阳性也是SSc患者并发肿瘤的危险因素,多见于肺癌。对于SSc患者中抗Scl-70抗体滴度与疾病活动性是否相关目前尚有争议,有些研究显示两者无关联,但也有报道显示该抗体水平可随有效治疗而降低甚至消失,其生存率明显高于抗Scl-70抗体滴度未下降组[26]。

(2)系统性红斑狼疮:抗Scl-70抗体很少见于正常人或SSc患者家庭成员及其他结缔组织病患者,但可见于0～25% SLE患者(平均4.1%)[27]。因此,抗Scl-70抗体阳性不能排除SLE的诊断,但SLE患者中该抗体滴度明显低于SSc患者。

3. 检测方法·国内实验室可采用商品化LIA、ELISA和CLIA试剂盒检测抗Scl-70抗体(表3-3-10)。研究显示ELISA和DIB检测抗Scl-70抗体特异性敏感性均较高(ELISA特异性为99.2%,敏感性为97.2%;DIB特异性为97.6%,敏感性为96.1%),但科研实验室常用的WB则特异性低(假阳性率为27%)[28]。

表3-3-10　实验室部分抗Scl-70抗体检测试剂盒

方法学	产 品 名 称	试剂品牌	包 被 抗 原
CLIA	抗Scl-70抗体IgG检测试剂盒	胡曼	—
	抗Scl-70抗体测定试剂盒	康润科技	重组蛋白——昆虫表达
	抗可提取核抗原(ENA)抗体检测试剂盒	INOVA	重组蛋白
	抗Scl-70抗体IgG测定试剂盒(化学发光法)	亚辉龙	重组蛋白——昆虫表达
ELISA	定量检测抗Scl-70抗体(ITC70028)*	胡曼	重组蛋白
	抗Scl-70抗体检测试剂盒	INOVA	天然蛋白
	抗Scl-70抗体IgG检测试剂盒(酶联免疫吸附法)*	欧蒙	天然蛋白——牛和兔胸腺纯化
	抗Scl 70抗体测定试剂盒(酶免法)	亚辉龙	重组蛋白——昆虫表达
LIA	抗核抗体谱测定试剂盒(线性免疫印迹法)	胡曼	重组蛋白
	抗核抗体谱(IgG)检测试剂盒	康润科技	重组蛋白
	抗核抗体谱(IgG)检测试剂盒(欧蒙印迹法)	欧蒙	天然蛋白——牛和兔胸腺纯化
	抗核抗体谱检测试剂盒(免疫印迹法)	亚辉龙	重组蛋白——昆虫表达

（续表）

方法学	产 品 名 称	试剂品牌	包 被 抗 原
流式荧光	抗核抗体谱（IgG）检测试剂盒	伯乐	重组蛋白——杆状病毒（SF9昆虫细胞）表达
	十六项自身抗体谱检测试剂盒（流式荧光发光法）	透景	重组蛋白——杆状病毒（SF9昆虫细胞）表达
DLCM	抗核抗体检测试剂盒（磁条码免疫荧光法）	丽珠	天然蛋白——牛组织提取

注：＊试剂为科研试剂，目前尚无体外诊断试剂注册证产品。—：抗原来源未提供

要点回顾

- 抗DFS70抗体单阳性有助于临床排除抗核抗体相关自身免疫病的诊断。

- 抗SSA/Ro60抗体是干燥综合征诊断标准之一，该抗体阳性HEp-2 IFA可阴性。

- 与AC-4核型相关的抗Mi-2抗体和抗TIF1γ抗体为肌炎特异性抗体，而抗Ku抗体为肌炎相关抗体。

- Sm环是抗U1-snRNP抗体与抗Sm抗体的共同抗原成分。U1-70k、RNP-A、RNP-C是抗U1-snRNP抗体识别的特异性抗原，而SmD是检测抗Sm抗体的重要抗原。

- 与AC-5核型相关的抗RNAP Ⅲ抗体和与AC-29核型相关的抗Scl-70抗体都是系统性硬化症特异性分子标志物，也是其并发恶性肿瘤的危险因素。

参考文献

[1] Conrad K, Röber N, Andrade L EC, et al. The clinical relevance of anti-DFS70 autoantibodies[J]. Clinical reviews in allergy & immunology, 2017, 52(2): 202–216.

[2] Mahler M, Andrade LE, Casiano CA, et al. Anti-DFS70 antibody: an update on our current understanding and their clinical usefulness[J]. Expert review of clinical immunology, 2019, 15(3): 241–250.

[3] Bentow C, Fritzler MJ, Mummert E, et al. Recognition of the dense fine speckled (DFS) pattern remains challenging: results from an international internet-based survey[J]. Autoimmunity Highlights, 2016, 7(1): 1–7.

[4] Shiboski CH, Shiboski SC, Seror R, et al. 2016 American College of Rheumatology/European League Against Rheumatism classification criteria for primary Sjögren's syndrome: a consensus and data-driven methodology involving three international patient cohorts[J]. Annals of the rheumatic diseases, 2017, 76(1): 9–16.

[5] Novak GV, Marques M, Balbi V, et al. Anti-RO/SSA and anti-La/SSB antibody: Association with mild lupus manifestations in 645 childhood-onset systemic lupus erythematosus[J]. Autoimmunity reviews, 2017, 16(2): 132–135.

[6] Peene I, Van Ael W, Vandenbossche M, et al. Sensitivity of the HEp-2000 substrate for the detection of anti-SSA/Ro60 antibody[J]. Clinical rheumatology, 2000, 19(4): 291–295.

[7] Shoenfeld, Y, Meroni, PL, Gershwin ME, et al. Autoantibodies[M]. 3rd Amsterdam: Elsevier, 2014.

[8] Brito-Zeron P, Baldini C, Bootsma H, et al. Sjögren syndrome[J]. Nature reviews Disease primers, 2016, 2(1): 1–20.

[9] Kapogiannis B, Gussin HAE, Teodorescu MR, et al. Differences in clinical sensitivity of ELISA tests for autoantibodies with human and bovine extractable nuclear antigens[J]. Lupus, 2000, 9(5): 343–352.

[10] Richards M, García-De La Torre I, Gonzalez-Bello YC, et al. Autoantibodies to Mi-2 alpha and Mi-2 beta in patients with idiopathic inflammatory myopathy[J]. Rheumatology, 2019, 58(9): 1655–1661.

[11] Pinal-Fernandez I, Pak K, Casal-Dominguez M, et al. Validation of anti-Mi2 autoantibody testing by line blot[J]. Autoimmunity reviews, 2020, 19(1): 102425.

[12] Low A H L, Wong S, Thumboo J, et al. Evaluation of a new multi-parallel line immunoassay for systemic sclerosis-associated antibody in an Asian population[J]. Rheumatology, 2012, 51(8): 1465–1470.

[13] Wang J, Satoh M, Kabir F, et al. Increased prevalence of autoantibodies to ku antigen in African American versus white patients with systemic lupus erythematosus[J]. Arthritis & Rheumatism, 2001, 44(10): 2367–2370.

[14] Fujimoto M, Watanabe R, Ishitsuka Y, et al. Recent advances in dermatomyositis-specific autoantibodies[J]. Current opinion in rheumatology, 2016, 28(6): 636–644.

[15] Oldroyd A, Sergeant JC, New P, et al. The temporal relationship between cancer and adult onset anti-transcriptional intermediary factor 1 antibody-positive dermatomyositis[J]. Rheumatology, 2019, 58(4): 650–655.

[16] Labrador-Horrillo M, Martínez MA, Selva-O'Callaghan A, et al. Anti-TIF1γ antibody (anti-p155) in adult patients with dermatomyositis: comparison of different diagnostic assays[J]. Annals of the rheumatic diseases, 2012, 71(6): 993–996.

[17] Sharp GC, Irvin WS, Tan EM, et al. Mixed connective tissue disease-an apparently distinct rheumatic disease syndrome associated with a specific antibody to an extractable nuclear antigen (ENA)[J]. The American journal of medicine, 1972, 52(2): 148–159.

[18] Hu C, Li M, Liu J, et al. Anti-SmD1 antibody are associated with renal disorder, seizures, and pulmonary arterial hypertension in Chinese patients with active SLE[J]. Scientific Reports, 2017, 7(1): 1–8.

[19] Salmhofer W, Hermann J, Joch M, et al. High serum levels of antibody against the recombinant 70 kDa ribonucleoprotein are useful for diagnosing mixed connective tissue disease[J]. Journal of the European Academy of Dermatology and Venereology, 2007, 21(8): 1047–1053.

[20] Okano Y, Steen VD, Medsger TA. Autoantibody reactive with RNA polymerase III in systemic sclerosis[J]. Annals of internal medicine, 1993, 119(10): 1005–1013.

[21] Steen VD. Autoantibodies in systemic sclerosis[J]. Seminars in arthritis and rheumatism, 2005, 35(1): 35–42.

[22] Kuwana M, Okano Y, Pandey JP, et al. Enzyme-linked immunosorbent assay for detection of Anti-RNA polymerase III antibody: Analytical accuracy and clinical associations in systemic sclerosis[J]. Arthritis & Rheumatism: Official Journal of the American College of Rheumatology, 2005, 52(8): 2425–2432.

[23] Santiago M, Baron M, Hudson M, et al. Antibody to RNA polymerase III in systemic sclerosis detected by ELISA[J]. The Journal of Rheumatology, 2007, 34(7): 1528–1534.

[24] Sieghart D, Platzer A, Studenic P, et al. Determination of autoantibody isotypes increases the sensitivity of serodiagnostics in rheumatoid arthritis[J]. Frontiers in immunology, 2018, 9: 876.

[25] Sueoka E, Yukitake M, Iwanaga K, et al. Autoantibodies against heterogeneous nuclear ribonucleoprotein B1 in CSF of MS patients[J]. Annals of Neurology: Official Journal of the American Neurological Association and the Child Neurology Society, 2004, 56(6): 778–786.

[26] Kuwana M, Kaburaki J, Mimori T, et al. Longitudinal analysis of autoantibody response to topoisomerase I in systemic sclerosis[J]. Arthritis & Rheumatism: Official Journal of the American College of Rheumatology, 2000, 43(5): 1074–1084.

[27] Quismorio Jr FP, Torralba KD. Clinical Application of Serologic Tests, Serum Protein Abnormalities, and Other Clinical Laboratory Tests in SLE[M], Dubois' Lupus Erythematosus and Related Syndromes. WB Saunders, 2013: 526–540.

[28] Bizzaro N, Tonutti E, Villalta D, et al. Sensitivity and specificity of immunological methods for the detection of anti-topoisomerase I (Scl70) autoantibodies: results of a multicenter study[J]. Clinical chemistry, 2000, 46(10): 1681–1685.

第四节 · 着丝点型（AC-3）

一、着丝点型（AC-3）

【荧光核型特征】

1. 分裂间期细胞·表现为离散分布于细胞核的大小不一点状荧光染色（每个细胞约40～80点）（图3-4-1）。

2. 有丝分裂期细胞·染色体区域出现一条（分裂中期细胞）或两条（分裂后期/末期细胞）平行排列的带状浓缩点状荧光（图3-4-1）。

【核型鉴别】

与核多点型（AC-6）鉴别·AC-3与AC-6在间期细胞核内均可见大小不一点状荧光染色，但AC-3有丝分裂细胞染色体区域可见一条或两条平行排列的带状浓缩点状荧光，而AC-6分裂期

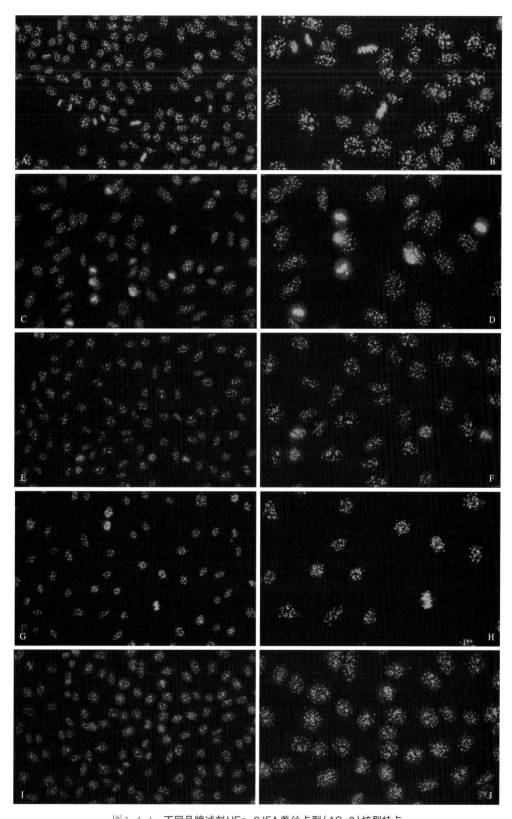

图3-4-1　不同品牌试剂HEp-2 IFA着丝点型（AC-3）核型特点

A. 欧蒙（20倍镜）；B. 欧蒙（40倍镜）；C. INOVA（20倍镜）；D. INOVA（40倍镜）；E. AESKU（20倍镜）；F. AESKU（40倍镜）；
G. MBL（20倍镜）；H. MBL（40倍镜）；I. 康润科技（20倍镜）；J. 康润科技（40倍镜）

细胞染色体阴性。

【相关靶抗原】

着丝点型主要靶抗原为着丝粒蛋白(centromere proteins, CENP)和异染色体蛋白1α(heterochromatin protein 1α, HP1α)。细胞内着丝粒骨架结构(centromere framework structure)包括特定着丝粒染色体(含CENP-A、CENP-B和HP1α)和大分子复合物着丝点,又称动粒(kinetochore)。动粒按空间位置不同,分为内动粒(含CENP-C、CENP-HIKM、CENP-TWSX、CENP-OPQUR和CENP-LN蛋白)、外动粒KMN-网络(含KNL1复合物、MIS12复合物和NDC80复合物)和外动粒其他蛋白(包括小动粒相关蛋白Astrin-SKAP复合物、CENP-E、CENP-F、Rod-Zw10-Zwilch复合物和Ska1复合物)[1]。在细胞分裂过程中,着丝粒通过内外动粒结构与微管结合。

CENP-A/B/C和HP1α

1. 生物学功能·CENP-A、CENP-B和HP1α位于着丝粒染色体。CENP-A分子量为17 kDa,与组蛋白H3高度同源,可替代组蛋白H3形成着丝粒特异性核小体[2]。CENP-B分子量为80 kDa,可通过一个被称为CENP-B BOX的17 bp基序与着丝粒卫星DNA结合,并通过与内动粒上的CENP-C结合发挥作用[3]。HP1α参与组成异染色体(heterochromatin),可能与外动粒KMN-网络中的MIS12相互作用[1]。内动粒中的CENP-C分子量为140 kDa,是一种支架蛋白,对多种动粒蛋白招募到着丝粒必不可少[4]。

CENP-B被认为是抗着丝粒抗体(anti-centromere antibody, ACA)识别的最主要靶抗原,其主要原因为大于95%的ACA阳性(IFA)血清经ELISA验证与CENP-B反应,且抗CENP-A抗体和抗CENP-C抗体阳性血清常同时伴抗CENP-B抗体阳性。

2. 临床意义·ACA常检出于SSc,也可见于其他自身免疫病,如SS、PBC或一些疾病的合并征。研究表明不同疾病中ACA的靶抗原无明显区别[1]。

(1)系统性硬化症:ACA(IFA)可见于20%～40% SSc患者,是SSc诊断标准之一[5]。与其他CTD相比,ACA对SSc患者特异性(97%)和阳性预测值(89.5%)较高,但ACA也可见于其他自身免疫病,因此其并非SSc的特异性抗体[6]。ACA阳性的SSc患者主要为lcSSc,表现为进展缓慢且皮肤受累有限,包括钙质沉着症(calcinosis)、雷诺现象(Raynaud's syndrome)、食管蠕动障碍(esophageal dysmotility)、指端硬化(sclerodactyly)、毛细血管扩张(telangiectasia),因此又被称为CREST综合征。当患者有雷诺现象且ACA阳性时,对其未来进展成为CREST具有高度的预测价值[7]。此外,有研究发现ACA中的抗CENP-A抗体和抗CENP-B抗体均与lcSSc高度相关,二者具有相近的诊断性能(灵敏性:约30%;特异性:>95%)[8-10]。

ACA阳性SSc患者与抗Scl-70抗体或抗核仁抗体阳性者相比预后较好,死亡率低,10年生存率可达80%；ACA阳性者较少发生严重的ILD、肾脏危象、心脏或骨骼肌受累,且发展成为弥漫性皮肤病症的风险较低,但约10%～20%的患者在病程后期可发生肺动脉高压(pulmonary arterial hypertension),是ACA阳性患者死亡的主要原因[11]。

（2）其他结缔组织病：ACA也可检出于SS、SLE、PBC，以及RA患者[12]。其中，ACA阳性SS患者与该疾病ACA阴性患者相比，主要表现为发病年龄大、易发生雷诺现象和毛细血管扩张，并且较少表现为SS的典型免疫学特征，如高丙种球蛋白血症、抗SSA/Ro60抗体、抗SSB/La抗体和RF阳性等[13]。原发性SS患者更常表现为抗CENP-C抗体单阳性[14]。

（3）与其他抗体相关性：在SSc患者中，ACA很少与抗Scl-70抗体同时存在；ACA可与抗Ro52抗体或抗SSA/Ro60抗体同时检出于约30%的lcSSc合并SS患者；ACA可检出于30%～50%的抗线粒体抗体（anti-mitochondrial antibody，AMA）阳性患者[15]。

3. 检测方法·临床实验室常用的商品化试剂盒检测ACA包括LIA（抗核抗体谱，CENP-B；系统性硬化症谱，CENP-A和CENP-B）和ELISA检测抗CENP-B抗体（表3-4-1）。另外，ACA（IFA）阳性血清几乎同时存在抗CENP-A抗体和抗CENP-B抗体反应性[10,16]。目前尚无临床可用的检测抗CENP-C抗体的商品化试剂盒。科研可采用ELISA[17]、IP[14]和WB[7]等检测抗CENP-B抗体；ELISA[18]和WB[19]检测抗CENP-A抗体；IP[14]和WB[19]检测抗CENP-C抗体。

表3-4-1　实验室部分ACA检测试剂盒

方法学	产品名称	试剂品牌	检测抗原	包被抗原
CLIA	抗着丝点抗体（Anti-CENPB）测定试剂盒	康润科技	CENP-B	重组蛋白——昆虫细胞表达
	抗着丝点抗体检测试剂盒	INOVA	CENP-B	重组蛋白
	抗着丝点抗体IgG测定试剂盒（化学发光法）*	亚辉龙	CENP	重组蛋白——昆虫细胞表达
ELISA	抗核抗体检测试剂盒	INOVA	CENP	天然蛋白
	抗着丝点抗体IgG检测试剂盒（酶联免疫吸附法）	欧蒙	CENP-B	重组蛋白——昆虫细胞表达
LIA	抗核抗体谱（IgG）检测试剂盒	康润科技	CENP-B	重组蛋白
	系统性硬化症谱（IgG）检测试剂盒（欧蒙印迹法）*	欧蒙	CENP-A	重组蛋白——昆虫细胞表达
			CENP-B	重组蛋白——昆虫细胞表达
	抗核抗体谱（IgG）检测试剂盒（欧蒙印迹法）	欧蒙	CENP-B	重组蛋白——昆虫细胞表达
	抗核抗体谱检测试剂盒（免疫印迹法）	亚辉龙	CENP-B	重组蛋白——杆状病毒/昆虫细胞表达
流式荧光	抗核抗体谱（IgG）检测试剂盒	白乐	CENP-B	重组蛋白——杆状病毒（SF9昆虫细胞）表达
	十六项自身抗体谱检测试剂盒（流式荧光发光法）	透景	CENP-B	重组蛋白——杆状病毒（SF9昆虫细胞）表达
DLCM	抗核抗体检测试剂盒（磁条码免疫荧光法）	丽珠	CENP-B	重组蛋白——昆虫细胞表达

*代表产品未注册

要点回顾

● ACA常见于系统性硬化症患者（检出率约20%～40%），是该疾病诊断标准之一。

● ACA阳性的系统性硬化症患者主要为局限性皮肤型系统性硬化症，主要表现为进展缓慢且皮肤受累有限。

● 除系统性硬化症外，ACA还可见于干燥综合征、系统性红斑狼疮、原发性胆汁性胆管炎，以及类风湿性关节炎等结缔组织病患者。

参考文献

[1] Kajio N, Takeshita M, Suzuki K, et al. Anti-centromere antibody target centromere-kinetochore macrocomplex: a comprehensive autoantigen profiling[J]. Annals of the Rheumatic Diseases, 2020.

[2] Fritzler MJ, Rattner JB, Luft LAM, et al. Historical perspectives on the discovery and elucidation of autoantibodies to centromere proteins (CENP) and the emerging importance of antibody to CENP–F[J]. Autoimmunity reviews, 2011, 10(4): 194–200.

[3] Thongchum R, Nishihara H, Srikulnath K, et al. The CENP–B box, a nucleotide motif involved in centromere formation, has multiple origins in New World monkeys[J]. Genes & Genetic Systems, 2020, 94(6): 301–306.

[4] Chik JK, Moiseeva V, Goel PK, et al. Structures of CENP–C cupin domains at regional centromeres reveal unique patterns of dimerization and recruitment functions for the inner pocket[J]. Journal of Biological Chemistry, 2019, 294(38): 14119–14134.

[5] Van Den Hoogen F, Khanna D, Fransen J, et al. 2013 classification criteria for systemic sclerosis: an American College of Rheumatology/European League against Rheumatism collaborative initiative[J]. Arthritis & Rheumatism, 2013, 65(11): 2737–2747.

[6] Koenig M, Dieudé M, Senécal JL. Predictive value of antinuclear autoantibodies: the lessons of the systemic sclerosis autoantibodies[J]. Autoimmunity reviews, 2008, 7(8): 588–593.

[7] Reveille JD, Solomon DH. Evidence-based guidelines for the use of immunologic tests: Anticentromere, Scl-70, and nucleolar antibody[J]. Arthritis Care & Research, 2003, 49(3): 399–412.

[8] Villalta D, Imbastaro T, Di Giovanni S, et al. Diagnostic accuracy and predictive value of extended autoantibody profile in systemic sclerosis[J]. Autoimmunity reviews, 2012, 12(2): 114–120.

[9] Wielosz E, Dryglewska M, Majdan M. Serological profile of patients with systemic sclerosis[J]. Postepy Hig Med Dosw (Online), 2014, 68: 987–991.

[10] Liaskos C, Marou E, Simopoulou T, et al. Disease-related autoantibody profile in patients with systemic sclerosis[J]. Autoimmunity, 2017, 50(7): 414–421.

[11] Mierau R, Moinzadeh P, Riemekasten G, et al. Frequency of disease-associated and other nuclear autoantibodies in patients of the German Network for Systemic Scleroderma: correlation with characteristic clinical features[J]. Arthritis research & therapy, 2011, 13(5): R172.

[12] Mahler M, You D, Baron M, et al. Anti-centromere antibody in a large cohort of systemic sclerosis patients: comparison between immunofluorescence, CENP–A and CENP–B ELISA[J]. Clinica Chimica Acta, 2011, 412(21–22): 1937–1943.

[13] Tsukamoto M, Suzuki K, Takeuchi T. Clinical and immunological features of anti-centromere antibody-positive primary Sjögren's syndrome[J]. Rheumatology and therapy, 2018, 5(2): 499–505.

[14] Gelber AC, Pillemer SR, Baum BJ, et al. Distinct recognition of antibody to centromere proteins in primary Sjögren's syndrome compared with limited scleroderma[J]. Annals of the rheumatic diseases, 2006, 65(8): 1028–1032.

[15] Cavazzana I, Ceribelli A, Taraborelli M, et al. Primary biliary cirrhosis-related autoantibodies in a large cohort of Italian patients with systemic sclerosis[J]. The Journal of rheumatology, 2011, 38(10): 2180–2185.

[16] Chang WS, Schollum J, White DH, et al. A cross-sectional study of autoantibody profiles in the Waikato systemic sclerosis cohort, New Zealand[J]. Clinical rheumatology, 2015, 34(11): 1921–1927.

[17] Vázquez-Abad D, Wallace S, Senécal JL, et al. Anticentromere Autoantibodies[J]. Arthritis & Rheumatism: Official Journal of the American College of Rheumatology, 1994, 37(2): 248–252.

[18] Mahler M, Maes L, Blockmans D, et al. Clinical and serological evaluation of a novel CENP–A peptide based ELISA[J]. Arthritis research & therapy, 2010, 12(3): R99.

[19] Respaldiza N, Wichmann I, Ocana C, et al. Anti-centromere antibody in patients with systemic lupus erythematosus[J]. Scandinavian journal of rheumatology, 2006, 35(4): 290–294.

第五节 · 核点型（AC-6/AC-7）

一、核多点型（AC-6）

【荧光核型特征】

1. 分裂间期细胞 · 离散分布于细胞核的大小不同的亮点状荧光染色，通常每个细胞6～20个点（图3-5-1）。

2. 有丝分裂期细胞 · 染色体区域荧光染色阴性（图3-5-1）。

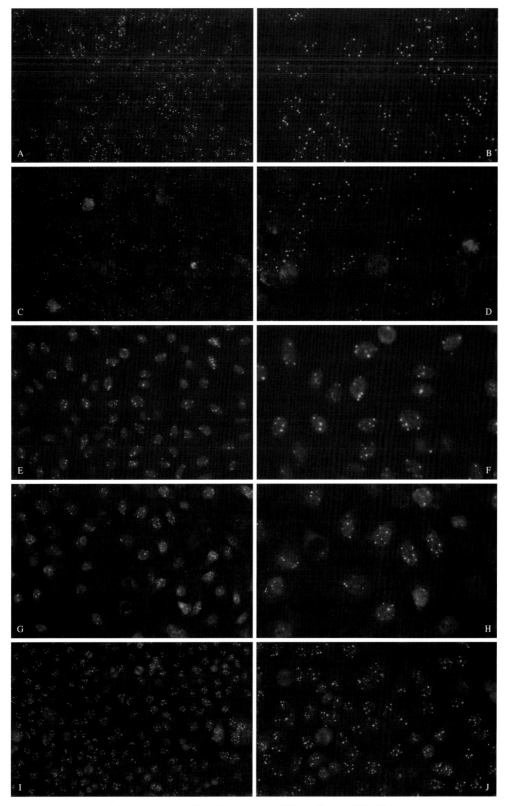

图3-5-1　不同品牌试剂HEp-2 IFA核多点型（AC-6）核型特点

A. 欧蒙（20倍镜）; B. 欧蒙（40倍镜）; C. INOVA（20倍镜）; D. INOVA（40倍镜）; E. AESKU（20倍镜）; F. AESKU（40倍镜）;
G. MBL（20倍镜）; H. MBL（40倍镜）; I. 康润科技（20倍镜）; J. 康润科技（40倍镜）

【核型鉴别】

1. 与着丝点型（AC-3）鉴别·见本章第四节着丝点型核型鉴别1。

2. 与核少点型（AC-7）鉴别·AC-6与AC-7分裂间期细胞均可见点状荧光染色，但核点数目不同，AC-6常＞6个点/细胞，AC-7一般＜6个点/细胞。两种核型分裂期细胞染色质均为阴性。

【相关靶抗原】

在急性早幼粒细胞白血病（acute promyelocytic leukemia, APL）中，早幼粒细胞白血病基因（promyelocytic leukemia, *PML*）与维甲酸受体基因（retinoid acid receptor α, *RARα*）交互易位形成的*PML/RARα*融合基因是导致APL发生，以及靶向治疗的关键因素，*PML*因此得名。由*PML*编码的PML蛋白是PML核体（PML nuclear body）的重要成分。

PML核体作为细胞核内的功能单位，通过招募特定功能的蛋白，参与细胞的多种生物学过程，包括调控转录、细胞衰老凋亡、DNA损伤应答、病毒感染，以及干细胞自我更新分化等。PML核体是一个多蛋白复合体，由PML蛋白形成的外壳和包绕在其核心区域的多个伙伴蛋白（partner proteins）组成。目前已知的PML伙伴蛋白超过170个，其中包括转录因子（如p53）、参与翻译后修饰的酶［如泛素偶联酶E2（UBC9）］等[1]。所有参与PML核体组成的蛋白统称为PML核体相关蛋白（PML nuclear body associated proteins），除PML蛋白以外，斑点蛋白100（speckled protein 100，Sp100）、NXP-2也是重要的PML核体相关蛋白，三者均为核多点型（AC-6）的靶抗原。

（一）Sp100

1. 生物学功能·Sp100是一种分子量约53 kDa的酸性蛋白，在SDS-PAGE中表现为100 kDa的异常电泳迁移率，属于Sp家族成员。该家族还包括Sp110、Sp140和Sp140样蛋白（speckled protein 140-like），在人体中起到染色质"读码者"的作用。它们的特征是存在一个核定位信号和多个功能域，包括：① 多种蛋白共享的DNA结合域，可与DNA直接结合或促进蛋白质间相互作用；② 植物同源结构域，可读取组蛋白甲基化；③ 溴结构域，可读取组蛋白乙酰化；④ 胱天蛋白酶激活和招募结构域，可诱导Sp蛋白多聚化。

*Sp100*基因经可变剪接形成4种蛋白亚型：Sp100A、Sp100B、Sp100C和Sp100-HMG，其中Sp100-HMG在其*C*端含有高迁移率族蛋白-1结构域（high mobility group 1 domain，HMG-1），是HMG蛋白家族的同源蛋白。除Sp100A以外，所有亚型都包含一个DNA结合域，该区域可以参与染色质依赖的转录调控过程。Sp100通过小分子泛素相关修饰物蛋白（small ubiquitin-related modifier protein，SUMO）修饰被招募后，是永久驻留在PML核体内的转录抑制因子，与PML蛋白共同定位于核点结构。

2. 临床意义

（1）原发性胆汁性胆管炎：抗Sp100抗体和抗PML抗体都与PBC相关，二者常共同检出于PBC患者[2]。研究表明，抗Sp100抗体对PBC敏感性较低（20%～40%），但特异性高（＞95%）[3]。

此外,上述两种抗体在AMA阴性患者中检出率高于AMA阳性者[4],对AMA阴性PBC患者的诊断具有重要价值[5-6]。

（2）其他疾病:抗Sp100抗体可见于AIH、原发性硬化性胆管炎（primary sclerosing cholangitis, PSC）、丙型肝炎等患者;另外,也可在少数肺部疾病,以及血液系统疾病中检出[7-8];在SLE、SS、RA等风湿病患者中检出率较低（约2%）[9]。

3. 检测方法·临床实验室常用LIA检测抗Sp100抗体,通常包含于自身免疫性肝病抗体谱中（表3-5-1）。此外,也有一些基于CLIA和ELISA的商品化试剂盒。科研可采用LIA、ALIBIA、ELISA等检测抗Sp100抗体[10]。

表3-5-1　实验室部分抗Sp100抗体检测试剂盒

方法学	产　品　名　称	试剂品牌	包　被　抗　原
CLIA	抗Sp100抗体测定试剂盒	康润科技	天然蛋白
	抗Sp100抗体IgG测定试剂盒（化学发光法）*	亚辉龙	重组蛋白——昆虫细胞表达
ELISA	抗sp100抗体检测试剂盒	INOVA	天然蛋白
	抗原发性胆汁性肝硬化相关自身IgG抗体检测试剂盒	INOVA	天然蛋白
LIA	自身免疫性肝病抗体谱检测试剂盒	康润科技	天然蛋白
	自身免疫性肝病IgG类抗体检测试剂盒（欧蒙印迹法）	欧蒙	重组蛋白——大肠杆菌表达
	自身免疫性肝病抗体谱检测试剂盒（免疫印迹法）	亚辉龙	重组蛋白——杆状病毒/昆虫细胞表达

注:*代表产品未注册

（二）早幼粒细胞白血病蛋白

1. 生物学功能·PML蛋白是PML核体外壳的主要成分,存在PMLⅠ～PMLⅦ共7种不同的蛋白亚型。这些不同亚型的PML蛋白是由*PML*经可变剪接而形成,分子量介于45 kDa～96 kDa, *N*-末端区域均含有指环/B盒/卷曲螺旋/三重结构域（ring finger/B-box/coiled coil/tripartite motif, RBCC/TRIM）结构。该结构包括1个"指环"（ring-finger）结构域、2个锌指样B盒（B1、B2）和1个卷曲螺旋结构域（α-helical coiled-coil domain）。7种PML蛋白亚型中,PMLⅠ至PMLⅥ主要定位于细胞核中形成PML核体,而PMLⅦ由于缺少核定位信号而存在于细胞质中。PML蛋白组装成PML核体依赖于SUMO修饰,PML蛋白存在4个SUMO共价结合区域（conjugation motif）和1个SUMO相互作用区域（SUMO-interacting motif, SIM）。随着PML蛋白的SUMO化（SUMOylation）,SUMO共价结合区域和RBCC/TRIM基序可以促进PML结构的成核作用,随后其他PML核体相关蛋白又通过SUMO化被招募,并通过SIM结合,共同维持PML核体的稳定性。

2. 临床意义·抗PML抗体与PBC相关,且常与抗Sp100抗体同时存在。PBC患者中抗PML抗体检出率（13.5%）低于抗Sp100抗体（20.6%）[6]。

3. 检测方法·临床和科研实验室常用LIA法[6,10]检测抗PML抗体,通常包含于自身免疫性肝病抗体谱中（表3-5-2）。

表3-5-2　实验室部分抗PML抗体检测试剂盒

方法学	产品名称	试剂品牌	检测抗原	包被抗原
LIA	自身免疫性肝病IgG类抗体检测试剂盒（欧蒙印迹法）	欧蒙	PML蛋白	重组蛋白——大肠杆菌表达

（三）NXP-2

1. 生物学功能·NXP-2，分子量140 kDa，又被称为MJ抗原或MORC3（microrchidia family CW-type zinc finger 3）。抗MJ抗体最早在1997年被发现于JDM患者中，后续证实NXP-2是抗MJ抗体识别的靶抗原。NXP-2是一种高度保守的核基质蛋白，属于MORC蛋白超家族成员，含有核基质结合域、RNA结合域，以及卷曲螺旋结构域，可能参与转录调控、RNA代谢，以及维持细胞核结构等多种细胞核功能；并且它还能够招募并激活p53，在p53诱导的细胞衰老过程中发挥重要作用。此外，NXP-2也是一种PML核体相关蛋白，其定位至PML核体的过程依赖于SUMO-SIM与PMLⅠ的相互作用。

2. 临床意义

（1）幼年型皮肌炎：抗NXP-2抗体是JDM患者中最常见的肌炎特异性抗体之一[11]，可见于20%～25%的JDM患者，该抗体阳性与钙质沉着、严重的肌肉无力、多关节炎、关节挛缩，以及肠血管炎等临床表现相关[12-13]。

（2）成人皮肌炎：成人DM患者也可检出抗NXP-2抗体，检出率1.6%～20%，低于JDM患者。该抗体检出率在不同研究中差异较大，可能与民族背景、环境因素，以及检测技术等不同有关。此外，抗NXP-2抗体阳性成人DM患者患恶性肿瘤的风险增加[11]。

3. 检测方法·临床实验室可采用LIA检测抗NXP-2抗体，通常包含在拓展的抗肌炎抗体谱中（表3-5-3）。科研可采用IP-WB和ELISA检测抗NXP-2抗体[11-12]。

表3-5-3　实验室部分抗NXP-2抗体检测试剂盒

方法学	产品名称	试剂品牌	检测抗原	包被抗原
LIA	抗肌炎抗体谱IgG检测试剂盒（欧蒙印迹法）*	欧蒙	NXP-2	重组蛋白

注：*代表产品未注册

二、核少点型（AC-7）

【荧光核型特征】

1. 分裂间期细胞·离散分布于细胞核的大小不同的亮点状荧光染色，通常每个细胞1～6个点（图3-5-2）。

2. 有丝分裂期细胞·浓缩染色质荧光染色阴性。

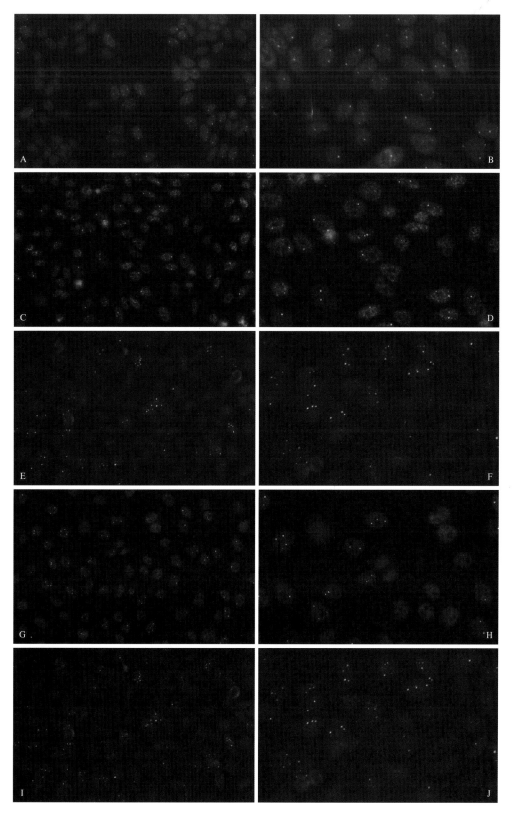

图 3-5-2　不同品牌 HEp-2 IFA 核少点型（AC-7）核型特点

A. 欧蒙（20 倍镜）; B. 欧蒙（40 倍镜）; C. INOVA（20 倍镜）; D. INOVA（40 倍镜）; E. AESKU（20 倍镜）; F. AESKU（40 倍镜）;
G. MBL（20 倍镜）; H. MBL（40 倍镜）; I. 康润科技（20 倍镜）; J. 康润科技（40 倍镜）

【核型鉴别】

与核多点型（AC-6）鉴别，见本节核多点型核型鉴别2。

【相关靶抗原】

（一）p80-螺旋蛋白

1. 生物学功能·p80-螺旋蛋白（p80-coilin），分子量80 kDa，高度聚集于细胞核内的小型细胞器-螺旋小体（coiled bodies）又称为卡哈尔体（Cajal bodies, CBs）中，是该细胞结构的主要靶抗原和蛋白标志物。p80-螺旋蛋白与CBs和核仁关系密切，尤其在RNA加工和细胞分子运输中发挥重要作用。它具有相对保守的N端、C端结构，以及非保守的中间区域。N端包含一92个氨基酸的自相互作用（self-interact）功能域，对p80-螺旋蛋白靶向到CBs至关重要；中间区域包含两个核定位信号和一个假定的核仁定位序列；C端包含一个富含精氨酸（arginine）和甘氨酸（glycine）的RG盒，以及一个Tudor结构域，RG盒在招募运动神经元生存蛋白（survival of motor neuron proteins, SMN）至CBs中起关键作用，Tudor结构域则在SMN蛋白与其他蛋白相互作用中发挥功能。有研究表明p80-螺旋蛋白C端结构域能够直接与游离的Sm或Sm样（Sm-like）蛋白结合，与CBs共同促进新形成的snRNP的修饰和成熟snRNP组件拆卸后的回收。抗p80-螺旋蛋白抗体识别的抗原表位存在于C端421～576 AA。

2. 临床意义·抗p80-螺旋蛋白抗体对任何疾病的阳性预测值都较低。

（1）结缔组织病：抗p80-螺旋蛋白抗体在CTD患者中检出率较低，可见于3%～4%的SS、PBC或lcSSc患者[14]。

（2）皮肤疾病：抗p80-螺旋蛋白抗体在特应性皮炎（atopic dematitis）中检出率约5%[15]。

（3）与其他抗体的相关性：抗p80-螺旋蛋白抗体常与抗DFS70抗体同时存在，但两种抗体双阳性的患者未见明显的临床疾病相关性[16]。

3. 检测方法·目前临床实验室尚无检测抗p80-螺旋蛋白抗体的商品化试剂盒，多采用HEp-2 IFA筛查抗体相关荧光核型（AC-7）。科研可采用WB、IP等检测抗p80-螺旋蛋白抗体[16]。

（二）SMN复合体

1. 生物学功能·SMN复合体（survival of motor neuron protein complex）是一种蛋白-核糖核酸多聚体，包含：SMN蛋白、Gemin 2～Gemin 7、Sm-D2/D3、Sm-E、Sm-F、Sm-G等组分。

SMN蛋白由SMN1基因编码，分子量38 kDa，其功能障碍可导致脊髓性肌萎缩症（spinal muscular atrophy）。SMN蛋白存在于细胞质和细胞核中，主要在细胞核的一种离散点状体中富集，该结构在大小和数量上与CBs相似，且在大部分细胞中与CBs共定位，二者存在动态的功能相关性，因此被称作卡哈尔体的双子星（"Gemini of Cajal bodies", Gems），正如p80-螺旋蛋白是CBs的主要标志，SMN被认为是Gems的蛋白标志物。

SMN蛋白从N端到C端包含多个功能域：① 碱性/富含赖氨酸的结构域，可与Gemin2和

RNA相互作用；② Tudor结构域，可与Sm蛋白 *C*端的精氨酸/甘氨酸尾巴结合，也可与p80-螺旋蛋白相互作用；③ 富含脯氨酸的结构域，以及富含酪氨酸（tyrosine）和甘氨酸（glycine）的YG盒，有助于SMN蛋白寡聚化[17]。SMN蛋白寡聚后与一组被称为Gemins的蛋白（Gemin2～Gemin7），以及部分Sm核心蛋白（Sm-D2/D3、Sm-E、Sm-F、Sm-G）相互作用，共同组成稳定的SMN复合体，主要参与snRNP在细胞质的装配和进入细胞核的运输。

2. 临床意义·关于抗SMN复合体抗体临床意义相关报道较少。该抗体曾在三例PM和PM-SSc重叠综合征患者中检出[18]，也曾见于一例坏死性自身免疫性肌病患者[19]。此外，部分血清阴性硬化性肌炎［即无经典的SSc特异性抗体（如ACA、抗Scl-70抗体、抗RNAP Ⅲ抗体、抗Th/To抗体、抗U3-snoRNP抗体），以及SSc与其他疾病重叠综合征相关抗体（如抗U1-snRNP抗体、抗PM-Scl抗体、抗Ku抗体）］的硬化性肌炎（scleromyositis）患者也可检出抗SMN复合体抗体，这类患者以钙质沉着症为特征，少见ILD和肾脏危象[20]。

3. 检测方法·目前临床实验室尚无检测抗SMN复合体抗体的商品化试剂盒，多采用HEp-2 IFA筛查抗体相关荧光核型（AC-7）。科研可采用IP、WB、ALBIA等[18,20]检测抗SMN复合体抗体，其中IP是最可靠的检测方法。

要点回顾

- 抗Sp100和抗PML抗体都与PBC相关，二者常共同检出于PBC患者，并且二者在AMA阴性患者中检出率高于AMA阳性者，对AMA阴性PBC患者的诊断具有重要价值。
- 抗Sp100抗体对PBC敏感性较低（20%～40%），但特异性高（＞95%），抗PML抗体在PBC患者中检出率低于抗Sp100抗体。
- 抗NXP-2抗体是JDM患者中最常见的肌炎特异性抗体之一，可见于20%～25%的JDM患者。
- 成人DM患者也可检出抗NXP-2抗体，但相较JDM患者检出率更低，且抗NXP-2抗体阳性的成人DM患者患恶性肿瘤的风险增加。

参考文献

[1] Lallemand-Breitenbach V, de Thé H. PML nuclear bodies: from architecture to function[J]. Current opinion in cell biology, 2018, 52: 154–161.

[2] Szostecki C, Guldner HH, Netter HJ, et al. Isolation and characterization of cDNA encoding a human nuclear antigen predominantly recognized by autoantibodies from patients with primary biliary cirrhosis[J]. The Journal of Immunology, 1990, 145(12): 4338–4347.

[3] Hu SL, Zhao FR, Hu Q, et al. Meta-analysis assessment of GP210 and SP100 for the diagnosis of primary biliary cirrhosis[J]. PLoS One, 2014, 9(7): e101916.

[4] Szostecki C, Guldner H, Will H. Autoantibodies Against "Nuclear Dots" in Primary Biliary Cirrhosis[J]. Seminars in Liver Disease, 1997, 17(01): 71–78.

[5] Muratori L, Granito A, Muratori P, et al. Antimitochondrial antibody and other antibody in primary biliary cirrhosis: diagnostic and prognostic value[J]. Clinics in liver disease, 2008, 12(2): 261–276.

[6] Mytilinaiou MG, Meyer W, Scheper T, et al. Diagnostic and clinical utility of antibody against the nuclear body promyelocytic leukaemia and Sp100 antigens in patients with primary biliary cirrhosis[J]. Clinica Chimica Acta, 2012, 413(15–16): 1211–1216.

[7] Wichmann I, Montes-Cano MA, Respaldiza N, et al. Clinical significance of anti-multiple nuclear dots/Sp100 autoantibodies[J]. Scandinavian journal of gastroenterology, 2003, 38(9): 996–999.

[8] Bogdanos, DP, Vergani D, Muratori P, et al. Specificity of anti-sp100 antibody for primary biliary cirrhosis[J]. Scandinavian Journal of

Gastroenterology, 2004, 39(4): 405–406.

[9] Muratori P, Muratori L, Cassani F, et al. Anti-multiple nuclear dots (anti-MND) and anti-SP100 antibody in hepatic and rheumatological disorders[J]. Clinical & Experimental Immunology, 2002, 127(1): 172–175.

[10] Zheng B, Mora RA, Fritzler MJ, et al. Establishment of international autoantibody reference standards for the detection of autoantibodies directed against PML bodies, GW bodies, and NuMA protein[J]. Clinical Chemistry and Laboratory Medicine (CCLM), 2021, 59(1): 197–207.

[11] Ichimura Y, Matsushita T, Hamaguchi Y, et al. Anti-NXP2 autoantibodies in adult patients with idiopathic inflammatory myopathies: possible association with malignancy[J]. Annals of the rheumatic diseases, 2012, 71(5): 710–713.

[12] Ceribelli A, Fredi M, Taraborelli M, et al. Anti-MJ/NXP-2 autoantibody specificity in a cohort of adult Italian patients with polymyositis/dermatomyositis[J]. Arthritis research & therapy, 2012, 14(2): R97.

[13] Tartar D M, Chung L, Fiorentino DF. Clinical significance of autoantibodies in dermatomyositis and systemic sclerosis[J]. Clinics in Dermatology, 2018, 36(4): 508–524.

[14] Fujimoto M, Kikuchi K, Tamaki T, et al. Distribution of anti-p80-coilin autoantibody in collagen disease and various skin diseases[J]. British Journal of Dermatology, 1997, 137(6): 916–920.

[15] Muro Y. Autoantibodies in atopic dermatitis[J]. Journal of dermatological science, 2001, 25(3): 171–178.

[16] Goto N, Sugiura K, Ogawa Y, et al. Anti-p80 coilin autoantibodies react with a conserved epitope and are associated with anti-DFS70/LEDGF autoantibodies[J]. Journal of autoimmunity, 2006, 26(1): 42–51.

[17] Chaytow H, Huang YT, Gillingwater TH, et al. The role of survival motor neuron protein (SMN) in protein homeostasis[J]. Cellular and Molecular Life Sciences, 2018, 75(21): 3877–3894.

[18] Satoh M, Chan JY, Ross SJ, et al. Autoantibodies to survival of motor neuron complex in patients with polymyositis: immunoprecipitation of D, E, F, and G proteins without other components of small nuclear ribonucleoproteins[J]. Arthritis & Rheumatism, 2011, 63(7): 1972–1978.

[19] Amlani A, Hazlewood GS, Hamilton L, et al. Autoantibodies to the survival of motor neuron complex in a patient with necrotizing autoimmune myopathy[J]. Rheumatology, 2018, 57(1): 199–200.

[20] Landon-Cardinal O, Baril-Dionne A, Hoa S, et al. Recognising the spectrum of scleromyositis: HEp-2 ANA patterns allow identification of a novel clinical subset with anti-SMN autoantibodies[J]. RMD open, 2020, 6(2): e001357.

第六节 · 核仁型（AC-8/AC-9/AC-10）

一、核仁均质型（AC-8）

【荧光核型特征】

1. 分裂间期细胞 · 整个核仁区呈均匀荧光染色（图3-6-1）。

2. 有丝分裂期细胞 · 浓缩染色体区荧光染色阴性，染色体外围呈现细颗粒状荧光（图3-6-1）。

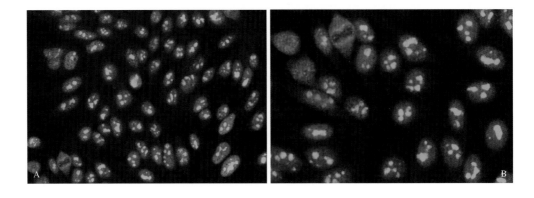

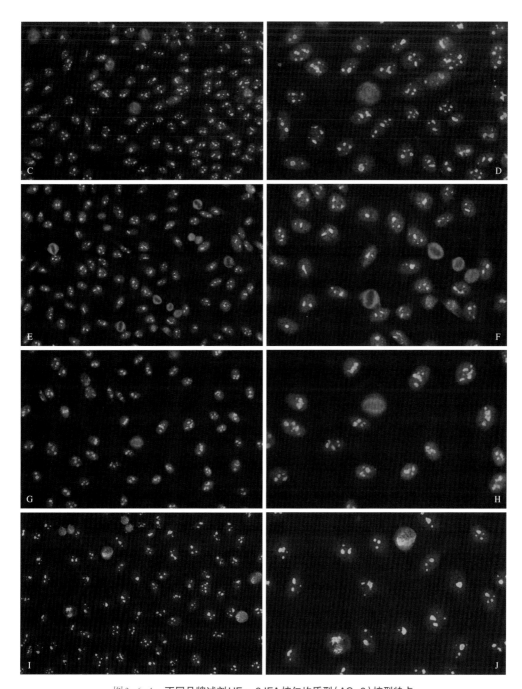

图3-6-1　不同品牌试剂HEp-2 IFA核仁均质型（AC-8）核型特点

A. 欧蒙（20倍镜）; B. 欧蒙（40倍镜）; C. INOVA（20倍镜）; D. INOVA（40倍镜）; E. AESKU（20倍镜）; F. AESKU（40倍镜）;
G. MBL（20倍镜）; H. MBL（40倍镜）; I. 康润科技（20倍镜）; J. 康润科技（40倍镜）

【核型鉴别】

1. 核仁斑片型（AC-9）· AC-8在分裂间期HEp-2细胞核仁染色均匀，而AC-9可见核仁和CBs呈不规则斑片状荧光染色。AC-8分裂期细胞染色体外围呈现细颗粒状荧光，而AC-9可见染色体周围呈现明显增亮的环状荧光。

2. 核仁颗粒型（AC-10）· AC-8在分裂间期HEp-2细胞核仁染色均匀，而AC-10核仁为明显颗粒状荧光染色。AC-8分裂期细胞染色体阴性，而AC-10染色体内可见明显的点状荧光染色。

【相关靶抗原】

（一）PM-Scl

1. 生物学功能· PM-Scl（polymyositis-scleroderma）复合物由1977年Wolfe等人在PM患者中首次检出，命名为"PM-1"，后因其在多发性肌炎/系统性硬化症（polymyositis/systemic sclerosis，PM/SSc）重叠征中较常见，于1984年被更名为"PM-Scl抗原"。PM-Scl由包括9个蛋白（PM-Scl-75、hRrp41、hRrp42、hMtr3、OIP2、hRrp46、hRrp40、hRrp4和hCsl4）的核心结构及与其连接的蛋白（如PM-Scl-100等）组成，主要参与rRNA加工和mRNA降解。抗PM-Scl抗体是一组针对PM-Scl抗原多种蛋白的异质性自身抗体，主要以抗PM-Scl-100抗体（反应性70%～80%）和抗PM-Scl-75抗体（反应性46%～80%）反应多见[1]。PM-Scl-75/100的命名依据其蛋白分子量大小，PM-Scl-100为101 kD蛋白，具有核糖核酸酶活性；PM-Scl-75分子量39 kD，但其羧基端含有大量酸性残基，经SDS-PAGE后其迁移率对应75 kD片段。

2. 临床意义· 抗PM-Scl抗体主要见于PM/SSc重叠征（抗PM-Scl-75/100抗体多同时阳性）和dcSSc（抗PM-Scl-75抗体单阳性多见），也可见于PM和DM[1-2]。抗PM-Scl抗体阳性与SSc患者肌肉受累和肺纤维化相关[2]。抗PM-Scl抗体也偶见于肌炎、SS、SLE等其他风湿病，患者常表现为肌肉组织炎症、雷诺现象和关节炎。抗PM-Scl抗体阳性SSc患者临床预后好于抗PM-Scl抗体阴性患者[3]。

3. 检测方法· 抗PM-Scl抗体可采用多种方法学进行检测（表3-6-1）。LIA检测抗PM-Scl抗体存在一定假阳性[4]。PM1-α是PM-Scl-100蛋白中被抗PM-Scl抗体识别的主要表位，研究表明以该片段检测抗PM-Scl抗体较使用PM-Scl-75/100重组片段具有更高的敏感性和特异性，且较PM-Scl-100与PM-Scl重叠征具有更高相关性[4]。

表3-6-1　实验室部分抗PM-Scl抗体检测试剂盒

方法学	产　品　名　称	试剂品牌	检测抗原	包　被　抗　原
CLIA	抗PM-Scl抗体IgG检测试剂盒（磁微粒化学发光法）	胡曼	PM-Scl#	重组蛋白
	抗PM-Scl抗体IgG测定试剂盒（化学发光法）*	亚辉龙	PM-Scl-100	重组蛋白——昆虫细胞表达
ELISA	抗PM-Scl抗体IgG检测试剂盒	欧蒙	PM-Scl-100	重组蛋白——大肠杆菌表达
LIA	抗核抗体谱测定试剂盒（线性免疫印迹法）	胡曼	PM-Scl#	重组蛋白
	抗核抗体谱（IgG）检测试剂盒（欧蒙印迹法）	欧蒙	PM-Scl-100	重组蛋白——昆虫细胞表达
	抗肌炎抗体谱IgG检测试剂盒（欧蒙印迹法）	欧蒙	PM-Scl-75	重组蛋白——昆虫细胞表达
			PM-Scl-100	重组蛋白——昆虫细胞表达
	抗核抗体谱检测试剂盒（免疫印迹法）	亚辉龙	PM-Scl-100	重组蛋白——昆虫细胞表达

（续表）

方法学	产 品 名 称	试剂品牌	检测抗原	包 被 抗 原
流式荧光	十六项自身抗体谱检测试剂盒（流式荧光发光法）	透景	PM-Scl-100	重组蛋白——杆状病毒（SF9昆虫细胞）表达
DLCM	抗核抗体检测试剂盒（磁条码免疫荧光法）	丽珠	PM-Scl#	重组蛋白——昆虫细胞表达

注：*试剂为科研试剂，目前尚无体外诊断试剂注册证产品。#试剂未标明检测PM-Scl-75或PM-Scl-100

（二）Th/To

1. 生物学功能・Th/To抗原是由催化RNA（catalytic RNA）和至少9个蛋白亚基［Rpp14、Rpp20、Rpp21、Rpp29（hPop4）、Rpp25、Rpp30、Rpp38/40、hPop1和hPop5］组成的大分子蛋白质-RNA复合物，称为人核糖核酸酶线粒体RNA加工复合体（human RNase mitochondrial RNA processing complex, RNase MRP）。RNase MRP是真核生物中普遍表达的核糖核酸内切酶，可特异性剪切rRNA、mRNA和线粒体RNA。RNase MRP包含的蛋白亚基均可作为SARD患者中抗Th/To抗体的靶抗原。其中，Rpp25、Rpp38和hPop1是主要的自身抗原。

2. 临床意义・抗Th/To抗体主要见于lcSSc，与抗CENP抗体阳性患者相似，抗Th/To抗体阳性患者易发生肺动脉高压。但抗Th/To抗体阳性患者相比抗CENP抗体阳性患者更易发生严重的器官损害包括肺纤维化，以及硬皮病肾危象（scleroderma renal crisis），患者生存率降低，但其皮肤、血管和胃肠道受累程度较轻[5]。此外，有少量报道抗Th/To抗体也可见于RA和ILD。

3. 检测方法・目前商品化检测抗Th/To抗体的方法有CLIA和LIA，前者检测的是Rpp25抗原，后者检测的是hPop1抗原[6]，见表3-6-2。科研实验室可采用IP、免疫沉淀法-定量实时聚合酶链反应（immunoprecipitation-quantitative real time PCR）[7]及ELISA进行检测，其中IP是检测抗Th/To抗体的参考方法。

表3-6-2　实验室部分抗Th/To抗体检测试剂盒*

方法学	产 品 名 称	试剂品牌	检测抗原	包 被 抗 原
CLIA	QUANTA Flash Rpp25 assay	INOVA	Rpp25	重组蛋白——全长蛋白序列
LIA	系统性硬化症谱（IgG）检测试剂盒（欧蒙印迹法）	欧蒙	Th/To	重组蛋白——大肠杆菌表达

注：*抗Th/To抗体检测试剂均为科研试剂，目前尚无体外诊断试剂注册证产品

（三）B23

1. 生物学功能・B23又称为核仁磷蛋白（nucleophosmin），是核仁中最丰富的蛋白质之一，具有多种功能，除了调节rRNA前体加工、核糖体装配和中心体复制外，还涉及细胞增殖、细胞存活，以及核仁/核质与细胞核/细胞质之间的穿梭。与正常静息细胞相比，这种核仁蛋白的水平在肿瘤和增殖细胞中显著增加。

2. 临床意义・抗B23抗体阳性可见于SSc患者。抗B23抗体阳性血清常可同时检出抗核仁纤

维蛋白(fibrillarin)抗体,两者都与限制性肺疾病,以及肺动脉高压相关,但抗核仁纤维蛋白抗体阳性血清很少可同时检出抗B23抗体[8]。抗B23抗体也可见于肝细胞癌患者,抗心磷脂抗体阳性的SLE患者或狼疮性肾炎患者中也有报道。

3. 检测方法·临床尚无商品化检测试剂盒,科研可采用IP、ELISA、WB和ALBIA方法检测。

(四) C23

1. 生物学功能·C23又称核仁素(nucleolin),是一种涉及多种生物学过程的核质蛋白,例如,核糖体装配、rRNA加工、mRNA稳定化,以及核糖体成分的核质转运等[9]。此外核仁素还参与调节与肿瘤发展及侵袭性相关的特定小分子核糖核酸(microRNA)的生物发生过程,在活跃增殖的癌细胞表面表达,而在正常的癌细胞表面不表达[10]。

2. 临床意义·抗核仁素抗体可见于结缔组织病,如SSc和SLE[9]。在SLE患者血清中IgM型抗核仁素抗体常与IgM型抗组蛋白H1抗体同时检出[11]。

3. 检测方法·临床尚无商品化检测试剂盒,科研可采用IP和WB检测[9]。

二、核仁斑片型(AC-9)

【荧光核型特征】

1. 分裂间期细胞·核仁呈不规则的块状荧光染色,通常伴有2~6个呈亮点状的含有核仁纤维蛋白(fibrillarin)的卡哈尔体染色(图3-6-2)。

2. 有丝分裂期细胞·分裂中期细胞染色体周围呈明显增亮的环状荧光(图3-6-2)。

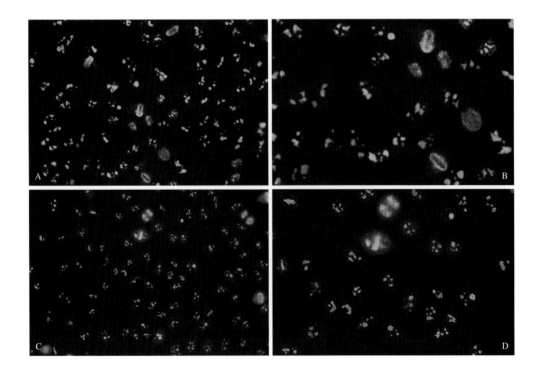

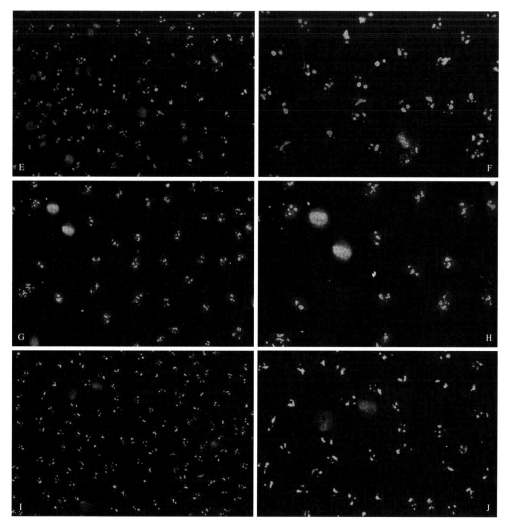

图3-6-2　不同品牌试剂HEp-2 IFA核仁斑片型（AC-9）核型特点

A. 欧蒙（20倍镜）；B. 欧蒙（40倍镜）；C. INOVA（20倍镜）；D. INOVA（40倍镜）；E. AESKU（20倍镜）；F. AESKU（40倍镜）；
G. MBL（20倍镜）；H. MBL（40倍镜）；I. 康润科技（20倍镜）；J. 康润科技（40倍镜）

【核型鉴别】

1. 核仁均质型（AC-8）· 见本节核仁均质型核型鉴别1。

2. 核仁颗粒型（AC-10）· AC-9与AC-10间期细胞核仁均为不规则染色，但AC-10核仁颗粒状染色更明显。AC-9分裂期细胞可见染色体周围明显增亮的环状荧光，而AC-10染色体内可见明显NOR区点状染色，染色体无外圈增亮现象。

【相关靶抗原】

U3-snoRNP/核仁纤维蛋白

1. 生物学功能 · U3核仁小核糖核蛋白（U3 small nucleolar ribonucleoprotein，U3-snoRNP）

分布于细胞核仁,由U3 RNA、C/D box核心蛋白[15.5K(Snu13p)、NOP56、NOP58、核仁纤维蛋白(fibrillarin)],以及U3特异性蛋白hU3-55K和Mpp10组成,主要参与rRNA前体的剪接加工。核仁纤维蛋白是C/D box核心蛋白的主要成分,其分子量约34 kDa,因位于核仁的纤维中心区域而得名。抗核仁纤维蛋白抗体曾被称为抗U3-RNP抗体或抗U3-snRNP抗体(U3 small nuclear ribonucleic particle)。然而,抗核仁纤维蛋白抗体现已被证明并非U3-snoRNP的特异性蛋白。作为C/D box核心蛋白主要成分,抗核仁纤维蛋白抗体检出主要但不限于抗U3-snoRNP抗体阳性血清,若患者血清中可免疫沉淀含C/D box的snoRNP(如U3-snoRNP和U8-snoRNP)均可能检出抗核仁纤维蛋白抗体[12]。而抗U3-snoRNP特异性蛋白抗体,如抗Mpp10抗体阳性患者血清中,抗核仁纤维蛋白抗体可阴性。因此,当检测方法采用纯化的核仁纤维蛋白作为抗原时,应报告抗核仁纤维蛋白抗体,而不应采用抗U3-snoRNP抗体或抗-box C/D抗体的名称进行替代。

2. 临床意义·抗核仁纤维蛋白抗体在SSc患者中检出率4%~10%,与dcSSc高度相关,最常见于非裔美国人和拉丁美洲患者,但因其在SLE,以及原发性雷诺现象患者中均可检出,故并非SSc的诊断性抗体[12]。同抗Th/To抗体类似,抗核仁纤维蛋白抗体与严重肺部疾病包括肺纤维化及肺动脉高压相关,且这种亚型患者的肺动脉高压通常起步较快,与肺纤维化严重程度不成比例[13]。

3. 检测方法·抗核仁纤维蛋白抗体筛查可采用以HEp-2细胞为底物的间接免疫荧光法,若呈现AC-9样荧光染色,可进一步检测抗核仁纤维蛋白抗体,商品化试剂盒采用的方法学包括ELISA和LIA(表3-6-3)。科研实验室可采用IP或WB进行检测,但必须具备抗核仁纤维蛋白抗体阳性参考血清。

表3-6-3　实验室部分抗核仁纤维蛋白抗体检测试剂盒*

方法学	产品名称	试剂品牌	包被抗原
ELISA	EliA™ Fibrillarin	赛默飞	重组蛋白——全长蛋白序列
LIA	系统性硬化症谱(IgG)检测试剂盒(欧蒙印迹法)	欧蒙	重组蛋白——大肠杆菌表达

注:*抗核仁纤维蛋白抗体检测试剂均为科研试剂,目前尚无体外诊断试剂注册证产品

三、核仁颗粒型(AC-10)

【荧光核型特征】

1. 分裂间期细胞·核仁内可见清晰的颗粒样染色(图3-6-3)。

2. 有丝分裂期细胞·分裂中期细胞染色质内可见1~5对点状染色,核浆轻微染色(图3-6-3)。

【核型鉴别】

1. 核仁均质型(AC-8)·见本节核仁均质型核型鉴别2。

2. 核仁斑片型(AC-9)·见本节核仁斑片型核型鉴别2。

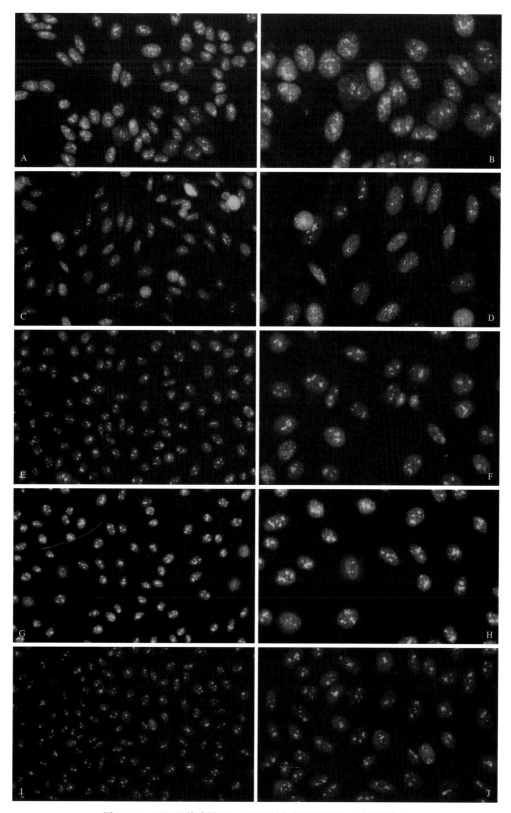

图 3-6-3　不同品牌试剂 HEp-2 IFA 核仁颗粒型（AC-10）核型特点

A. 欧蒙（20 倍镜）；B. 欧蒙（40 倍镜）；C. INOVA（20 倍镜）；D. INOVA（40 倍镜）；E. AESKU（20 倍镜）；F. AESKU（40 倍镜）；
G. MBL（20 倍镜）；H. MBL（40 倍镜）；I. 康润科技（20 倍镜）；J. 康润科技（40 倍镜）

【相关靶抗原】

(一) RNA聚合酶 I

1. 生物学功能·RNAP I 是真核细胞含有的3种RNA聚合酶之一,位于核仁。它以DNA或RNA为模板,进行rRNA(除外5S rRNA)转录,负责合成rRNA前体45S,45S成熟后会成为28S、18S,以及5.8S rRNA。抗RNAP I 抗体常与抗RNAP III抗体同时存在(RNP I / III),也可伴抗RNAP II 抗体阳性(RNP I / II / III),但其很少与系统性硬化症抗体谱中其他抗体,如抗Th/To抗体、抗核仁纤维蛋白抗体、抗topo I 抗体和抗PM-Scl抗体等抗体同时存在。

2. 临床意义·抗RNAP I 抗体常见于dcSSc,且相较抗topo I 抗体或ACA阳性的SSc患者更易累及肾脏[14]。抗RNAP III抗体阳性的SSc患者在起病3年内易伴发乳腺癌、血液系统恶性肿瘤等,但同时存在抗RNAP I 抗体和抗RNAP III抗体两种抗体的患者肿瘤发生率大幅降低[15]。

3. 检测方法·抗RNAP I 抗体不建议采用HEp-2细胞为底物的间接免疫荧光法筛查荧光核型后,再针对核仁型血清样本进行抗RNAP I 抗体检测。由于抗RNAP III抗体在HEp-2 IFA检测荧光核型呈粗颗粒型(AC-5),而抗RNAP I 和抗RNAP III抗体经常同时存在,导致抗RNAP I / III抗体阳性血清大部分呈核颗粒型(核仁阳性或核仁阴性)。仅少量双阳血清中抗RNAP I 抗体滴度明显高于抗RNAP III抗体,才呈现核仁型荧光染色。抗RNAP I 抗体临床尚无商品化检测试剂盒。科研可采用放射免疫沉淀法检测,其产物经SDS-PAGE可见14～210 kDa共13条多肽条带[16]。

(二) hUBF/NOR-90

1. 生物学功能·NOR-90(nucleolus organizing regions-90 kDa)是1987年Rodriguez-Sanchez等人在SSc患者中发现的一种新的核仁蛋白(93 kDa和89 kDa),其位于分裂期细胞的NOR区和间期细胞的核仁内。人上游结合转录因子(human upstream binding factor, hUBF)与NOR-90蛋白序列高度相似,仅多出一段含37个氨基酸的插入序列。纯化的抗NOR-90抗体可同时识别hUBF和NOR-90蛋白。hUBF含94 kDa(UBF1)和97 kDa(UBF2)两种多肽,是RNAP I 特异性转录因子,可与SL1(selectivity factor 1)蛋白结合形成复合物,结合于rRNA基因启动子区,增强RNAP I 的转录活性,是激活rRNA转录的必要元件。

2. 临床意义·抗hUBF/NOR-90抗体可在SSc(检出率＜5%)、RA、SLE、SS等多种自身免疫病,以及恶性肿瘤(如肝细胞癌)中检出。抗hUBF/NOR-90抗体阳性的SSc患者一般表现为lcSSc,脏器受累较轻微,预后良好[17]。

3. 检测方法·临床实验室检测抗hUBF/NOR-90抗体可采用LIA,该抗体包含于SSc抗体谱(表3-6-4)。科研实验室可采用IP或WB进行检测。

表3-6-4　实验室部分抗hUBF/NOR-90抗体检测试剂盒*

方法学	产 品 名 称	试剂品牌	检测抗原	包 被 抗 原
LIA	系统性硬化症谱(IgG)检测试剂盒(欧蒙印迹法)	欧蒙	NOR-90	重组蛋白——大肠杆菌表达

注:*抗hUBF/NOR-90抗体检测试剂均为科研试剂,目前尚无体外诊断试剂注册证产品

要点回顾

- 抗PM-Scl-75/100抗体双阳性多见于多发性肌炎/系统性硬化症重叠综合征,抗PM-Scl-75抗体单阳性多见于弥漫型系统性硬化症。抗PM-Scl抗体阳性与PM/SSc重叠征患者肌肉受累相关,但预后良好。

- 核仁型(AC-8、AC-9、AC-10)与局限性系统性硬化症相关的自身抗体包括抗Th/To抗体和抗hUBF/NOR-90抗体等。抗Th/To抗体阳性患者易发生肺纤维化及肾损害,预后较差,而抗hUBF/NOR-90抗体阳性患者脏器受累较轻微,预后良好。

- 核仁型与弥漫型系统性硬化症相关的自身抗体包括抗核仁纤维蛋白抗体和抗RNAP I 抗体等。抗核仁纤维蛋白抗体阳性与严重肺部疾病包括肺纤维化及肺动脉高压相关,而抗RNAP I 抗体阳性患者常伴抗RNAP III 抗体阳性,易发生肾脏损伤。

参考文献

[1] Mahler M, Raijmakers R. Novel aspects of autoantibodies to the PM/Scl complex: clinical, genetic and diagnostic insights[J]. Autoimmunity reviews, 2007, 6(7): 432–437.

[2] Hanke K, Brückner CS, Dähnrich C, et al. Antibodies against PM/Scl-75 and PM/Scl-100 are independent markers for different subsets of systemic sclerosis patients[J]. Arthritis research & therapy, 2009, 11(1): R22.

[3] Koschik RW 2nd, Fertig N, Lucas MR, et al. Anti-PM-Scl antibody in patients with systemic sclerosis[J]. Clin Exp Rheumatol, 2012, 30(2 Suppl 71): S12–S16.

[4] Kurki P, Vanderlaan M, Dolbeare F, et al. Expression of proliferating cell nuclear antigen (PCNA)/cyclin during the cell cycle[J]. Experimental cell research, 1986, 166(1): 209–219.

[5] Mitri GM, Lucas M, Fertig N, et al. A comparison between anti-Th/To-and anticentromere antibody-positive systemic sclerosis patients with limited cutaneous involvement[J]. Arthritis & Rheumatism, 2003, 48(1): 203–209.

[6] Mahler M, Hudson M, Bentow C, et al. Autoantibodies to stratify systemic sclerosis patients into clinically actionable subsets[J]. Autoimmunity reviews, 2020: 102583.

[7] Ceribelli A, Satoh M, Chan EK. A new immunoprecipitation-real time quantitative PCR assay for anti-Th/To and anti-U3RNP antibody detection in systemic sclerosis[J]. Arthritis research & therapy, 2012, 14(3): R128.

[8] Ulanet DB, Wigley FM, Gelber AC, et al. Autoantibodies against B23, a nucleolar phosphoprotein, occur in scleroderma and are associated with pulmonary hypertension[J]. Arthritis Care & Research: Official Journal of the American College of Rheumatology, 2003, 49(1): 85–92.

[9] Deng JS, Ballou B, Hofmeister JK. Internalization of anti-nucleolin antibody into viable HEp-2 cells[J]. Molecular biology reports, 1996, 23(3–4): 191–195.

[10] Palmieri D, Richmond T, Piovan C, et al. Human anti-nucleolin recombinant immunoagent for cancer therapy[J]. Proceedings of the National Academy of Sciences, 2015, 112(30): 9418–9423.

[11] Jarjour WN, Minota S, Roubey RA, et al. Autoantibodies to nucleolin cross-react with histone H1 in systemic lupus erythematosus[J]. Molecular biology reports, 1992, 16(4): 263–266.

[12] Van Eenennaam H, Vogelzangs JH, Bisschops L, et al. Autoantibodies against small nucleolar ribonucleoprotein complexes and their clinical associations[J]. Clinical & Experimental Immunology, 2002, 130(3): 532–540.

[13] Stochmal A, Czuwara J, Trojanowska M, et al. Antinuclear antibody in systemic sclerosis: an update[J]. Clinical Reviews in Allergy & Immunology, 2020, 58(1): 40–51.

[14] Harvey GR, Butts S, Rands AL, et al. Clinical and serological associations with anti-RNA polymerase antibody in systemic sclerosis[J]. Clinical and experimental immunology, 1999, 117(2): 395.

[15] Shah AA, Laiho M, Rosen A, et al. Protective effect against cancer of antibody to the large subunits of both RNA polymerases I and III in scleroderma[J]. Arthritis & Rheumatology, 2019, 71(9): 1571–1579.

[16] Bunn CC, Denton CP, Shi-Wen X, et al. Anti-RNA polymerases and other autoantibody specificities in systemic sclerosis[J]. British journal of rheumatology, 1998, 37(1): 15–20.

[17] Shoenfeld, Y, Meroni, PL, Gershwin ME, et al. Autoantibodies[M]. 3rd. Amsterdam: Elsevier 2014.

第七节 · 核膜型（AC-11/AC-12）

一、光滑核膜型（AC-11）

【荧光核型特征】

1. 分裂间期细胞·细胞核呈现均匀荧光，核周表现为连续的光滑核膜增强染色，相邻细胞核接触部分荧光增强（图3-7-1）。

2. 有丝分裂期细胞·分裂中期和后期细胞染色体阴性（图3-7-1）。

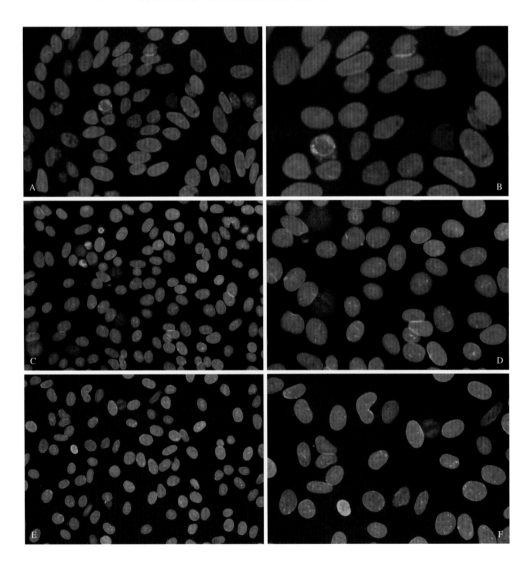

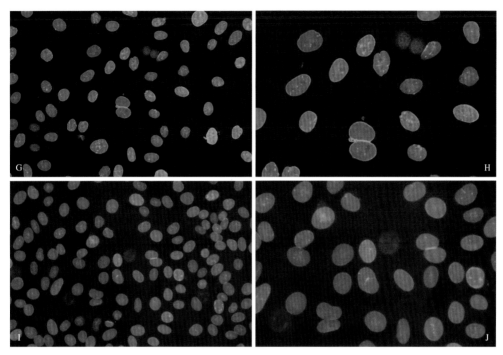

图3-7-1　不同品牌试剂HEp-2 IFA光滑核膜型（AC-11）核型特点

A. 欧蒙（20倍镜）；B. 欧蒙（40倍镜）；C. INOVA（20倍镜）；D. INOVA（40倍镜）；E. AESKU（20倍镜）；F. AESKU（40倍镜）；
G. MBL（20倍镜）；H. MBL（40倍镜）；I. 康润科技（20倍镜）；J. 康润科技（40倍镜）

【核型鉴别】

1. 均质型（AC-1）· 见本章第一节均质型核型鉴别2。

2. 点状核膜型（AC-12）· AC-11间期细胞染色呈均质样，核膜表现为连续光滑的荧光染色，而AC-12间期细胞通常呈颗粒样荧光，且核膜表现为颗粒或点状荧光染色。

【相关靶抗原】

核膜（nuclear envelope, NE或perinuclear rims）位于真核细胞的细胞核与细胞质交界处，是由内、外核膜与核周空间组成的双层核膜、附着在内核膜上的核纤层（lamina）网络，以及核孔复合体（nuclear pore complex, NPC）共同组成[1]。抗NE抗体主要识别的核膜相关靶抗原包括：核纤层的主要成分核纤层蛋白（lamins）A、核纤层蛋白B、核纤层蛋白C；属于内核膜蛋白的核纤层相关蛋白（lamina-associated protein, LAP）及核纤层蛋白B受体（lamins B receptor, LBR）；NPC成分gp210（glycoprotein-210）、核孔蛋白p62（nucleoporin p62, nup62）和转录启动子区域（translocated promoter region, Tpr）蛋白。其中AC-11相关的靶抗原主要为核纤层蛋白A、核纤层蛋白B、核纤层蛋白C和LAP。

（一）核纤层蛋白A、核纤层蛋白B、核纤层蛋白C

1. 生物学功能· 核纤层蛋白是一类中间纤维蛋白，它们组成网络结构定位于内核膜上、被称为核纤层[1]。大多数哺乳动物细胞的核纤层网络由三种主要的核纤层蛋白组成,分别是核纤层蛋白A、核纤层蛋白B(B1/B2)、核纤层蛋白C,其中核纤层蛋白A和核纤层蛋白C除羧基端外的其他序列相同,被认为是同一基因经可变剪接产生,而核纤层蛋白B与前两者仅有50%的同源性,是另外单独基因的产物[2]。核纤层的聚集状态随着细胞周期而改变,这一变化经可逆的磷酸化作用调节:有丝分裂前,核纤层蛋白特定丝氨酸位点磷酸化,蛋白分解,导致分裂前期核膜破坏和结构重组;有丝分裂完成后,核纤层蛋白去磷酸化并重组。

2. 临床意义

(1)可检出于正常人:抗核纤层蛋白抗体(antilamin antibody, ALA)可见于正常人,但一般滴度较低,仅可通过免疫印迹法检出,HEp-2 IFA通常阴性。

(2)无疾病特异性:可在SLE、AIH、纤维性疾病(fibrosing diseases)、RA、其他关节痛、SS、抗磷脂综合征(antiphospholipid syndrome, APS)等不同疾病中检出,但无疾病特异性。

(3)系统性红斑狼疮:SLE患者中检出的ALA以针对核纤层蛋白B多见。低滴度ALA可见于21% SLE患者,高滴度检出于6%~8% SLE患者。值得注意的是高滴度ALA与狼疮抗凝物(lupus anticoagulants, LAC)高度相关:SLE患者中LAC和ALA双阳性发生血栓事件风险明显低于LAC阳性ALA阴性患者[3]。

3. 检测方法·临床实验室目前尚无检测ALA的商品化试剂盒,仅可以HEp-2 IFA筛查该抗体相关的AC-11荧光核型。科研可采用WB[2,4]、IP[5],以及ELISA[6]检测特异性抗核纤层蛋白A抗体、核纤层蛋白B抗体、核纤层蛋白C抗体。

(二)核纤层相关蛋白

1. 生物学功能·LAP属于内核膜上的整合蛋白,负责介导核纤层以及染色体与核膜间的附着。LAP包含LAP-1A(75 kDa)、LAP-1B(68 kDa)、LAP-1C(55 kDa)和LAP-2(53 kDa)四种多肽形式。其中LAP-1A和LAP-1B可与核纤层蛋白A、核纤层蛋白B1,以及核纤层蛋白C特异性结合,LAP-1C虽存在于内核膜上但不与核纤层蛋白结合,而LAP-2仅和核纤层蛋白B1结合[7]。另外,LAP-2还可特异性结合有丝分裂染色体,而该蛋白的磷酸化可终止其与核纤层蛋白B1及染色体的结合。这种与核纤层蛋白和染色体双重结合的特异性,使得LAP-2可能作为核膜的关键结构成分在有丝分裂核膜分解和重组中发挥作用[2]。

2. 临床意义·针对抗LAP抗体临床意义研究较少。抗LAP-1/2抗体均可见于SARD患者,但抗LAP-2抗体在具有AC-11荧光核型的SARD患者中检出率高于抗LAP-1抗体[2]。抗LAP-2抗体在PBC患者中检出率约6%~16%[8-9],但其还可检出于SLE、SS、血清阴性多关节炎(seronegative polyarthritis)、风湿性多肌痛和APS等多种自身免疫性疾病,因此对PBC不具有特异性[2]。

3. 检测方法·临床实验室目前尚无检测抗LAP抗体的商品化试剂盒,仅可借助HEp-2 IFA筛查该抗体相关的AC-11荧光核型。科研可采用WB[2]检测抗LAP-1/2抗体。

二、点状核膜型（AC-12）

【荧光核型特征】

1. 分裂间期细胞·细胞核膜呈现颗粒样或点状荧光，相邻细胞核接触部分荧光染色增强（图3-7-2）。

2. 有丝分裂期细胞·分裂中期和后期细胞染色体阴性（图3-7-2）。

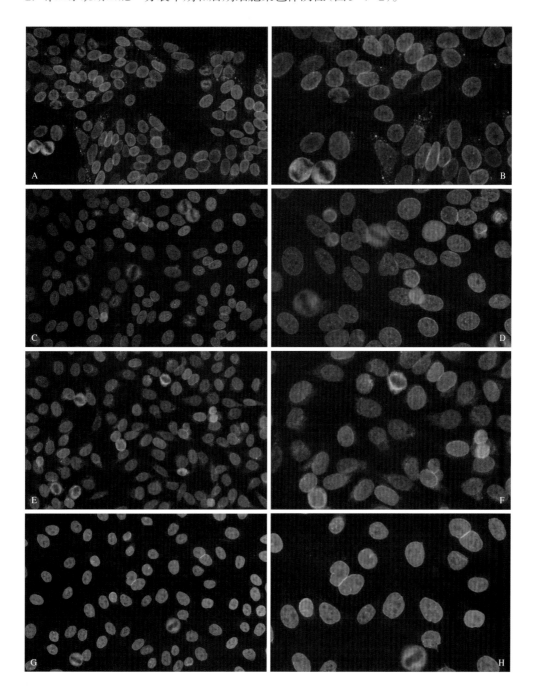

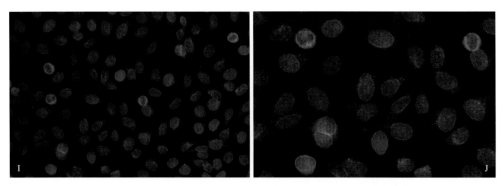

图3-7-2　不同品牌试剂HEp-2 IFA点状核膜型（AC-12）核型特点

A. 欧蒙（20倍镜）；B. 欧蒙（40倍镜）；C. INOVA（20倍镜）；D. INOVA（40倍镜）；E. AESKU（20倍镜）；F. AESKU（40倍镜）；G. MBL（20倍镜）；H. MBL（40倍镜）；I. 康润科技（20倍镜）；J. 康润科技（40倍镜）

【核型鉴别】

1. 均质型（AC-1）·见本章第二节均质型核型鉴别2。

2. 细颗粒型（AC-4）·见本章第三节细颗粒型核型鉴别3。

3. 光滑核膜型（AC-11）·见本节光滑核膜型核型鉴别2。

【相关靶抗原】

（一）核孔复合体

1. 生物学功能·NPC是一种镶嵌在双层核膜上的大型超分子结构，由超过100种蛋白组成，为各种分子的跨核膜运输提供通道。gp210、nup62和Tpr蛋白是NPC中重要的自身抗原。

（1）gp210：分子量200 kDa，是核孔膜的一种跨膜糖蛋白（glycoprotein），属于Ⅰ型整合蛋白，可将核孔复合体结构锚定在核孔膜上。其分子结构包括：位于核周空间的糖化氨基末端结构域、单独跨膜段和由58个氨基酸组成的面向核孔复合体的羧基末端结构域[10]。研究表明，gp210以大量二聚体的形式存在于核孔中，可能形成管腔亚膜蛋白骨架，并参与新的核孔复合体形成，以及核周池与核孔间信号传输过程。抗gp210抗体主要识别的抗原表位是gp210蛋白C端结构域的15个氨基酸线性延伸。

（2）nup62：分子量60 kDa，是第一个被证实的核孔蛋白，可与核孔蛋白p54、p58/p45形成亚复合物。nup62含有苯丙氨酸—甘氨酸重复序列，可参与构成核转运受体的结合位点，参与mRNA的输出[10]。

（3）Tpr：分子量约270 kDa，是一种螺旋卷曲蛋白，定位于NPC的核内纤丝（intranuclear filament），是NPC核篮（nuclearbasket）的组成成分[11]。研究表明，Tpr可能通过其卷曲螺旋结构域绑定在NPC的核内纤丝上，其酸性羧基末端自由地与可溶性转运因子（soluble transport factors）相互作用，介导mRNA从细胞核中输出[12]。

2. 临床意义·对临床HEp-2 IFA荧光核型为点状核膜型（AC-12）的患者，如果同时出现碱性磷酸酶（alkaline phosphatase，ALP）升高及AMA阳性，则高度提示PBC的诊断；若不具备前述指标，应建议其进一步采用其他方法进行靶抗原检测，以提高诊断特异性[13]。

（1）抗gp210抗体：是PBC的特异性诊断指标，可在9.4%～41.2%的PBC患者中检出，而在健康群体和其他疾病对照人群中检出率仅0～0.4%[1]。抗gp210抗体与PBC患者更严重的胆汁淤积表现、重度肝损伤及不良预后相关[14]。此外，抗gp210抗体是AMA阴性PBC患者重要血清学标志物之一，可在15%～50%抗线粒体抗体阴性的PBC患者中检测到[15]。

（2）抗nup62抗体：对PBC患者特异性高但灵敏度较低，可检出于13%～19%的PBC患者，此外也可见于部分SS和SLE患者[8,16]。

（3）抗Tpr抗体：该抗体不具有疾病特异性，在各种疾病中的检出率尚不明确，可见于AIH、PBC、SLE，以及其他自身免疫性疾病患者[11]。

3. 检测方法

（1）抗gp210抗体：临床实验室常用LIA、ELISA和CLIA检测抗gp210抗体（表3-7-1），科研可采用WB和ELISA进行检测[17]，多采用各种细胞制剂或者gp210蛋白C端表位区域的重组或合成多肽作为靶抗原，对PBC检测特异性≥96%。

（2）抗nup62和抗Tpr抗体：临床实验室目前尚无检测抗nup62抗体和抗Tpr抗体的商品化试剂盒，仅可借助HEp-2 IFA筛查抗体相关的AC-12荧光核型。科研可采用WB、IP检测这两种抗体[11]。

表3-7-1　实验室部分抗gp210抗体检测试剂盒

方法学	产　品　名　称	试剂品牌	包　被　抗　原
CLIA	抗gp210抗体测定试剂盒	康润科技	纯化抗原
ELISA	抗gp210抗体检测试剂盒	INOVA	纯化的多肽抗原
	抗原发性胆汁性肝硬化相关自身IgG抗体检测试剂盒	INOVA	亲和纯化抗原
LIA	自身免疫性肝病抗体谱检测试剂盒	康润科技	纯化抗原
	自身免疫性肝病IgG类抗体检测试剂盒（欧蒙印迹法）	欧蒙	重组抗原——大肠杆菌表达

（二）核纤层蛋白B受体

1. 生物学功能·LBR分子量约60 kDa，是一种内核膜上的整合蛋白，包含一个由208个氨基酸组成的氨基末端核质结构域和一个带有8个跨膜段的羧基端疏水结构域[18]。LBR能够与核纤层蛋白B结合并且促使核纤层附着到内核膜上。抗LBR抗体主要识别LBR与核纤层蛋白B结合部分的一个60个氨基酸组成的表位[19]。

2. 临床意义·抗LBR抗体被证实是PBC特异性抗体，仅少数PBC患者中有报道检出。该抗体目前尚未在其他疾病中检出，因此认为对PBC高度特异，但敏感性低（1%～3%）[9]。

3. 检测方法·临床实验室目前尚无检测抗LBR抗体的商品化试剂盒，仅可借助HEp-2 IFA筛查抗体相关的AC-12荧光核型。科研可采用WB[8]和ELISA[20]检测抗LBR抗体。

要点回顾

- 抗核纤层蛋白抗体无疾病特异性,但系统性红斑狼疮患者该抗体与狼疮抗凝物双阳性时,患者发生血栓事件风险较低。
- 抗gp210抗体是原发性胆汁性胆管炎的特异性诊断指标,并且该抗体与原发性胆汁性胆管炎患者更严重的胆汁淤积表现、重度肝损伤,以及不良预后相关。
- 抗nup62抗体和抗LBR抗体都对原发性胆汁性胆管炎高度特异但敏感性低,可辅助临床诊断。

参考文献

[1] Worman HJ. Nuclear envelope protein autoantigens in primary biliary cirrhosis[J]. Hepatology Research, 2007, 37: S406–S411.

[2] Konstantinov K, Foisner R, Byrd D, et al. Integral membrane proteins associated with the nuclear lamina are novel autoimmune antigens of the nuclear envelope[J]. Clinical immunology and immunopathology, 1995, 74(1): 89–99.

[3] Nesher G, Margalit R, Ashkenazi YJ. Anti-nuclear envelope antibody: Clinical associations[J]. Seminars in arthritis and rheumatism, 2001, 30(5): 313–320.

[4] Coppo P, Clauvel JP, Bengoufa D, et al. Autoimmune cytopenias associated with autoantibodies to nuclear envelope polypeptides[J]. American journal of hematology, 2004, 77(3): 241–249.

[5] Reeves WH, Chaudhary N, Salerno A, et al. Lamin B autoantibodies in sera of certain patients with systemic lupus erythematosus[J]. The Journal of experimental medicine, 1987, 165(3): 750–762.

[6] Konstantinov K, Halberg P, Wiik A, et al. Clinical manifestations in patients with autoantibodies specific for nuclear lamin proteins[J]. Clinical immunology and immunopathology, 1992, 62(1): 112–118.

[7] Foisner R, Gerace L. Integral membrane proteins of the nuclear envelope interact with lamins and chromosomes, and binding is modulated by mitotic phosphorylation[J]. Cell, 1993, 73(7): 1267–1279.

[8] Miyachi K, Hankins RW, Matsushima H, et al. Profile and clinical significance of anti-nuclear envelope antibody found in patients with primary biliary cirrhosis: a multicenter study[J]. Journal of autoimmunity, 2003, 20(3): 247–254.

[9] Granito A, Muratori P, Quarneti C, et al. Antinuclear antibody as ancillary markers in primary biliary cirrhosis[J]. Expert review of molecular diagnostics, 2012, 12(1): 65–74.

[10] Duarte-Rey C, Bogdanos D, Yang CY, et al. Primary biliary cirrhosis and the nuclear pore complex[J]. Autoimmunity reviews, 2012, 11(12): 898–902.

[11] Ou Y, Enarson P, Rattner JB, et al. The nuclear pore complex protein Tpr is a common autoantigen in sera that demonstrate nuclear envelope staining by indirect immunofluorescence[J]. Clinical & Experimental Immunology, 2004, 136(2): 379–387.

[12] Bangs P, Burke B, Powers C, et al. Functional analysis of Tpr: identification of nuclear pore complex association and nuclear localization domains and a role in mRNA export[J]. The Journal of cell biology, 1998, 143(7): 1801–1812.

[13] European Association for the Study of the Liver. EASL Clinical Practice Guidelines: The diagnosis and management of patients with primary biliary cholangitis[J]. Journal of hepatology, 2017, 67(1): 145–172.

[14] Invernizzi P, Podda M, Battezzati PM, et al. Autoantibodies against nuclear pore complexes are associated with more active and severe liver disease in primary biliary cirrhosis[J]. Journal of hepatology, 2001, 34(3): 366–372.

[15] De Liso F, Matinato C, Ronchi M, et al. The diagnostic accuracy of biomarkers for diagnosis of primary biliary cholangitis (PBC) in anti-mitochondrial antibody (AMA)-negative PBC patients: a review of literature[J]. Clinical Chemistry and Laboratory Medicine (CCLM), 2017, 56(1): 25–31.

[16] Kraemer DM, Tony HP. Nuclear pore protein p62 autoantibodies in systemic lupus erythematosus[J]. The open rheumatology journal, 2010, 4: 24–27.

[17] Bandin O, Courvalin J, Poupon R, et al. Specificity and sensitivity of gp210 autoantibodies detected using an enzyme-linked immunosorbent assay and a synthetic polypeptide in the diagnosis of primary biliary cirrhosis[J]. Hepatology, 1996, 23(5): 1020–1024.

[18] Worman HJ, Evans CD, Blobel G. The lamin B receptor of the nuclear envelope inner membrane: a polytopic protein with eight potential transmembrane domains[J]. The Journal of cell biology, 1990, 111(4): 1535–1542.

[19] Lin F, Noyer CM, Ye Q, et al. Autoantibodies from patients with primary biliary cirrhosis recognize a region within the nucleoplasmic domain of inner nuclear membrane protein LBR[J]. Hepatology, 1996, 23(1): 57–61.

[20] Muratori P, Muratori L, Ferrari R, et al. Characterization and clinical impact of antinuclear antibody in primary biliary cirrhosis[J]. The American journal of gastroenterology, 2003, 98(2): 431–437.

第八节·核多形性型(AC-13/AC-14)

一、PCNA样型(AC-13)

【荧光核型特征】

1. 分裂间期细胞·呈现形态多样的颗粒状荧光,且颗粒大小和亮度不一;PCNA表达水平变化规律:DNA合成前期(G1期)PCNA表达量逐渐增加,部分间期细胞荧光染色阴性;DNA合成期(S期)其表达量达到高峰,荧光染色呈颗粒样强阳性染色;DNA合成后期(S期后期和G2期)PCNA表达水平显著降低,一些细胞呈现较少和散在的颗粒染色,偶尔有核仁染色[1](图3-8-1)。

2. 有丝分裂期细胞·细胞分裂期(M期)荧光染色阴性(图3-8-1)。

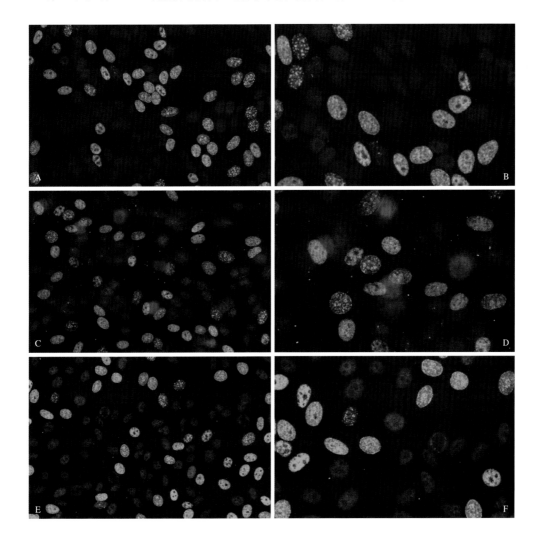

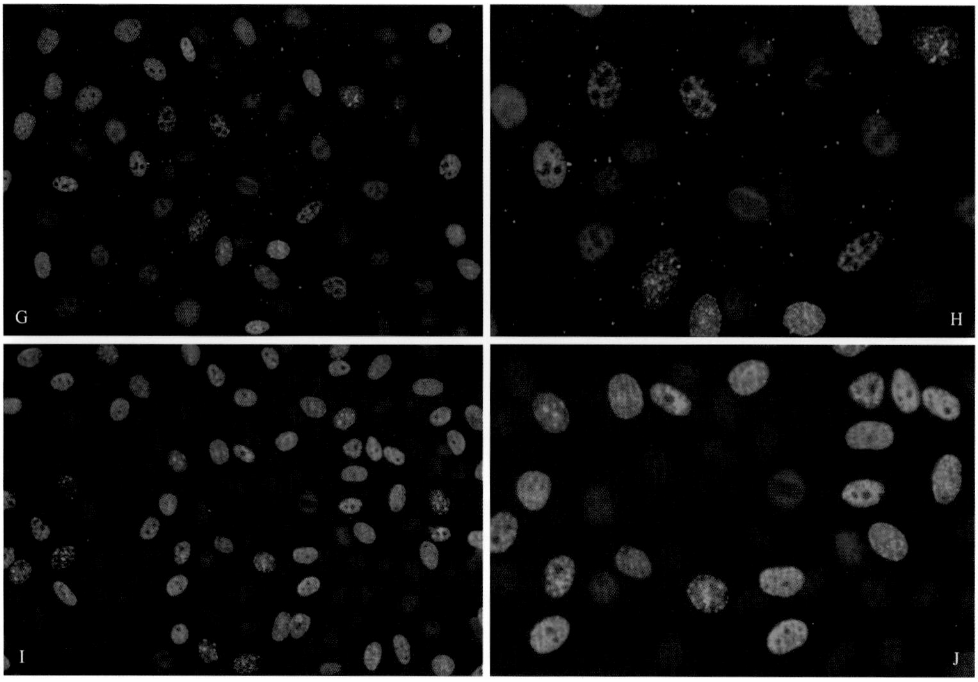

图 3-8-1　不同品牌试剂 HEp-2 IFA PCNA 样型（AC-13）核型特点

A. 欧蒙（20 倍镜）；B. 欧蒙（40 倍镜）；C. INOVA（20 倍镜）；D. INOVA（40 倍镜）；E. AESKU（20 倍镜）；F. AESKU（40 倍镜）；
G. MBL（20 倍镜）；H. MBL（40 倍镜）；I. 康润科技（20 倍镜）；J. 康润科技（40 倍镜）

【核型鉴别】

其他细胞周期相关性核型（AC-XX）·AC-13 间期细胞染色形态特点包括有阴性、细颗粒样、粗颗粒样、核仁阳性等不同形态特征，而其他细胞周期相关性核型可见间期细胞有明显的明暗不同染色，但无 AC-13 样荧光染色表现。

【相关靶抗原】

增殖细胞核抗原

1. 生物学功能·增殖细胞核抗原（proliferating cell nuclearantigen，PCNA），又被称为细胞周期蛋白（cyclin）[2]，最早在 1978 年由 Miyachi 等采用双扩散免疫沉淀技术发现于 SLE 患者血清中，因其存在于增殖活跃的细胞中而得名[3]。传统的 PCNA 蛋白，分子量 34 kDa，被证实是 DNA 聚合酶 δ 的辅蛋白或加工因子（processivity factor of DNA polymerase delta），它在真核细胞中高度保守，以三个单体相互连接，形成一个同源三聚体环状结构，可作为环绕双链 DNA 的滑动钳（sliding clamp），在 DNA 复制、染色质重塑、DNA 损伤修复，以及细胞周期进展中发挥作用[4]。

PCNA 蛋白是决定细胞生死的核心分子之一，其表达的调控机制为：PCNA 基因由 p53 诱导，而 PCNA 蛋白在决定细胞命运的过程中与 p53 调控蛋白 Gadd45、MyD118、CR6，以及最重要的 p21 相互作用。一方面，若 PCNA 蛋白在 p53 缺失的情况下大量存在于细胞中，DNA 复制就会发生。另一方面,若p53存在时细胞中PCNA蛋白水平很高,DNA修复就会发生。若PCNA丧失功能或在细胞中缺失或少量存在,则细胞发生凋亡。

2. 临床意义

（1）系统性自身免疫病：早期研究认为即使抗PCNA抗体在SLE患者中检出率较低（<5%），其对SLE患者具有高度特异性；但后续研究发现,抗PCNA抗体也可见于SSc、SS、RA等其他SARD患者,因此该抗体对SLE特异的观点被推翻[5-6]。

（2）非自身免疫性疾病：抗PCNA抗体可见于慢性乙型肝炎病毒（hepatitis B virus,HBV）、丙型肝炎病毒（hepatitis C virus,HCV）感染患者[7]。

（3）恶性肿瘤：抗PCNA抗体曾在恶性肿瘤（如小细胞肺癌）患者中检出[6]；此外PCNA抗原也可在恶性淋巴瘤患者外周血单核细胞和血清中检测到[8]。

3. 检测方法·实验室常用LIA和CLIA检测抗PCNA抗体（表3-8-1）。科研可采用WB、ELISA、ALIBIA、纳米点阵列光度免疫分析（nanodot array luminometric immunoassay,NALIA）,以及CLIA检测抗PCNA抗体[5,9]。

表3-8-1　实验室部分抗PCNA抗体检测试剂盒

方法学	产品名称	试剂品牌	包被抗原
CLIA	抗增殖细胞核抗原（PCNA）抗体测定试剂盒	康润科技	重组蛋白——昆虫细胞表达
	抗PCNA抗体测定试剂盒（化学发光法）*	亚辉龙	重组蛋白——杆状病毒/昆虫细胞表达
LIA	抗核抗体谱（IgG）检测试剂盒	康润科技	重组蛋白
	抗核抗体谱（IgG）检测试剂盒（欧蒙印迹法）	欧蒙	重组蛋白——昆虫细胞表达
	抗核抗体谱检测试剂盒（免疫印迹法）	亚辉龙	重组蛋白——杆状病毒/昆虫细胞表达
流式荧光	十六项自身抗体谱检测试剂盒（流式荧光发光法）	透景	重组蛋白——杆状病毒（SF9昆虫细胞）表达
DLCM	抗核抗体检测试剂盒（磁条码免疫荧光法）	丽珠	重组蛋白——昆虫细胞表达

注：*代表产品未注册

二、着丝粒F样型（AC-14）

【荧光核型特征】

1. 分裂间期细胞·细胞核表现为差异显著的颗粒染色,G2期染色最强,G1期最弱或无染色；核仁通常无荧光。

2. 有丝分裂期细胞·着丝粒仅在前中期和分裂中期细胞内呈阳性,表现为多颗排列整齐但小而微弱的色点（"鲨鱼齿"样）（图3-8-2）。

【核型鉴别】

1. 着丝点型（AC-3）+细颗粒型（AC-4）混合核型·AC-3与AC-4混合核型可见分裂期细胞染色质内有点状荧光,排列整齐,类似"鲨鱼齿",当AC-3荧光强度较弱时,间期细胞核呈细颗

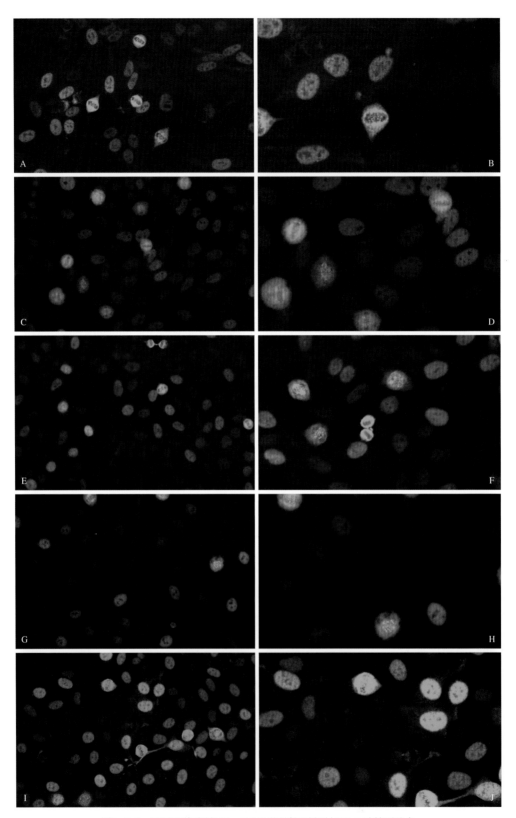

图3-8-2　不同品牌试剂HEp-2 IFA着丝粒F样型（AC-14）核型特点

A. 欧蒙（20倍镜）; B. 欧蒙（40倍镜）; C. INOVA（20倍镜）; D. INOVA（40倍镜）; E. AESKU（20倍镜）; F. AESKU（40倍镜）;
G. MBL（20倍镜）; H. MBL（40倍镜）; I. 康润科技（20倍镜）; J. 康润科技（40倍镜）

粒样荧光染色,AC-3引起的点状荧光不明显,此时易于和AC-14相混淆。但AC-14为细胞周期相关性核型,分裂间期细胞可见部分细胞呈细颗粒样荧光染色,部分细胞阴性。

【相关靶抗原】

着丝粒蛋白F

1. 生物学功能·CENP-F分子量367 kDa,早期又被称为p330^{d}和核分裂激素(mitosin),是一种核基质蛋白[10-11],参与着丝粒形成和有丝分裂中着丝点(kinetochore)的组织过程。CENP-F是一个大分子卷曲蛋白,含有多个基序和功能域,包括一对高电荷串联重复序列和8个潜在的蛋白—蛋白相互作用的亮氨酸拉链基序,涉及有丝分裂控制、微管动力学、转录调控,以及肌细胞分化等多种功能[12]。CENP-F的表达水平和亚细胞定位随细胞周期发生变化:CENP-F在G0/G1期细胞中表达量低,在S期细胞核基质(nuclear matrix)中逐渐积累,直到在G2/M期细胞中达到峰值;有丝分裂完成后,CENP-F迅速降解。在有丝分裂期间,CENP-F从前期到分裂后期的较早阶段都与着丝点相关;然后在整个分裂后期剩余阶段都存在于纺锤体中部区域;到分裂末期,CENP-F则集中在细胞间桥的中间体任意一侧[10]。

2. 临床意义

(1)恶性肿瘤:抗CENP-F抗体被认为与恶性肿瘤和细胞异常增殖性疾病相关[13-14],有研究表明约50%抗CENP-F抗体阳性的患者被诊断为恶性肿瘤,包括非霍奇金淋巴瘤、乳腺癌、肺癌、卵巢癌,以及脑癌等[15-16]。但目前的临床研究还揭示了一个矛盾的现象:在非选择的癌症患者中抗CENP-F抗体并不常见(<10%),但抗CENP-F抗体阳性患者大部分被诊断为癌症(50%~75%)[17]。

(2)系统性自身免疫病:抗CENP-F抗体在SARD中少见,但可见于部分恶性肿瘤合并SARD(如SLE、SS,以及RA)的患者[15]。

(3)其他疾病:抗CENP-F抗体也可见于少数其他疾病患者,如克罗恩病、帕金森病、移植物抗宿主病、慢性HBV、HCV感染等[14]。

3. 检测方法·临床实验室目前尚无检测抗CENP-F的商品化试剂盒,仅可借助HEp-2 IFA筛查抗体相关AC-14荧光核型。科研可采用WB[14]、ELISA[15]、ALBIA[13],以及RIA[16]检测抗CENP-F抗体。

要点回顾

- 临床上疑似SLE患者,可以进行抗PCNA抗体检测,但其并非SLE特异性指标,还可见于SSc、SS,以及RA等其他SARD患者,也可见于非自身免疫性疾病和恶性肿瘤。
- 抗CENP-F抗体与恶性肿瘤相关,约50%抗CENP-F抗体阳性的患者被诊断为恶性肿瘤;但在非选择的癌症患者中抗CENP-F抗体并不常见。

参考文献

[1] Kurki P, Vanderlaan M, Dolbeare F, et al. Expression of proliferating cell nuclear antigen (PCNA)/cyclin during the cell cycle[J]. Experimental cell research, 1986, 166(1): 209–219.

[2] Bravo R, Frank R, Blundell PA, et al. Cyclin/PCNA is the auxiliary protein of DNA polymerase–δ[J]. Nature, 1987, 326(6112): 515–517.

[3] Miyachi K, Fritzler MJ, Tan EM. Autoantibody to a nuclear antigen in proliferating cells[J]. The Journal of Immunology, 1978, 121(6): 2228–2234.

[4] Park SY, Jeong MS, Han CW, et al. Structural and functional insight into proliferating cell nuclear antigen[J]. J Microbiol Biotechnol, 2016, 26(4): 637–47.

[5] Mahler M, Miyachi K, Peebles C, et al. The clinical significance of autoantibodies to the proliferating cell nuclear antigen (PCNA)[J]. Autoimmunity reviews, 2012, 11(10): 771–775.

[6] Vermeersch P, De Beeck KO, Lauwerys BR, et al. Antinuclear antibody directed against proliferating cell nuclear antigen are not specifically associated with systemic lupus erythematosus[J]. Annals of the rheumatic diseases, 2009, 68(11): 1791–1793.

[7] Tzang BS, Chen TY, Hsu TC, et al. Presentation of autoantibody to proliferating cell nuclear antigen in patients with chronic hepatitis B and C virus infection[J]. Annals of the rheumatic diseases, 1999, 58(10): 630–634.

[8] Takahashi T, Takasaki Y, Takeuchi K, et al. Detection of proliferating cell nuclear antigen (PCNA) in peripheral blood mononuclear cells and sera of patients with malignant lymphoma[J]. Leukemia & lymphoma, 1997, 28(1–2): 113–125.

[9] Mahler M, Silverman ED, Fritzler MJ. Novel diagnostic and clinical aspects of anti-PCNA antibody detected by novel detection methods[J]. Lupus, 2010, 19(13): 1527–1533.

[10] Liao H, Winkfein RJ, Mack G, et al. CENP–F is a protein of the nuclear matrix that assembles onto kinetochores at late G2 and is rapidly degraded after mitosis[J]. The Journal of cell biology, 1995, 130(3): 507–518.

[11] Casiano CA, Landberg G, Ochs RL, et al. Autoantibodies to a novel cell cycle-regulated protein that accumulates in the nuclear matrix during S phase and is localized in the kinetochores and spindle midzone during mitosis[J]. Journal of cell science, 1993, 106(4): 1045–1056.

[12] Ma L, Zhao X, Zhu X. Mitosin/CENP–F in mitosis, transcriptional control, and differentiation[J]. Journal of biomedical science, 2006, 13(2): 205–213.

[13] Tan EM. High frequency of neoplasia in patients with autoantibodies to centromere protein CENP–F[J]. Clin Invest Med, 1997, 20(5): 308–319.

[14] Casiano CA, Humbel RL, Peebles C, et al. Autoimmunity to the cell cycle-dependent centromere protein p330d/CENP–F in disorders associated with cell proliferation[J]. Journal of autoimmunity, 1995, 8(4): 575–586.

[15] Welner S, Trier NH, Frisch M, et al. Correlation between centromere protein-F autoantibodies and cancer analyzed by enzyme-linked immunosorbent assay[J]. Molecular cancer, 2013, 12(1): 95.

[16] Bencimon C, Salles G, Moreira A, et al. Prevalence of Anticentromere F Protein Autoantibodies in 347 Patients with Non-Hodgkin's Lymphoma[J]. Annals of the New York Academy of Sciences, 2005, 1050(1): 319–326.

[17] Fritzler MJ, Rattner JB, Luft LA, et al. Historical perspectives on the discovery and elucidation of autoantibodies to centromere proteins (CENP) and the emerging importance of antibody to CENP–F[J]. Autoimmunity reviews, 2011, 10(4): 194–200.

第九节 · 胞浆纤维型（AC-15/AC-16/AC-17）

一、胞浆线性/肌动蛋白型（AC-15）

【荧光核型特征】

1. 分裂间期细胞 · 细胞骨架纤维着色，胞浆呈现"柴块样"堆积的束状纤维结构的荧光染色，典型染色呈现硬直的纤维束横贯整个细胞（图3-9-1）。

2. 有丝分裂期细胞 · 分裂期细胞染色体区阴性（图3-9-1）。

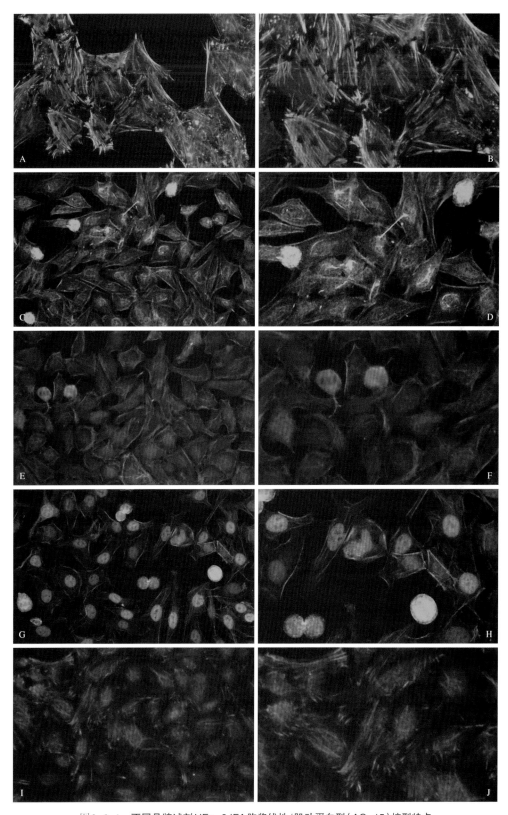

图3-9-1　不同品牌试剂HEp-2 IFA胞浆线性/肌动蛋白型（AC-15）核型特点

A. 欧蒙（20倍镜）；B. 欧蒙（40倍镜）；C. INOVA（20倍镜）；D. INOVA（40倍镜）；E. AESKU（20倍镜）；F. AESKU（40倍镜）；
G. MBL（20倍镜）；H. MBL（40倍镜）；I. 康润科技（20倍镜）；J. 康润科技（40倍镜）

【核型鉴别】

1. 胞浆丝状/微管型（AC-16）· AC-16的胞浆纤维是由核边缘扩散出来的微管与中间丝染色，而AC-15的胞浆纤维呈现贯穿细胞长轴的硬直纤维样染色。

2. 胞浆节段型（AC-17）· AC-17的胞浆纤维沿胞浆边缘呈较短的节段样荧光染色，而AC-15的胞浆纤维呈现贯穿细胞长轴的硬直纤维样染色。

【相关靶抗原】

（一）肌动蛋白

1. 生物学功能· 细胞骨架包含微管、微丝和中间纤维。肌动蛋白（actin）是微丝组成成分之一，通常以单体G-肌动蛋白（G-actin，球状）和聚合物F-肌动蛋白（F-actin，丝状）两种形式存在。在一定条件下，G-肌动蛋白可聚合形成肌动蛋白丝，即F-肌动蛋白。F-肌动蛋白（41 kDa）具有三磷酸腺苷酶（adenosine triphosphatase）活性，是平滑肌抗体（smooth muscle antibody，SMA）的特异性靶抗原之一。1976年Bottazzo博士描述了抗F-肌动蛋白SMA特异性荧光形态。以鼠肾为基质，SMA三种荧光模式包括：血管型（SMA-V），即仅血管壁染色阳性；肾小球型（SMA-G），血管壁和肾小球系膜细胞染色阳性；管状型（SMA-T），即除血管壁呈阳性染色外，整个肾小球和肾小管基底膜染色阳性。抗F-肌动蛋白抗体通常与高滴度SMA-G，以及SMA-T荧光模式相关。

2. 临床意义· 抗F-肌动蛋白抗体是Ⅰ型自身免疫性肝炎（type 1 Autoimmune Hepatitis，AIH-1）患者特异性抗体之一，与AIH-1疾病活动性相关[1]，更常检出于预后不良的年轻AIH-1女性患者中[2]。AIH-1患者IFA抗SMA滴度通常＞1∶80，而儿童AIH-1患者滴度可＜1∶20[3]。抗肌动蛋白抗体（通常为低滴度）也可见于正常人群、PBC、丙型肝炎和乳糜泻患者，而SARD患者相对少见[4]。

3. 检测方法· 临床实验室检测抗肌动蛋白抗体的传统方法主要是以大鼠肝、肾、胃组织为基质的IFA，阳性血清在胃组织中可见肌层、黏膜肌层和腺体间收缩纤维阳性染色；肝组织中沿肝细胞膜内侧染色阳性，围绕肝细胞的胆小管呈"Y"型荧光；肾组织中可见SMA-G，以及SMA-T荧光模式。研究表明，即使在低滴度（1∶40）情况下，SMA-G/T荧光模式，以及HEp-2细胞特异性微丝染色（肌动蛋白反应性）对于AIH的诊断也具有较高的特异性（93.1%～94.4%）和良好的敏感性（52.5%～60.7%）[5]。随着HEp-2 IFA的广泛应用，AC-15荧光模型也可用以辅助检测抗肌动蛋白抗体。临床实验室目前检测特异性抗F-肌动蛋白抗体的方法主要为ELISA（表3-9-1）。有研究表明，相较于传统大鼠肝、肾、胃组织的IFA检测，抗F-肌动蛋白抗体ELISA检测对于AIH的诊断价值更高，具有更好的敏感性、特异性和准确性[5]。

表3-9-1　实验室部分抗肌动蛋白抗体检测试剂盒

方法学	产品名称	试剂品牌	检测抗原	包被抗原
ELISA	抗肌动蛋白IgG抗体检测试剂盒	INOVA	F-肌动蛋白	天然抗原
IFA	抗F-肌动蛋白抗体IgG检测试剂盒	欧蒙	F-肌动蛋白	VSM47（血管平滑肌）细胞基质

（二）非肌肉肌球蛋白

1. 生物学功能·非肌肉细胞中存在的肌球蛋白被称为非肌肉肌球蛋白（non-muscle myosin），其中研究最多的是非肌肉肌球蛋白Ⅱ（non-muscle myosin Ⅱ，NMⅡ）。NMⅡ是由三对多肽组成的六聚体复合物，包含两条重链，一对调节轻链和一对必须轻链，根据重链的不同可将其分为NMⅡA、NMⅡB、NMⅡC三个亚型，分别由MYH9、MYH10、MYH14基因编码。NMⅡ是最普遍存在的肌动蛋白结合蛋白（actin-binding proteins）之一，它是一种分子马达，通过催化三磷酸腺苷（adenosine triphosphate，ATP）水解为细胞提供动力，广泛参与如细胞黏附、迁移、分裂和胞饮作用等生物过程。

2. 临床意义·针对非肌肉肌球蛋白的自身抗体曾在HCV相关的慢性肝病患者中检出[6]。部分慢性淋巴细胞白血病患者存在抗NMⅡ的单克隆抗体[7]，NMⅡA被证实是慢性淋巴细胞白血病细胞特异性B细胞受体识别的自身抗原[8]。

3. 检测方法·临床实验室尚无检测抗NMⅡ抗体的商品化试剂盒，科研可采用WB[6]、免疫荧光共定位法（immunofluorescence colocalization）[7]检测抗NMⅡ抗体。

二、胞浆丝状/微管型（AC-16）

【荧光核型特征】

1. 分裂间期细胞·沿核边缘扩散的微管和中间纤维荧光染色（图3-9-2）。
2. 有丝分裂期细胞·分裂期细胞染色体区阴性（图3-9-2）。

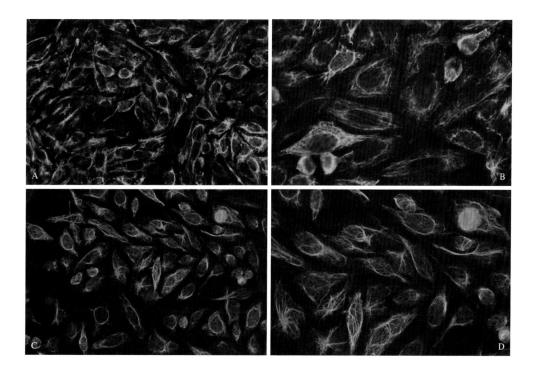

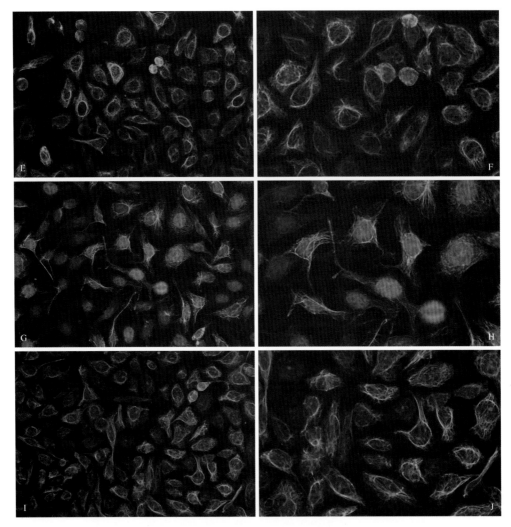

图 3-9-2　不同品牌试剂 HEp-2 IFA 胞浆丝状/微管型（AC-16）核型特点

A. 欧蒙（20倍镜）；B. 欧蒙（40倍镜）；C. INOVA（20倍镜）；D. INOVA（40倍镜）；E. AESKU（20倍镜）；F. AESKU（40倍镜）；
G. MBL（20倍镜）；H. MBL（40倍镜）；I. 康润科技（20倍镜）；J. 康润科技（40倍镜）

【核型鉴别】

1. 胞浆线性/肌动蛋白型（AC-15）· 见本节胞浆线性/肌动蛋白型核型鉴别1。

2. 胞浆节段型（AC-17）· AC-17的胞浆纤维沿胞浆边缘呈较短的节段样荧光染色，而AC-16的胞浆纤维是由核边缘扩散出来的微管与中间丝染色。

【相关靶抗原】

（一）波形蛋白

1. 生物学功能· 波形蛋白（vimentin）是中间纤维蛋白家族成员之一，主要存在于间充质细胞。其分子量约57 kDa，由N端、C端和两端之间的α-螺旋杆状区组成。波形蛋白在细胞黏附、迁移和信号转导等多种功能中起重要作用。

2. 临床意义

（1）心脏移植功能障碍：同种异体心脏移植后出现的抗波形蛋白抗体可加速移植排斥反应和冠状动脉血管病变，最终导致移植物衰竭，而移植前出现的抗波形蛋白抗体并不能预测移植排斥反应发生[9]。

（2）肾移植功能障碍：肾移植前患者体内出现抗波形蛋白抗体会增加移植后肾间质纤维化和肾小管萎缩风险，移植后抗波形蛋白抗体水平升高则与最终移植物功能障碍密切相关[9]。

（3）Ⅰ型神经纤维瘤病：抗波形蛋白的IgG/IgM型抗体是Ⅰ型神经纤维瘤病及其关联肿瘤（如神经胶质瘤、丛状神经纤维瘤）患者的血清自身抗体标志物之一[10]。

（4）难治性狼疮性肾炎：IgG型抗波形蛋白抗体与难治性LN相关，患者存在高滴度抗波形蛋白抗体，则对治疗反应性低，更容易出现预后不良[11]。

3. 检测方法·临床实验室尚无检测抗波形蛋白抗体的商品化试剂盒，科研可采用ELISA、WB检测抗波形蛋白抗体。

（二）角蛋白

1. 生物学功能·角蛋白（keratin），早期又被称为细胞角蛋白（cytokeratin），是上皮细胞的主要结构蛋白。它是中间纤维蛋白家族成员之一，也是数量及种类最多的中间纤维。人体共有54个功能性角蛋白基因，分别编码28种Ⅰ型角蛋白和26种Ⅱ型角蛋白。细胞角蛋白与维护上皮结构、保护机械损伤，以及邻近细胞或胞质间通讯等功能相关。

2. 临床意义·抗角蛋白抗体对RA特异性较高，且与疾病活动度相关，可作为该疾病辅助诊断指标[12]。与RA的诊断标志物之一抗环瓜氨酸多肽（cyclic citrullinated peptides，CCP）抗体相比，抗角蛋白抗体在RA患者中特异性与前者相当，但敏感性更低[13]。抗角蛋白8抗体、抗角蛋白18抗体和抗角蛋白19抗体可在AIH患者中检出。抗角蛋白18抗体可在慢性阻塞性肺病患者中检出，且抗体水平与患者一秒用力呼气容积（forced expiratory volume in one second，FEV1），以及预测一秒用力呼气容积（predicted FEV1）正相关[14]。抗角蛋白19抗体可见于特发性肺纤维化和胶原血管病变相关的肺纤维化患者。

3. 检测方法·临床实验室可采用IFA检测抗细胞角蛋白抗体（表3-9-2）。科研可采用WB、ELISA检测部分抗细胞角蛋白特异性抗体。

表3-9-2 实验室部分抗角蛋白抗体检测试剂盒

方法学	产品名称	试剂品牌	检测抗原	包被抗原
IFA	抗角蛋白抗体检测试剂盒（间接免疫荧光法）	欧蒙	角蛋白	大鼠食管基质

（三）微管蛋白

1. 生物学功能·微管是真核细胞骨架中最大的丝状成分，可控制细胞的形状、分裂、运动及分化。微管蛋白（tubulin）是微管的主要组成成分，是一种球形分子，具有进化高度保守的结构，主要包括两种微管同型抗原（tubulin isotypes）：α-微管蛋白（α-tubulin）和β-微管蛋白（β-tubulin），两者的异源二聚体通过动态组装形成微管。微管可以通过与多种微管相关蛋白相互作用和"微管蛋白编码（tubulin code）"进行功能调控，其中"微管蛋白编码"是α-微管蛋白和β-微管蛋白基因差异表达形成的微管蛋白亚型与翻译后修饰相结合的分子模式，它能够在多种情况下对微管功能进行精细调节，这对微管功能至关重要。

2. 临床意义·抗微管蛋白抗体可见于格林-巴利综合征（Guillain-Barre' syndrome）、慢性炎性脱髓鞘性多发性神经病（chronic inflammatory demyelinating polyneuropathy，CIDP）[15]、风湿性舞蹈症（Sydenham's Chorea）、自身免疫性甲状腺疾病、1型糖尿病和某些病毒或寄生虫感染等，但正常人体内也可存在低滴度抗微管蛋白抗体[16]。

3. 检测方法·临床实验室尚无检测抗微管蛋白抗体的商品化试剂盒。科研可以采用RIA、ELISA和WB等检测抗微管蛋白抗体。

三、胞浆节段型（AC-17）

【荧光核型特征】

1. 分裂间期细胞·沿应力纤维的短节段状和周期性致密体增强荧光染色（图3-9-3）。
2. 有丝分裂期细胞·分裂期细胞染色体区阴性（图3-9-3）。

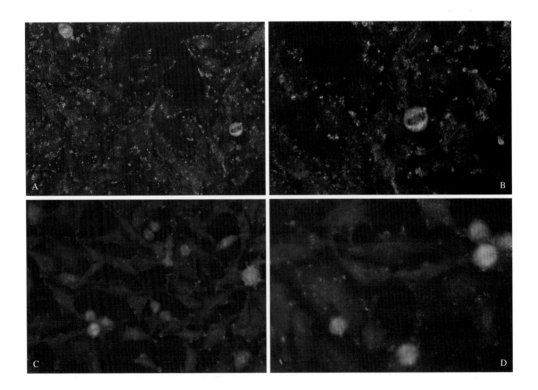

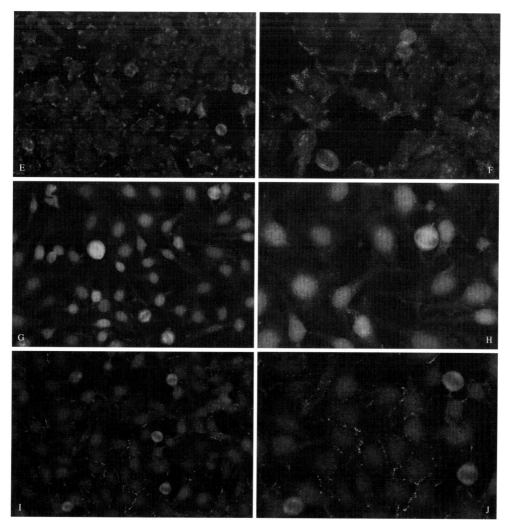

图3-9-3　不同品牌试剂HEp-2 IFA胞浆节段型（AC-17）核型特点

A. 欧蒙（20倍镜）；B. 欧蒙（40倍镜）；C. INOVA（20倍镜）；D. INOVA（40倍镜）；E. AESKU（20倍镜）；F. AESKU（40倍镜）；
G. MBL（20倍镜）；H. MBL（40倍镜）；I. 康润科技（20倍镜）；J. 康润科技（40倍镜）

【核型鉴别】

1. 胞浆线性/肌动蛋白型（AC-15）·见本节胞浆线性/肌动蛋白型核型鉴别2。

2. 胞浆丝状/微管型（AC-16）·见本节胞浆丝状/微管型核型鉴别2。

【相关靶抗原】

（一）α-辅肌动蛋白

1. 生物学功能·α-辅肌动蛋白（α-actinin），分子量100 kDa，是一种普遍存在的细胞骨架蛋白，也是F-肌动蛋白交联蛋白（filamentous actin crosslinking proteins）超家族成员之一，它存在于肌肉细胞和非肌肉细胞的多个亚细胞区域。其结构是一个反向平行的杆状二聚体，杆状体两端各有一个肌动蛋白结合区域（actin-binding domain），能够交联肌动蛋白丝。α-辅肌动蛋白存在4种亚型（α-辅肌动蛋白-1/2/3/4），通常被分为两类：肌肉型（对钙离子不敏感，包括1亚型和4亚型）和非肌肉型（对钙离子敏感，包括2亚型和3亚型）。除了与肌动蛋白丝结合以外，α-辅肌动蛋白还与许多细胞骨架、信号分子、跨膜受体，以及离子通道相结合，在细胞骨架形成和肌肉收缩中发挥重要作用。

2. 临床意义

（1）系统性红斑狼疮与狼疮性肾炎：抗α-辅肌动蛋白抗体可在约20%的SLE患者中检出，且抗α-辅肌动蛋白抗体与SLE疾病活动度，以及LN相关[17]。抗α-辅肌动蛋白抗体阳性SLE患者常伴抗dsDNA抗体阳性，LN发生前或疾病早期阶段患者体内即可检出高滴度抗α-辅肌动蛋白抗体[18]。抗α-辅肌动蛋白抗体与抗dsDNA抗体联合检测可作为LN的标志物之一，主要原因为：α-辅肌动蛋白作为抗α-辅肌动蛋白抗体的靶抗原，在肾脏中出现于系膜细胞、足细胞、毛细血管和大血管，与抗dsDNA抗体具有交叉反应，可作为抗dsDNA抗体的靶抗原引起肾脏病理损伤。但抗α-辅肌动蛋白抗体并非SLE特异性抗体，也可见于RA、SS、AIH-1患者。

（2）1型自身免疫性肝病：在AIH-1患者中，抗α-辅肌动蛋白抗体与抗F-肌动蛋白抗体可同时检出，这类患者通常呈现SMA-G/T荧光模型特征。以上两种抗体双阳性对病程较短的活动性AIH具有辅助诊断价值，但二者相对独立，不存在交叉反应性[19]。在未治疗的AIH-1患者中，抗α-辅肌动蛋白抗体常与高亲和力的抗ssDNA抗体同时存在，二者具有交叉反应性，并且与疾病的临床和组织学活动性相关[20]。此外，抗α-辅肌动蛋白抗体还可用于预测AIH-1患者的治疗反应性，治疗前该抗体基线水平越低，患者对治疗的反应性越好[21]。

3. 检测方法·临床实验室尚无检测抗α-辅肌动蛋白抗体的商品化试剂盒。科研可采用ELISA、WB等方法检测抗α-辅肌动蛋白抗体。

（二）黏着斑蛋白

1. 生物学功能·黏着斑蛋白（vinculin）分子量116 kDa，于1979年首次被发现，是一种广泛表达的肌动蛋白结合蛋白。它主要定位于细胞-细胞间的连接处和细胞-胞外基质间的黏着斑（focal adhesion），是细胞黏附中被研究最多的支架蛋白之一，在介导细胞黏附、运动，以及细胞对力的反应方面起着关键作用。黏着斑蛋白是一种α-螺旋蛋白，由头部、富含脯氨酸的连接蛋白和尾部三个结构域组成。黏着斑蛋白没有酶活性，它通过直接与肌动蛋白结合，刺激肌动蛋白聚合和招募肌动蛋白重构蛋白来调节黏附。

2. 临床意义·抗黏着斑蛋白抗体是新近发现的肠易激综合征的生物标志物之一，通常和抗细胞致死膨胀毒素B（cytolethal distending toxin）抗体一起被用于鉴别肠易激综合征和炎症性肠病[22]。二者在伴有腹泻和混合型的肠易激综合征中滴度及阳性率较高，而在伴有便秘的肠易激综合征中滴度及阳性率较低，因此也被用于区分肠易激综合征的亚型。此外，抗黏着斑蛋白抗体曾在少数CIDP患者中检出。

3. 检测方法·临床实验室尚无检测抗黏着斑蛋白抗体的商品化试剂盒。科研通常采用ELISA检测抗黏着斑蛋白抗体。

要点回顾

* 抗F-肌动蛋白抗体是Ⅰ型自身免疫性肝炎特异性抗体之一，与疾病活动性相关。
* 抗波形蛋白抗体与心脏和肾移植后排斥反应及不良预后有关。
* 抗角蛋白抗体可作为类风湿关节炎的辅助诊断指标，且与疾病活动度相关。
* 抗α-辅肌动蛋白抗体与系统性红斑狼疮疾病活动度，以及狼疮性肾炎相关，但并非系统性红斑狼疮特异性抗体，可见于其他系统性自身免疫性风湿病。
* 抗α-辅肌动蛋白抗体与抗dsDNA抗体具有交叉反应，二者联合检测可作为狼疮性肾炎的标志物之一。
* 抗α-辅肌动蛋白抗体可与抗F-肌动蛋白抗体或抗ssDNA抗体在Ⅰ型自身免疫性肝炎患者中同时存在，并与疾病活动性相关。

参考文献

[1] Couto CA, Bittencourt PL, Porta G, et al. Antismooth muscle and antiactin antibody are indirect markers of histological and biochemical activity of autoimmune hepatitis[J]. Hepatology, 2014, 59(2): 592–600.

[2] Chretien-Leprince P, Ballot E, Andre C, et al. Diagnostic value of anti-F-actin antibody in a French multicenter study[J]. Annals of the New York Academy of Sciences, 2005, 1050(1): 266–273.

[3] Gregorio GV, Portmann B, Reid F, et al. Autoimmune hepatitis in childhood: a 20-year experience[J]. Hepatology, 1997, 25(3): 541–547.

[4] Conrad K, Schößler W, Hiepe F, et al. Autoantibodies in organ specific autoimmune diseases: a diagnostic reference[M]. Lengerich: Pabst Science Publishers, 2017.

[5] Galaski J, Weiler-Normann C, Schakat M, et al. Update of the simplified criteria for autoimmune hepatitis: Evaluation of the methodology for immunoserological testing[J]. Journal of Hepatology, 2021, 74(2): 312–320.

[6] Von Mühlen CA, Chan EK, Peebles CL, et al. Non-muscle myosin as target antigen for human autoantibodies in patients with hepatitis C virus-associated chronic liver diseases[J]. Clinical & Experimental Immunology, 1995, 100(1): 67–74.

[7] Chu CC, Catera R, Hatzi K, et al. Chronic lymphocytic leukemia antibody with a common stereotypic rearrangement recognize nonmuscle myosin heavy chain IIA[J]. Blood, The Journal of the American Society of Hematology, 2008, 112(13): 5122–5129.

[8] Chu CC, Catera R, Zhang L, et al. Many chronic lymphocytic leukemia antibody recognize apoptotic cells with exposed nonmuscle myosin heavy chain ⅡA: implications for patient outcome and cell of origin[J]. Blood, The Journal of the American Society of Hematology, 2010, 115(19): 3907–3915.

[9] Divanyan T, Acosta E, Patel D, et al. Anti-vimentin antibody in transplant and disease[J]. Human immunology, 2019, 80(8): 602–607.

[10] Kotaska K, Petrak B, Kukacka J, et al. Anti-vimentin antibody and neuron-specific enolase in children with neurofibromatosis type-1[J]. Neuroendocrinology Letters, 2007, 28(6): 761–764.

[11] Kinloch AJ, Cascino MD, Dai J, et al. Anti-vimentin antibody: a unique antibody class associated with therapy-resistant lupus nephritis[J]. Lupus, 2020, 29(6): 569–577.

[12] Wang XP, Cheng QY, Gu MM, et al. Diagnostic accuracy of anti-keratin antibody for rheumatoid arthritis: a meta-analysis[J]. Clinical rheumatology, 2019, 38(7): 1841–1849.

[13] Zhu T, Feng L. Comparison of anti-mutated citrullinated vimentin, anti-cyclic citrullinated peptides, anti-glucose-6-phosphate isomerase and anti-keratin antibody and rheumatoid factor in the diagnosis of rheumatoid arthritis in Chinese patients[J]. International journal of rheumatic diseases, 2013, 16(2): 157–161.

[14] Kuo YB, Chang CA, Wu YK, et al. Identification and clinical association of anti-cytokeratin 18 autoantibody in COPD[J]. Immunology letters, 2010, 128(2): 131–136.

[15] Connolly AM, Pestronk A, Trotter JL, et al. High-titer selective serum anti-β-tubulin antibody in chronic inflammatory demyelinating polyneuropathy[J]. Neurology, 1993, 43(3 Pt 1): 557–562.

[16] Guilbert B, Dighiero G, Avrameas S. Naturally occurring antibody against nine common antigens in human sera. I. Detection, isolation and characterization[J]. The Journal of Immunology, 1982, 128(6): 2779–2787.

[17] Zhao Z, Weinstein E, Tuzova M, et al. Cross-reactivity of human lupus anti-DNA antibody with α-actinin and nephritogenic potential[J].

Arthritis & Rheumatism: Official Journal of the American College of Rheumatology, 2005, 52(2): 522−530.

[18] Croquefer S, Renaudineau Y, Jousse S, et al. The anti-alpha-actinin test completes anti-DNA determination in systemic lupus erythematosus[J]. Annals of the New York Academy of Sciences, 2005, 1050(1): 170−175.

[19] Paul G, Georgios D, Jean-Baptiste N, et al. Double reactivity against actin and α-actinin defines a severe form of autoimmune hepatitis type 1[J]. Journal of Clinical Immunology, 2006, 26(6): 495−505.

[20] Renaudineau Y, Dalekos GN, Guéguen P, et al. Anti-α-actinin antibody cross-react with anti-ssDNA antibody in active autoimmune hepatitis[J]. Clinical Reviews in Allergy & Immunology, 2008, 34(3): 321−325.

[21] Zachou K, Oikonomou K, Renaudineau Y, et al. Anti-α actinin antibody as new predictors of response to treatment in autoimmune hepatitis type 1[J]. Alimentary pharmacology & therapeutics, 2012, 35(1): 116−125.

[22] Pimentel M, Morales W, Rezaie A, et al. Development and validation of a biomarker for diarrhea-predominant irritable bowel syndrome in human subjects[J]. PLoS One, 2015, 10(5): e0126438.

第十节 · 胞浆颗粒型（AC-18/AC-19/AC-20）

一、胞浆散点型（AC-18）

【荧光核型特征】

1. 分裂间期细胞 · 不规则分布于胞浆的散在点状荧光染色，在S期晚期及G2期间期细胞胞浆内点状染色数量增加（图3-10-1）。

2. 有丝分裂期细胞 · 分裂期细胞染色体区阴性（图3-10-1）。

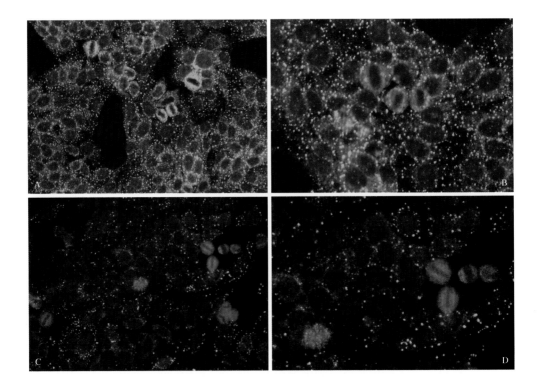

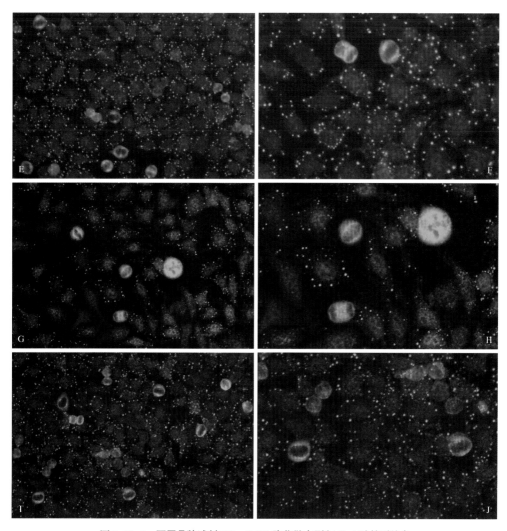

图3-10-1　不同品牌试剂HEp-2 IFA胞浆散点型（AC-18）核型特点

A. 欧蒙（20倍镜）；B. 欧蒙（40倍镜）；C. INOVA（20倍镜）；D. INOVA（40倍镜）；E. AESKU（20倍镜）；F. AESKU（40倍镜）；
G. MBL（20倍镜）；H. MBL（40倍镜）；I. 康润科技（20倍镜）；J. 康润科技（40倍镜）

【核型鉴别】

1. 胞浆致密颗粒型（AC-19）· AC-19在分裂间期细胞胞浆呈致密均匀的细颗粒样荧光染色，有时可出现特征样空泡。而AC-18的胞浆颗粒呈大小不等，分布不规则的明显点状荧光染色。

2. 胞浆细颗粒型（AC-20）· AC-20在分裂间期细胞胞浆呈细颗粒样荧光染色，其颗粒小于AC-18，且可覆盖于细胞核上，而AC-18胞浆颗粒样荧光染色不会覆盖细胞核。

【相关靶抗原】

（一）GW小体

1. 生物学功能· GW小体（GW bodies，GWBs）是2002年发现的一种新型细胞质结构，因其包含一种富含甘氨酸（glycine，G）/色氨酸（tryptophan，Trp或W）的mRNA结合蛋白GW182而得名。GWBs被证实与酵母和哺乳动物的细胞质加工小体，即P-小体（processing bodies，PB）具有相同结构和功能特征，因此又称为GW/PB，它是mRNA加工和降解的位点，在RNA干扰（RNA interference，RNAi）途径中起重要作用[1]。抗GWBs抗体识别的主要靶抗原为GW182、Ago2和Ge-1/HEDLS/EDC4。

（1）GW182：分子量182 kDa，又称为含有三核苷酸重复的衔接蛋白6A（trinucleotide repeat containing adaptor 6A，TRNC6A），首次发现于感觉性共济失调多神经病患者血清中。其特点为包含39个甘氨酸/色氨酸（G/W）残基的重复序列和存在于C端的一个RNA识别基序（RNA recognition motif，RRM）。此外，GW182还存在多个Ago2（argonaute protein 2）结合域，它和Ago2共同参与翻译水平的基因沉默（translational silencing），并作为关键分子在转录抑制和mRNA降解中发挥关键作用。

（2）Ago2：分子量100 kDa，是RNA诱导沉默复合体（RNA-induced silencing complex）的核心成分，也是RNAi途径的关键催化酶。在miRNA介导的RNAi过程中，Ago2蛋白能够与miRNA结合，起到稳定miRNA的作用，进而结合到选定的靶mRNA上。随后GW182与靶mRNA上Ago2-miRNA发生交联反应，并行使转录抑制和mRNA降解的功能，导致翻译水平的基因沉默。

（3）Ge-1/HEDLS：分子量160 kDa，又被称为mRNA去帽增强子4（enhancer of mRNA decapping 4，EDC4），于1994年首次在SS患者中被鉴定为自身抗原。它包含N端的WD40基序和C端的ψ（X2-3）重复基序，是GW/PB核心成分，在mRNA去帽（decapping）过程中具有重要作用。

2. 临床意义·抗GWBs抗体常见于SS患者和具有神经系统症状（如共济失调、运动/感觉神经病变）的患者，也可在部分SLE、RA患者中检出，约半数抗GWBs抗体阳性患者同时合并抗Ro52抗体阳性[2-3]。此外，部分PBC患者，抗GWBs抗体可与抗PML-Sp100抗体同时存在，且GWBs中Ge-1/HEDLS/EDC4结构的核定位部分与PML体（PML body）邻近，提示二者功能上可能存在关联[4]。

3. 检测方法·临床实验室目前尚无检测抗GWBs抗体的商品化试剂盒，仅可通过HEp-2 IFA观察到GWBs特异性荧光模型，即不规则分布于胞浆的散在点状荧光染色。为排除抗其他胞质结构如胞内体（endosomes）、溶酶体（lysosomes）抗体的干扰，实验室可采用单克隆抗体（如GW182单抗）荧光双染共定位，以确认GWBs特异性荧光模型。科研可采用IP[5]或ALBIA检测患者血清中针对GW182、Ago2、Ge-1/HEDLS/EDC4等GWBs主要抗原成分的特异性抗体[2]。

（二）胞内体（endosomes）

1. 生物学功能·胞内体是细胞胞吞作用中最主要的细胞器，它是一种能够与膜结合的胞质小泡，参与细胞内外各腔室间的物质及大分子运输。胞内体相关抗原包括：早期胞内体抗原1（early endosome antigen 1，EEA1）、细胞质连接蛋白170（cytoplasmic linker protein-170，CLIP-170）、谷氨酸受体相互作用蛋白相关蛋白1（glutamate receptor interacting protein-associated protein 1，GRASP-1）、溶血磷脂酸（lysobisphosphatidic acid，LBPA）。

（1）EEA1：分子量162 kDa，是一种亲水性外周膜蛋白，定位于早期胞内体的细胞质面。它具有由多个α-螺旋卷曲螺旋基序（α-helical coiled-coil motifs）组成的高度有序的四级结构，在细胞内吞作用促进胞内体囊泡融合过程中扮演关键角色。

（2）CLIP-170：分子量170 kDa，是一种促进胞内体与微管相互作用的蛋白，具有三个功能结构域，N端的微管结合域、位于中心的长α-螺旋卷曲螺旋结构和C端的两个锌指关节（zinc-knuckles）。CLIP-170能够动态定位到微管正端，与新聚合的微管蛋白结合，是以微管为基础的分子马达-动力激动蛋白（dynactin）激活剂。

（3）GRASP-1：分子量110 kDa，是小G蛋白ras家族的一种神经元特异性鸟嘌呤核苷酸交换因子。它特异性表达于神经系统所有组织（包括皮层、小脑、海马、嗅球、丘脑、脊髓和脑干），而在肌肉、肺、心、肝、肾或脾等器官中不表达。与其他多种胞质自身抗原类似，除N端和C端短片段外，它还包含大量卷曲螺旋结构域。GRASP-1可与谷氨酸受体相互作用蛋白（glutamate receptor interacting protein）结合，作为大分子蛋白复合体的一部分，调节α-氨基-3-羟基-5-甲基-4-异恶唑丙酸（alpha-amino-3-hydroxy-5-methyl-4-isoxazole propionate）受体功能并在其靶向突触传递中发挥作用。

（4）LBPA：又被称为双（单酰基甘油）磷酸［bis（monoacylglycerol）phosphate］，它是一种阴离子磷脂，也是磷脂酰甘油（phosphatidyl glycerol）的结构异构体，大量存在于晚期胞内体内膜上。它是真核细胞磷脂生物合成早期阶段的关键性前体，作为细胞间的磷脂信使，可激活G蛋白偶联受体，引起生长激素样作用。

2. 临床意义

（1）抗EEA1抗体：可见于多种病症，约40%患者有神经系统疾病，如脱髓鞘性多发性神经病（demyelinating polyneuropathy）、下位运动神经元疾病等[6]，也可见于各种系统性和器官特异性自身免疫性疾病如SS、肺纤维化，以及UCTD等患者。

（2）抗CLIP-170、GRASP-1和LBPA抗体：这三种抗体相关研究较少。抗CLIP-170抗体曾报道于4例患者，分别为SLE伴持续性胸腔积液、lcSSc、胶质母细胞瘤和特发性胸膜炎患者[7]；抗GRASP-1抗体曾在约17%的PBC患者中检出[8]；一些抗磷脂抗体阳性患者血浆中可检出抗LBPA抗体[9]。

3. 检测方法·临床实验室目前尚无检测抗胞内体抗体的商品化试剂盒，仅可通过HEp-2 IFA筛查抗胞内体抗体相关荧光模型，但其与抗GBWs抗体、抗溶酶体抗体等引起的荧光模型类似，肉眼往往难以分辨，可进一步采用抗体（如抗EEA1抗体、抗GRASP-1抗体）荧光双染共定位检测来确认胞内体特异性荧光模型。科研可采用IP、ELISA，以及ALBIA[10]检测抗EEA1抗体、抗CLIP-170抗体、抗GRASP-1抗体、抗LBPA等特异性抗体。

二、胞浆致密颗粒型（AC-19）

【荧光核型特征】

1. 分裂间期细胞·整个胞浆呈现细颗粒至均质状，非常致密但混沌不清的荧光染色，有时可见胞浆中特征性空泡（图3-10-2）。

2. 有丝分裂期细胞·分裂期细胞染色体区阴性（图3-10-2）。

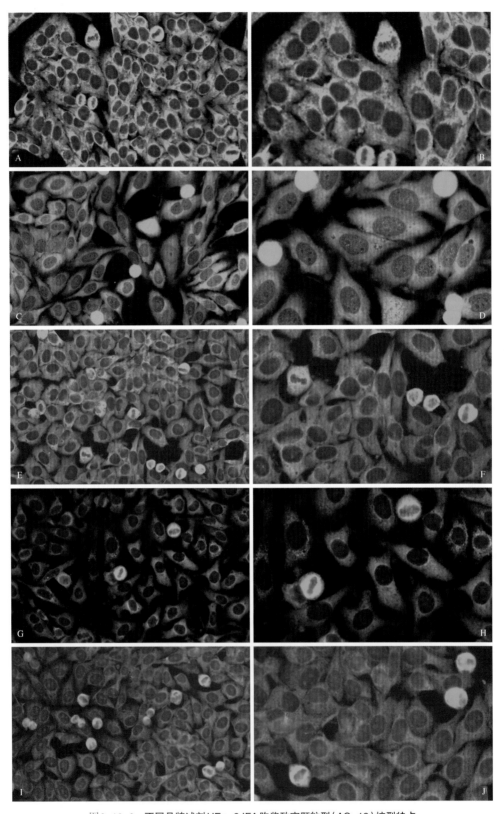

图 3-10-2　不同品牌试剂 HEp-2 IFA 胞浆致密颗粒型（AC-19）核型特点

A. 欧蒙（20 倍镜）；B. 欧蒙（40 倍镜）；C. INOVA（20 倍镜）；D. INOVA（40 倍镜）；E. AESKU（20 倍镜）；F. AESKU（40 倍镜）；
G. MBL（20 倍镜）；H. MBL（40 倍镜）；I. 康润科技（20 倍镜）；J. 康润科技（40 倍镜）

【核型鉴别】

1. 胞浆散点型（AC-18）· 见本节胞浆散点型核型鉴别1。

2. 胞浆细颗粒型（AC-20）· AC-20在分裂间期细胞胞浆呈明显细颗粒样荧光染色，而AC-19胞浆颗粒呈致密均匀的细颗粒样荧光染色，有时可出现特征样空泡。

【相关靶抗原】

（一）核糖体P蛋白

1. 生物学功能· 核糖体P蛋白（ribosomal P protein，Rib-P）是位于真核生物核糖体60S大亚基上的三种核糖体磷酸蛋白P0（38 kDa）、P1（19 kDa）和P2（17 kDa）的统称，由于三者等电点在酸性范围内，且常被一些蛋白激酶磷酸化，又称为酸性核糖体P蛋白。三种核糖体P蛋白在C端具有一段相同的由22个AA组成的序列（C22），该序列在不同物种间高度保守，是大多数抗Rib-P抗体识别的特异性抗原表位。Rib-P通常以两个P1/P2的异源二聚体和一个P0蛋白组成五元复合体，并在核糖体上组成向外突出的茎区结构，在蛋白质翻译延伸过程中起重要作用。

2. 临床意义· 抗Rib-P抗体对SLE高度特异，是潜在的血清学标志物之一，可在发病前产生，而在其他结缔组织病中少见[11]。SLE患者中抗Rib-P抗体检出率约10%～40%，其中儿童和青少年患者检出率高于成人，亚洲人患者检出率高于其他人种。抗Rib-P抗体与SLE患者神经系统、肾脏，以及肝脏受累相关。

（1）神经系统：在有精神错乱或抑郁表现的神经精神性狼疮（neuropsychiatric symptoms associated with SLE，NPSLE）患者血清及脑脊液中可检测到高滴度抗Rib-P抗体[12]，且该抗体是弥漫性NPSLE预后不良的重要危险因素。

（2）肾脏：LN患者可见抗Rib-P抗体滴度升高，也常与抗dsDNA抗体同时出现，区别在于抗Rib-P抗体单阳性（其他ENA谱阴性）多见于单纯膜性V型LN，而伴抗dsDNA抗体同时阳性则提示V型LN伴随增生性病变[13]。

（3）肝脏：SLE相关肝炎患者也可见抗Rib-P抗体水平升高，但同样表现为肝脏受累的AIH患者抗Rib-P抗体阳性少见[14]。

目前，抗Rib-P抗体与疾病活动度是否具有相关性还存在争议，部分研究表明抗Rib-P抗体在活动性SLE患者中检出率更高，也有研究认为抗Rib-P抗体与疾病活动度之间并没有明显相关性。

3. 检测方法· 临床实验室常用LIA和ELISA检测抗Rib-P抗体（表3-10-1）。目前商品化ELISA试剂盒检测抗Rib-P抗体所包被的抗原通常有三种：① 天然纯化的Rib-P（P0、P1、P2）；② 重组Rib-P；③ 由Rib-P蛋白C端22个氨基酸组成的合成肽（C22）。其中以天然和重组Rib-P作为抗原的ELISA检测抗Rib-P抗体特异性相当，且敏感性高于C22合成肽。以C22合成肽作为包被抗原的ELISA检测虽敏感性不足，但特异性较高。科研可采用ELISA、WB、ALBIA等方法检测抗Rib-P抗体。

表3-10-1　实验室部分抗Rib-P抗体检测试剂盒

方法学	产品名称	试剂品牌	检测抗原	包被抗原
CLIA	抗P0抗体测定试剂盒	康润科技	核糖体P0蛋白	重组蛋白——昆虫细胞表达
	抗核糖体P抗体IgG测定试剂盒(化学发光法)*	亚辉龙	核糖体P0蛋白	重组蛋白——昆虫细胞表达
ELISA	抗核糖体P蛋白抗体检测试剂盒	INOVA	核糖体P蛋白	重组蛋白——核糖体P蛋白C22合成肽
	抗核糖体P蛋白抗体检测试剂盒	MBL	核糖体P0蛋白	重组蛋白
	抗核糖体P蛋白抗体IgG检测试剂盒	欧蒙	核糖体P蛋白	天然蛋白——小牛胸腺提取的核糖体P蛋白(P0、P1、P2)
LIA	抗核抗体谱(IgG)检测试剂盒	康润科技	核糖体P0蛋白	重组蛋白
	抗核抗体谱(IgG)检测试剂盒	欧蒙	核糖体P蛋白	天然蛋白——小牛和兔胸腺提取的核糖体P蛋白(P0、P1、P2)
	抗核抗体谱检测试剂盒(免疫印迹法)	亚辉龙	核糖体P0蛋白	重组蛋白——杆状病毒/昆虫细胞表达
流式荧光	抗核抗体谱(IgG)检测试剂盒	伯乐	核糖体P蛋白	天然蛋白——羊羔脾细胞提取的核糖体P蛋白(P0、P1、P2)
	十六项自身抗体谱检测试剂盒(流式荧光发光法)	透景	核糖体P0蛋白	重组蛋白——杆状病毒(SF9昆虫细胞)表达
DLCM	抗核抗体检测试剂盒(碳条码免疫荧光法)	丽珠	核糖体P0蛋白	重组蛋白——昆虫细胞表达

注：*代表产品未注册

(二) PL-7和PL-12

1. 生物学功能·苏氨酰tRNA合成酶(threonyl tRNA synthetase)和丙氨酰tRNA合成酶(alanyl tRNA synthetase)是氨基酰tRNA合成酶(aminoacyl tRNA synthetases, ARS)的成员。ARS是一组存在于细胞质中的酶类，它们能够催化特定的氨基酸结合到其对应的同源tRNA上，这是多肽合成的必需步骤。目前已被证实存在8种不同的抗ARS抗体，包括：抗组氨酰tRNA合成酶抗体(histidyl tRNA synthetase, Jo-1, 50 kDa)、抗苏氨酰tRNA合成酶抗体(threonyl tRNA synthetase, PL-7, 80 kDa)、抗丙氨酰tRNA合成酶抗体(alanyl tRNA synthetase, PL-12, 110 kDa)、抗甘氨酰tRNA合成酶抗体(glycyl tRNA synthetase, EJ, 75 kDa)、抗异亮氨酰tRNA合成酶抗体(isoleucyl tRNA synthetase, OJ, 150 kDa)、抗天冬氨酰tRNA合成酶抗体(asparaginyl-tRNA synthetase, KS, 65 kDa)、抗苯丙氨酰tRNA合成酶抗体(phenylalanyl-tRNA synthetase, ZO, 60/70 kDa)，以及抗酪氨酰tRNA合成酶抗体(tyrosyl-tRNA synthetase, Ha, 59 kDa)。

2. 临床意义·抗PL-7抗体和抗PL-12抗体都属于抗ARS抗体，是常见的MSA，二者在PM/DM中检出率约1%～5%。抗ARS抗体阳性患者通常具有一组特殊的症候群，包括肌炎、ILD、"技工手"、发热、雷诺现象和非侵蚀性关节炎，它们可以多种组合或某种孤立形式出现，被称为抗合成酶综合征(anti-synthetase syndrome, ASS)。

不同的抗ARS抗体对应的ASS临床特征存在差异：雷诺现象在抗PL-7/PL-12抗体阳性患者中更为常见，而关节炎在抗OJ抗体阳性患者中较少见[15]。与抗Jo-1抗体阳性患者相比，抗PL-7/PL-12抗体阳性患者肌肉受累较轻且肌肉疾病复发率较低，但却与早期、严重的ILD和胃肠道症状相关[16]。此外，抗PL-7/PL-12抗体阳性的患者生存率明显低于抗Jo-1抗体阳性患者，这可能与前者更易发生ILD相关[17]。

3. 检测方法·临床实验室通常采用LIA进行抗PL-7抗体或抗PL-12抗体检测(表3-10-2),其包含于肌炎谱中。科研可采用IP、ELISA检测,其中IP是检测大多数MSA的"金标准",但由于技术限制几乎不用于临床。

表3-10-2　实验室部分抗PL-7/PL-12抗体检测试剂盒

方法学	产 品 名 称	试剂品牌	检测抗原	包 被 抗 原
LIA	抗肌炎抗体谱IgG检测试剂盒	欧蒙	PL-7 PL-12	重组蛋白——人cDNA通过杆状病毒系统在昆虫细胞中表达

(三) 信号识别粒子

1. 生物学功能·信号识别粒子(signal recognition particle,SRP)是一种普遍存在的胞质核糖核酸蛋白,由一个7S RNA分子和6个分子量分别为9 kDa、14 kDa、19 kDa、54 kDa、68 kDa和72 kDa的多肽组成。SRP复合体能够结合新翻译蛋白质的氨基末端信号序列,并将其定位至内质网上,帮助蛋白质通过细胞器膜上的蛋白质传导通道进行移位。Reeves等于1896年首次在一位"典型多发性肌炎"患者中报道了能够识别SRP 54 kDa亚基的自身抗体,自此以后,识别其他五种多肽和7S RNA分子的自身抗体在后续研究中逐步被发现。

2. 临床意义·抗SRP抗体与一种独特的PM亚型-免疫介导的坏死性肌病(immune-mediated necrotizing myopathy,IMNM)密切相关,已被纳入其诊断标准[18],其组织学特征表现为大量肌肉纤维变性、再生和坏死,少见或无炎症细胞浸润。该抗体阳性患者通常病程进展快速,大多伴严重肌无力,但少见皮肤受累、雷诺现象、关节炎或与其他CTD重叠征。此外,这类患者治疗相对困难,通常需要联合多种免疫抑制药物控制病情。

3. 检测方法·若患者疑似AIM,尤其是IMNM,临床实验室常采用LIA(肌炎谱)进行抗SRP抗体检测(表3-10-3)。科研实验室可采用IP、ELISA、WB,以及ALBIA检测抗SRP抗体。其中以RNA IP检测血清中7S RNA的存在是检测抗SRP抗体的金标准,而常规ELISA、WB和ALBIA方法多以SRP的54 kDa亚基为靶抗原,可能存在漏检风险。

表3-10-3　实验室部分抗SRP抗体检测试剂盒

方法学	产 品 名 称	试剂品牌	检测抗原	包 被 抗 原
LIA	抗肌炎抗体谱IgG检测试剂盒	欧蒙	SRP	重组蛋白——人cDNA通过杆状病毒系统在昆虫细胞中表达

三、胞浆细颗粒型(AC-20)

【荧光核型特征】

1. 分裂间期细胞·细胞胞浆中呈现零落细小斑点荧光染色,背景多为均匀或密集的细斑点样着色(图3-10-3)。

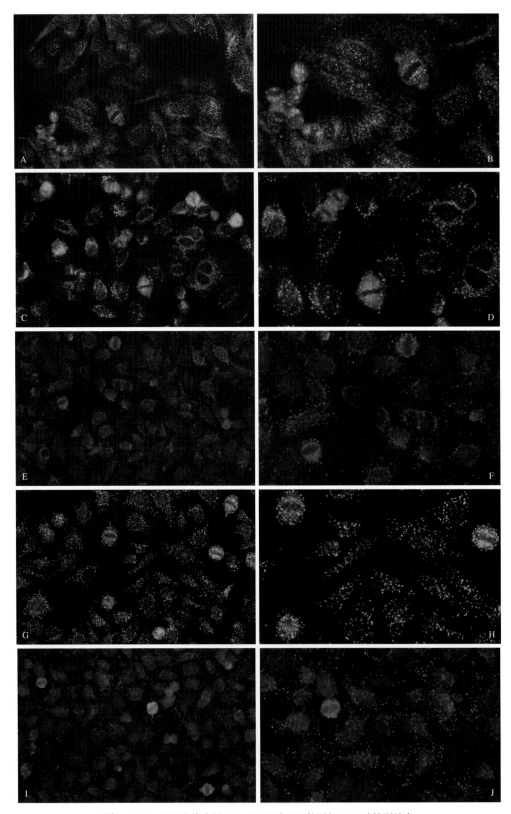

图3-10-3 不同品牌试剂HEp-2 IFA胞细颗粒型（AC-20）核型特点

A. 欧蒙（20倍镜）；B. 欧蒙（40倍镜）；C. INOVA（20倍镜）；D. INOVA（40倍镜）；E. AESKU（20倍镜）；F. AESKU（40倍镜）；
G. MBL（20倍镜）；H. MBL（40倍镜）；I. 康润科技（20倍镜）；J. 康润科技（40倍镜）

2. 有丝分裂期细胞 · 分裂期细胞染色体区阴性(图3-10-3)。

【核型鉴别】

1. 胞浆散点型(AC-18) · 见本节胞浆散点型核型鉴别2。

2. 胞浆致密颗粒型(AC-19) · 见本节胞浆致密颗粒型核型鉴别2。

3. 胞浆网状/线粒体样型(AC-21) · AC-21胞浆颗粒呈粗颗粒丝状荧光染色且不会覆盖细胞核,而AC-20胞浆颗粒呈颗粒样荧光染色且部分胞浆颗粒可覆盖细胞核。

4. 胞浆极性/高尔基体样型(AC-22) · AC-20与AC-22均可见间期细胞胞浆颗粒样荧光染色,但AC-20胞浆颗粒分布较均匀,AC-22胞浆颗粒靠近细胞核一端。

【相关靶抗原】

Jo-1

1. 生物学功能 · 组氨酰tRNA合成酶(Jo-1, 50 kDa)是ARS中的一种,其特异性催化组氨酸酯化并结合到同源tRNA上,形成组氨酰-tRNA复合体,当mRNA的编码序列被核糖体读取时,组氨酰-tRNA复合体就会将组氨酸转移到正在合成的多肽链上。抗Jo-1抗体于1980年被首次发现于PM/DM患者,是第一个被证实的抗ARS抗体和肌炎特异性抗体。

2. 临床意义

(1) PM/DM: 抗Jo-1抗体是MSA中最常见的类型,已纳入AIM分类标准,是PM/DM的特异诊断性标志物[19]。抗Jo-1抗体可见于20%~30%的PM患者和5%~10%的DM患者[20],而其他抗ARS抗体在PM/DM患者中检出率仅为1%~5%[21]。

(2) 抗合成酶综合征: 在ASS患者中,抗Jo-1抗体检出率最高(约60%~80%)。与其他抗ARS抗体相比,抗Jo-1抗体阳性患者出现肌炎、关节痛,以及“技工手”等症状发生率更高,而非Jo-1的抗ARS抗体阳性患者出现DM皮肤病变、发热和ILD的概率更高[22]。此外,抗Jo-1抗体阳性CTD患者其5年和10年生存率较其他抗ARS抗体阳性患者更高。

(3) 重叠综合征: 抗Jo-1抗体可与MAA包括抗U1-snRNP抗体,以及其他常见自身抗体,如抗SSB/La抗体和抗Ro52抗体等同时出现于PM/DM与其他CTD的重叠综合征中,如合并抗U1-snRNP抗体阳性常见于PM/DM合并MCTD,而合并抗SSB/La抗体阳性则常见于PM/DM重叠SLE或SS,尤其当抗Jo-1抗体合并抗Ro52抗体阳性时可导致严重的ILD。

3. 检测方法 · 临床实验室常采用LIA进行抗Jo-1抗体检测,抗原包含于常规ENA谱和肌炎谱中;此外也有基于ELISA、CLIA等的抗Jo-1抗体检测试剂盒(表3-10-4)。科研可采用IP和ELISA检测抗Jo-1抗体。

表3-10-4　实验室部分抗Jo-1抗体检测试剂盒

方法学	产 品 名 称	试剂品牌	检测抗原	包 被 抗 原
CLIA	抗Jo-1抗体测定试剂盒	康润科技	Jo-1	重组蛋白——昆虫细胞表达
	抗可提取核抗原（ENA）抗体检测试剂盒	INOVA	Jo-1	重组蛋白
	抗Jo-1抗体IgG测定试剂盒（化学发光法）	亚辉龙	Jo-1	重组蛋白——昆虫细胞表达
ELISA	抗Jo-1抗体IgG检测试剂盒	欧蒙	Jo-1	天然蛋白——牛和兔胸腺提取
LIA	抗核抗体谱（IgG）检测试剂盒	康润科技	Jo-1	重组蛋白
	抗核抗体谱检测试剂盒（免疫印迹法）	亚辉龙	Jo-1	重组蛋白——杆状病毒/昆虫细胞表达
	抗肌炎抗体谱IgG检测试剂盒	欧蒙	Jo-1	天然蛋白——小牛和兔胸腺提取
流式荧光	抗核抗体谱（IgG）检测试剂盒	伯乐	Jo-1	重组蛋白——杆状病毒（SF9昆虫细胞）表达
	十六项自身抗体谱检测试剂盒（流式荧光发光法）	透景	Jo-1	重组蛋白——杆状病毒（SF9昆虫细胞）表达
DLCM	抗核抗体检测试剂盒（碳条码免疫荧光法）	丽珠	Jo-1	天然蛋白——牛组织提取

要点回顾

- 与AC-20相比，AC-18胞浆内点更为粗大明显，数量相对较少，且一般不覆盖核上，而AC-20胞浆内点较小而密且多，可覆盖核上。
- 抗GWBs抗体常见于干燥综合征患者和具有神经系统症状（如共济失调、运动/感觉神经病变）的患者。
- 抗EEA1抗体可在多种病症中检出，约40%的患者有神经系统疾病。
- 抗Rib-P抗体对系统性红斑狼疮具有高度特异性，是潜在的血清学标志物之一，可在发病前产生。
- 与成人比较，抗Rib-P抗体更常见于儿童和青少年系统性红斑狼疮患者。
- 抗SRP抗体与免疫介导的坏死性肌病密切相关，是该疾病诊断标准之一。
- 抗Jo-1抗体是肌炎特异性抗体中最常见的类型，已纳入自身免疫性肌病分类标准，是多发性肌炎/皮肌炎特异诊断性指标。

参考文献

[1] Jakymiw A, Pauley KM, Li S, et al. The role of GW/P-bodies in RNA processing and silencing[J]. Journal of cell science, 2007, 120(8): 1317−1323.

[2] Bhanji RA, Eystathioy T, Chan EK, et al. Clinical and serological features of patients with autoantibodies to GW/P bodies[J]. Clinical Immunology, 2007, 125(3): 247−256.

[3] Eystathioy T, Chan EK, Takeuchi K, et al. Clinical and serological associations of autoantibodies to GW bodies and a novel cytoplasmic autoantigen GW182[J]. Journal of molecular medicine, 2003, 81(12): 811−818.

[4] Chan EK, Fritzler MJ. Ten Years of Progress in GW/P Body Research[M]. Berlin: Springer, 2013.

[5] Moser JJ, Chan EK, Fritzler MJ. Optimization of immunoprecipitation-western blot analysis in detecting GW182−associated components of GW/P bodies[J]. Nature protocols, 2009, 4(5): 674−685.

[6] Selak S, Chan EK, Schoenroth L, et al. Early endosome antigen. 1: An autoantigen associated with neurological diseases[J]. Journal of investigative medicine: the official publication of the American Federation for Clinical Research, 1999, 47(6): 311−318.

[7] Griffith KJ, Ryan JP, Senécal JL, et al. The cytoplasmic linker protein CLIP-170 is a human autoantigen[J]. Clinical & Experimental Immunology, 2002, 127(3): 533−538.

[8] Stinton LM, Swain M, Myers RP, et al. Autoantibodies to GW bodies and other autoantigens in primary biliary cirrhosis[J]. Clinical &

Experimental Immunology, 2011, 163(2): 147−156.

[9] Koike T. Anticardiolipin antibody and β2−glycoprotein Ⅰ [J]. Clinical immunology and immunopathology (Print), 1994, 72(2): 187−192.

[10] Selak S, Mahler M, Miyachi K, et al. Identification of the B-cell epitopes of the early endosome antigen 1 (EEA1)[J]. Clinical Immunology, 2003, 109(2): 154−164.

[11] Heinlen LD, Ritterhouse LL, McClain MT, et al. Ribosomal P autoantibodies are present before SLE onset and are directed against non-C-terminal peptides[J]. Journal of Molecular Medicine, 2010, 88(7): 719−727.

[12] Yoshio T, Hirata D, Onda K, et al. Antiribosomal P protein antibody in cerebrospinal fluid are associated with neuropsychiatric systemic lupus erythematosus[J]. The Journal of Rheumatology, 2005, 32(1): 34−39.

[13] do Nascimento AP, dos Santos Trindade Viana V, de Abreu Testagrossa L, et al. Antibodies to ribosomal P proteins: a potential serologic marker for lupus membranous glomerulonephritis[J]. Arthritis & Rheumatism: Official Journal of the American College of Rheumatology, 2006, 54(5): 1568−1572.

[14] Ohira H, Takiguchi J, Rai T, et al. High frequency of anti-ribosomal P antibody in patients with systemic lupus erythematosus-associated hepatitis[J]. Hepatology research, 2004, 28(3): 137−139.

[15] Hamaguchi Y, Fujimoto M, Matsushita T, et al. Common and distinct clinical features in adult patients with anti-aminoacyl-tRNA synthetase antibody: heterogeneity within the syndrome[J]. PloS one, 2013, 8(4): e60442.

[16] Marie I, Josse S, Decaux O, et al. Comparison of long-term outcome between anti-Jo1−and anti-PL7/PL12 positive patients with antisynthetase syndrome[J]. Autoimmunity reviews, 2012, 11(10): 739−745.

[17] Hervier B, Devilliers H, Stanciu R, et al. Hierarchical cluster and survival analyses of antisynthetase syndrome: phenotype and outcome are correlated with anti-tRNA synthetase antibody specificity[J]. Autoimmunity reviews, 2012, 12(2): 210−217.

[18] Allenbach Y, Mammen AL, Benveniste O, et al. 224th ENMC International Workshop: Clinico-sero-pathological classification of immune-mediated necrotizing myopathies Zandvoort, The Netherlands, 14−16 October 2016[J]. Neuromuscular Disorders, 2018, 28(1): 87−99.

[19] Lundberg IE, Tjarnlund A, Bottai M, et al. 2017 European League Against Rheumatism/American College of Rheumatology classification criteria for adult and juvenile idiopathic inflammatory myopathies and their major subgroups[J]. Arthritis & Rheumatology, 2017, 69(12): 2271−2282.

[20] Ghirardello A, Zampieri S, Tarricone E, et al. Cutting edge issues in polymyositis[J]. Clinical reviews in allergy & immunology, 2011, 41(2): 179−189.

[21] Hirakata M. Autoantibodies to aminoacyl-tRNA synthetases[J]. Internal medicine, 2005, 44(6): 527−528.

[22] Lega JC, Fabien N, Reynaud Q, et al. The clinical phenotype associated with myositis-specific and associated autoantibodies: a meta-analysis revisiting the so-called antisynthetase syndrome[J]. Autoimmunity reviews, 2014, 13(9): 883−891.

第十一节·其他胞浆核型（AC-21/AC-22/AC-23）

一、胞浆网状/线粒体样型（AC-21）

【荧光核型特征】

1. 分裂间期细胞·延伸于整个细胞质的粗颗粒丝状荧光染色（图3-11-1）。

2. 有丝分裂期细胞·分裂期细胞染色体区阴性（图3-11-1）。

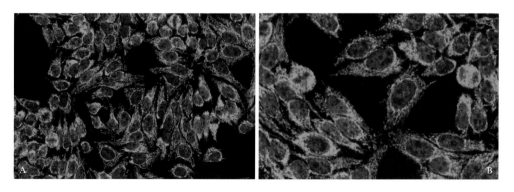

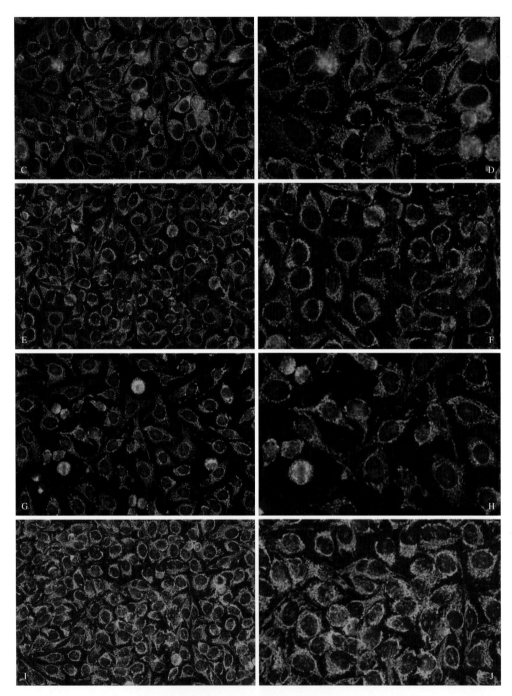

图3-11-1　不同品牌试剂HEp-2 IFA胞浆网状/线粒体型（AC-21）核型特点

A. 欧蒙（20倍镜）; B. 欧蒙（40倍镜）; C. INOVA（20倍镜）; D. INOVA（40倍镜）; E. AESKU（20倍镜）; F. AESKU（40倍镜）;
G. MBL（20倍镜）; H. MBL（40倍镜）; I. 康润科技（20倍镜）; J. 康润科技（40倍镜）

【核型鉴别】

胞浆细颗粒型（AC-20）· 见本章第十节胞浆细颗粒型核型鉴别3。

【相关靶抗原】

AMA-M2

1. 生物学功能·抗线粒体抗体-M2型（anti-mitochondrial antibody-M2，AMA-M2）阳性血清中HEp-2 IFA典型荧光模型呈胞浆网状/线粒体样型（AC-21）荧光模型。AMA-M2识别的靶抗原包括存在于线粒体内膜上的2-氧酸脱氢酶复合体（2-oxo-acid dehydrogenase complex，2-OADC）家族成员：① 丙酮酸脱氢酶复合体-E2亚基（the E2 subunits of the pyruvate dehydrogenase complex，PDC-E2），分子量70 kDa；② 支链2-氧酸脱氢酶复合体-E2亚基（the E2 subunits of branched chain 2-oxo-acid dehydrogenase complex，BCOADC-E2），分子量51 kDa；③ 2-酮戊二酸脱氢酶复合体-E2亚基（the E2 subunits of the 2-oxo-glutarate dehydrogenase complex，OGDC-E2），分子量51 kDa；④ 丙酮酸脱氢酶复合体-E1α亚基（the E1α subunits of the pyruvate dehydrogenase complex，PDC-E1α），分子量45 kDa；⑤ 二氢硫辛酸脱氢酶（dihydrolipoamide dehydrogenase，E3）结合蛋白（E3-binding protein，E3BP），分子量56 kDa[1]。这些复合体的共同特点在于它们都参与氧化磷酸化过程，并且都是糖酵解途径、三羧酸循环，以及支链氨基酸代谢途径的关键酶。

2. 临床意义

（1）原发性胆汁性胆管炎：AMA-M2是PBC的特异性血清学标志物，也是其诊断标准之一[2-3]，约90%～95%的PBC患者呈现AMA阳性（鼠肾为基质的IFA），该抗体可在疾病症状发生前就被检测到[4]。但目前尚无证据证明AMA-M2参与PBC发病机制，且该抗体阳性无法提示预后[5-6]。AMA共有9种亚型（M1～M9），除AMA-M2外，与PBC相关的亚型还包括AMA-M4、AMA-M8，以及AMA-M9。其中AMA-M9常在早期PBC患者中检出，可单独出现，而AMA-M4、AMA-M8常和AMA-M2同时出现[1,7]。

（2）其他自身免疫性疾病：AMA-M2除常见于PBC外，还可见于部分SSc患者，包括PBC-SSc重叠综合征患者[8]。AMA-M2也可检出于AIH患者，但抗体滴度明显低于PBC患者，且在随访过程中AIH患者体内该抗体水平逐渐降低[9]。

（3）非自身免疫性肝病：AMA-M2还可见于少部分药物性肝损伤、HBV、HCV和戊型肝炎、酒精性肝病、原发性肝癌等患者。在未经筛选的肝胆酶升高患者中，AMA-M2阳性可增加患者发生室上性心律失常的风险[10]。

3. 检测方法·实验室常用AMA（包含M1～M9）检测方法是以大鼠肾组织为基质的IFA，其典型模式为肾小管胞浆呈明显颗粒状荧光染色，且由于远端小管较近端小管线粒体含量更丰富，远端小管呈现增强的荧光染色。AMA IFA检测阳性时，临床实验室可进一步采用LIA、ELISA、CLIA及ALBIA等方法检测AMA-M2（表3-11-1）。检测AMA-M2所包被的抗原通常有2种：① 纯化的天然M2抗原，主要为丙酮酸脱氢酶复合物（PDC）；② BCOADC-E2、PDC-E2、OGDC-E2的重组融合蛋白（BPO），又称M2-3E。目前商品化试剂盒多以上述两种混合物作为抗原，提高AMA-M2检测敏感性及特异性[11]。科研可采用WB[12]检测AMA-M2。

表3-11-1　实验室部分抗线粒体抗体检测试剂盒

方法学	产品名称	试剂品牌	检测抗原	包被抗原
ELISA	抗线粒体（AMA-M2）抗体检测试剂盒	INOVA	M2-3E	重组蛋白——包括PDC-E2/BCOADC-E2/OGDC-E2自身表型的三杂交重组分子
	抗M2-3E抗体IgG检测试剂盒（酶联免疫吸附法）	欧蒙	2-OADC、M2-3E	天然和重组蛋白混合物——猪心中提取的丙酮酸脱氢酶复合物和大肠杆菌中表达的BPO的混合物
IFA	自身抗体谱IgG检测试剂盒	欧蒙	线粒体抗原	荧光基质—鼠肾
LIA	抗核抗体谱（IgG）检测试剂盒（欧蒙印迹法）	欧蒙	2-OADC	天然蛋白——猪心脏提取纯化的天然M2抗原（丙酮酸脱氢酶复合物，PDC）
	自身免疫性肝病IgG类抗体检测试剂盒（欧蒙印迹法）	欧蒙	2-OADC	天然蛋白——牛心脏提取物纯化的天然M2抗原（丙酮酸脱氢酶复合物，PDC）
			M2-3E	重组蛋白——大肠杆菌中表达的BPO的混合物

注：BPO为线粒体BCOADC-E2/PDC-E2/QGDC-E2的融合蛋白

二、胞浆极性/高尔基体样型（AC-22）

【荧光核型特征】

1. 分裂间期细胞·分布于细胞质两极的沿细胞核周围不连续斑点或颗粒样带状荧光染色（图3-11-2）。

2. 有丝分裂期细胞·分裂期细胞染色体区阴性（图3-11-2）。

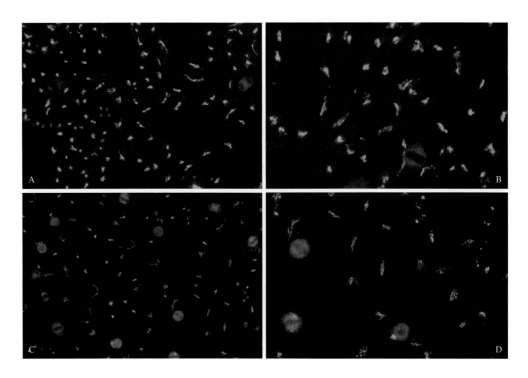

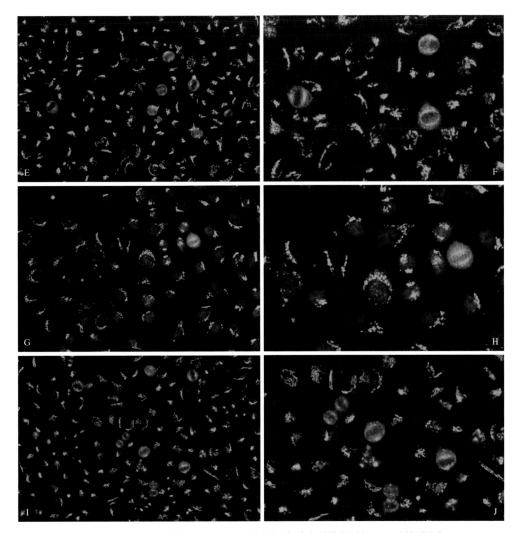

图3-11-2 不同品牌试剂HEp-2 IFA胞浆极性/高尔基体样型（AC-22）核型特点

A. 欧蒙（20倍镜）; B. 欧蒙（40倍镜）; C. INOVA（20倍镜）; D. INOVA（40倍镜）; E. AESKU（20倍镜）; F. AESKU（40倍镜）;
G. MBL（20倍镜）; H. MBL（40倍镜）; I. 康润科技（20倍镜）; J. 康润科技（40倍镜）

【核型鉴别】

胞浆细颗粒型（AC-20）·见本章第十节胞浆细颗粒型核型鉴别4。

【相关靶抗原】

高尔基复合体

1. 生物学功能·高尔基体（golgi apparatus），又称为高尔基复合体（golgi complex），是定位于真核细胞核周区域的细胞器，以在空间和功能上由不同的顺式（cis-）、内式（medical-），以及反式（trans-）高尔基体网络组成的膜状堆叠为特征。高尔基体在粗面内质网的加工、运输和筛选新合成的蛋白质方面具有突出功能。抗高尔基复合体抗体（anti-golgi appratus antibody，AGAA）最早在1982年被发现于一个患有淋巴瘤的SS患者血清中。目前已知AGAA识别的自身抗原包括：巨高尔基蛋白（giantin/macrogolgin/GCP372，分子量370 kDa）、golgin-245/p230（分子量245 kDa）、golgin-160/GCP170（分子量160 kDa）、golgin-95/GM130（分子量95/130 kDa）、golgin-97（分子量97 kDa）和golgin-67（分子量67 kDa）[13]。这些大分子蛋白具有共同的结构特征，即除了氨基端和羧基端外，都包含贯穿整个蛋白质的长卷曲螺旋棒状结构域。此外，巨高尔基蛋白在羧基端还存在一个单一的跨膜结构域，是其主要的抗原表位。在所有已知高尔基体相关靶抗原中，AGAA识别最常见的靶抗原是巨高尔基蛋白（50%），而golgin-97最不常见（3.8%）。

2. 临床意义

（1）检出率低：AGAA少见于风湿病群体，仅在少数患者中被报道，检出率仅0.05%～0.2%[14]，有报道显示在中国人群中，AGAA（HEp-2 IFA）阳性率约0.08%[15]。

（2）无疾病特异性：AGAA不具有疾病特异性，可见于SS、SLE、RA、MCTD、韦格氏肉芽肿病（Wegener's granulomatosis），以及人类免疫缺陷病毒（human immunodeficiency virus，HIV）感染等，对SARD的诊断价值较低[16]。

（3）系统性自身免疫病：高滴度AGAA的存在可能是SARD的早期迹象。自身免疫病患者AGAA滴度较非自身免疫病患者AGAA滴度更高；且部分AGAA阳性患者随访记录表明，自身免疫病患者可维持较高水平AGAA滴度，而非自身免疫病患者AGAA滴度仅能维持较短时间或消失[15]。

3. 检测方法·临床实验室目前尚无针对特异性AGAA的商品化检测试剂。科研可采用IP、ELISA等检测特异性AGAA[17]。

三、胞浆棒环状型（AC-23）

【荧光核型特征】

1. 分裂间期细胞·间期细胞胞浆中存在明显的杆状和环状结构荧光染色，也有部分细胞核中可出现较小的杆状或环状结构染色（图3-11-3）。

2. 有丝分裂期细胞·分裂期细胞染色体区阴性（图3-11-3）。

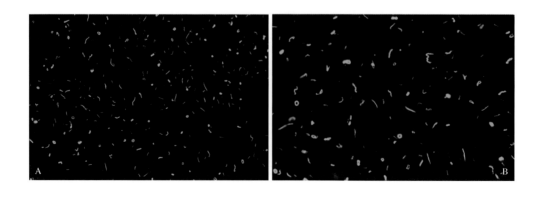

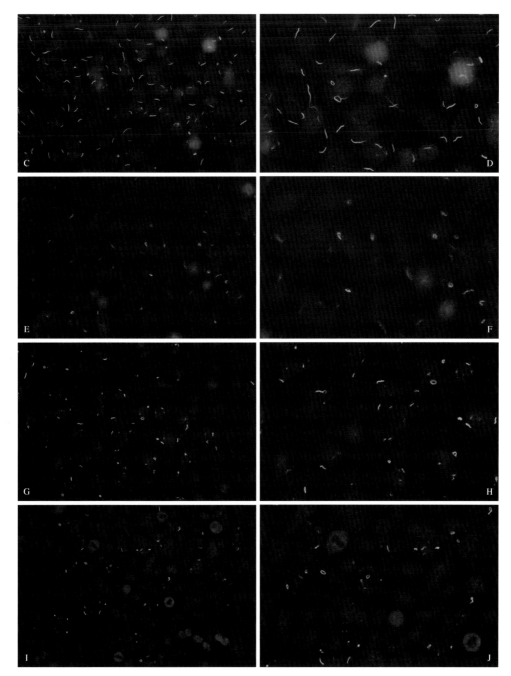

图3-11-3　不同品牌试剂HEp-2 IFA胞浆棒环状型（AC-23）核型特点

A. 欧蒙（20倍镜）；B. 欧蒙（40倍镜）；C. INOVA（20倍镜）；D. INOVA（40倍镜）；E. AESKU（20倍镜）；F. AESKU（40倍镜）；
G. MBL（20倍镜）；H. MBL（40倍镜）；I. 康润科技（20倍镜）；J. 康润科技（40倍镜）

【相关靶抗原】

2型肌苷单磷酸脱氢酶

1. 生物学功能·2型肌苷单磷酸脱氢酶（inosine monophosphate dehydrogenase type 2，IMPDH2）

分子量55 kDa，是胞浆抗棒环状（rods and rings, RR）型荧光核型主要靶抗原。其作为催化一磷酸肌苷转化为一磷酸黄嘌呤的限速酶，主要在鸟苷三磷酸（guanosine triphosphate, GTP）的生物合成途径发挥作用。IMPDH2抑制剂，如利巴韦林（ribavirin, RBV）、霉酚酸（mycophenolic acid）等能够诱导培养细胞中RR结构的形成[18]。

2. 临床意义·抗RR抗体（HEp-2 IFA）在20%～40%接受聚乙二醇干扰素-α/利巴韦林（pegylated interferon-α/ribavirin, Peg-IFN-α/RBV）联合治疗的HCV感染患者中检出，但未见于治疗前的HCV感染患者；此外，其在Peg-IFN-α/RBV联合治疗无应答或复发的HCV感染患者中，该抗体检出率高于对IFN-α/RBV治疗应答良好患者[19]。抗RR抗体（HEp-2 IFA）偶见于未感染HCV患者，以及极少数SLE患者和HBV感染患者[20-21]。

3. 检测方法·临床实验室目前尚无针对特异性抗RR抗体（如抗IMPDH2抗体）的商品化检测试剂。科研实验室可采用IP-WB、放射免疫沉淀法（radioimmunoprecipitation assay）、和ALBIA检测特异性抗RR抗体[12]。

要点回顾

- AMA-M2是原发性胆汁性胆管炎的特异性诊断标志物，约90%～95%的患者呈现AMA阳性（以鼠肾为基质的IFA）。
- AMA-M2不参与原发性胆汁性胆管炎的发病机制，也无法提示预后。
- 除AMA-M2外，与原发性胆汁性胆管炎相关的AMA还包括AMA-M4、AMA-M8和AMA-M9亚型。
- AGAA在少数各类病症患者中被报道，无疾病特异性。
- 高滴度AGAA的存在可能是系统性自身免疫病的早期迹象。
- 抗RR抗体（HEp-2 IFA）主要见于接受聚乙二醇干扰素-α/利巴韦林联合治疗的丙型肝炎病毒感染患者。

参考文献

[1] Berg PA, Klein R. Antimitochondrial antibody in primary biliary cirrhosis and other disorders: definition and clinical relevance[J]. Digestive Diseases, 1992, 10(2): 85–101.

[2] Bowlus CL, Gershwin ME. The diagnosis of primary biliary cirrhosis[J]. Autoimmunity reviews, 2014, 13(4–5): 441–444.

[3] Shuai Z, Wang J, Badamagunta M, et al. The fingerprint of antimitochondrial antibody and the etiology of primary biliary cholangitis[J]. Hepatology, 2017, 65(5): 1670–1682.

[4] Marshall M, Kaplan MD, M Eric Gershwin MD. Primary Biliary Cirrhosis. [J]. New England Journal of Medicine. 2005, 353(12): 1261–1273.

[5] Tana MM, Shums Z, Milo J, et al. The significance of autoantibody changes over time in primary biliary cirrhosis[J]. American journal of clinical pathology, 2015, 144(4): 601–606.

[6] Invernizzi P, Crosignani A, Battezzati PM, et al. Comparison of the clinical features and clinical course of antimitochondrial antibody-positive and-negative primary biliary cirrhosis[J]. Hepatology, 1997, 25(5): 1090–1095.

[7] Berg PA, Klein R. Mitochondrial antigens and autoantibodies: from anti-M1 to anti-M9[J]. Klinische Wochenschrift, 1986, 64(19): 897–909.

[8] Zheng B, Vincent C, Fritzler MJ, et al. Prevalence of systemic sclerosis in primary biliary cholangitis using the new ACR/EULAR classification criteria[J]. The Journal of rheumatology, 2017, 44(1): 33–39.

[9] Tomizawa M, Shinozaki F, Fugo K, et al. Anti-mitochondrial M2 antibody-positive autoimmune hepatitis[J]. Experimental and Therapeutic Medicine, 2015, 10(4): 1419−1422.

[10] Konishi H, Fukuzawa K, Mori S, et al. Anti-mitochondrial M2 antibody enhance the risk of supraventricular arrhythmias in patients with elevated hepatobiliary enzyme levels[J]. Internal Medicine, 2017, 56(14): 1771−1779.

[11] 张洋, 李永哲, 冯雪, 等. 抗线粒体抗体M2亚型抗体三种检测方法的比较及其对原发性胆汁性肝硬化的诊断价值研究[J]. 中国实验诊断学, 2008, 12(9): 1073−1075.

[12] Calise SJ, Zheng B, Hasegawa T, et al. Reference standards for the detection of anti-mitochondrial and anti-rods/rings autoantibodies[J]. Clinical Chemistry and Laboratory Medicine (CCLM), 2018, 56(10): 1789−1798.

[13] Nozawa K, Fritzler MJ, Chan EK. Unique and shared features of Golgi complex autoantigens[J]. Autoimmunity Reviews, 2005, 4(1): 35−41.

[14] Wallis D, Greig A, Dunphy J, et al. Anti-Golgi autoantibodies: prevalence and disease associations in a rheumatic disease population[J]. International journal of rheumatic diseases, 2012, 15(2): e23−e25.

[15] Ma L, Zeng A, Chen Y, et al. Anti-golgi antibody: Prevalence and disease association in Chinese population[J]. Clinica Chimica Acta, 2019, 496: 121−124.

[16] Vermeersch P, Van den Bergh K, Blockmans D, et al. Anti-Golgi autoantibodies are not clinically associated with systemic autoimmune diseases[J]. Annals of the rheumatic diseases, 2011, 70(1): 234−235.

[17] Nozawa K, Fritzler MJ, von Mühlen CA, et al. Giantin is the major Golgi autoantigen in human anti-Golgi complex sera[J]. Arthritis Res Ther, 2003, 6(2): R95−102.

[18] Carcamo WC, Satoh M, Kasahara H, et al. Induction of cytoplasmic rods and rings structures by inhibition of the CTP and GTP synthetic pathway in mammalian cells[J]. PloS one, 2011, 6(12): e29690.

[19] Keppeke GD, Calise SJ, Chan EK, et al. Anti-rods/rings autoantibody generation in hepatitis C patients during interferon-α/ribavirin therapy[J]. World journal of gastroenterology, 2016, 22(6): 1966−1974.

[20] Climent J, Morandeira F, Castellote J, et al. Clinical correlates of the "rods and rings" antinuclear antibody pattern[J]. Autoimmunity, 2016, 49(2): 102−108.

[21] Keppeke GD, Nunes E, Ferraz ML, et al. Longitudinal study of a human drug-induced model of autoantibody to cytoplasmic rods/rings following HCV therapy with ribavirin and interferon-α[J]. PloS one, 2012, 7(9): e45392.

第十二节 · 有丝分裂期核型（AC-24/AC-25/AC-26/AC-27/AC-28）

一、中心体型（AC-24）

【荧光核型特征】

1. 分裂间期细胞 · 胞浆内靠近核膜的1～2个中心粒荧光染色阳性（图3-12-1）。

2. 有丝分裂期细胞 · 分布于细胞纺锤体两极的中心粒荧光染色阳性（图3-12-1）。

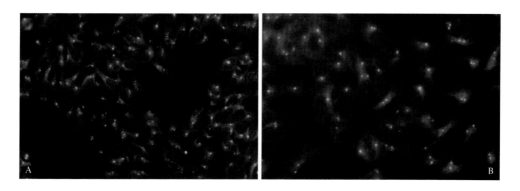

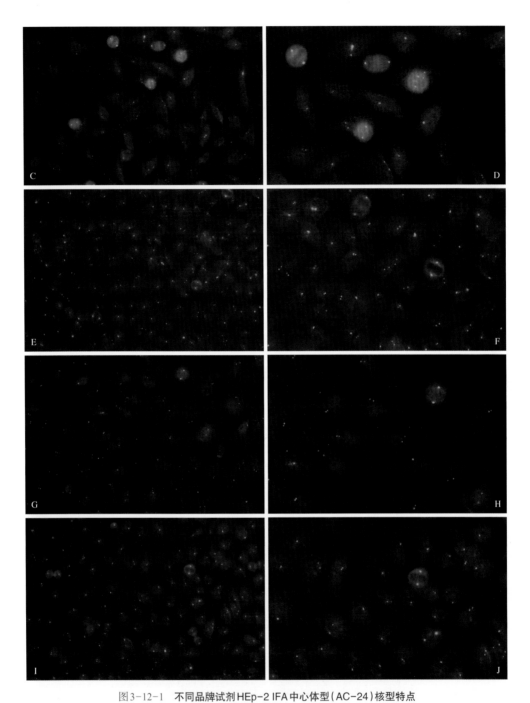

图3-12-1　不同品牌试剂HEp-2 IFA中心体型（AC-24）核型特点

A. 欧蒙（20倍镜）；B. 欧蒙（40倍镜）；C. INOVA（20倍镜）；D. INOVA（40倍镜）；E. AESKU（20倍镜）；F. AESKU（40倍镜）；
G. MBL（20倍镜）；H. MBL（40倍镜）；I. 康润科技（20倍镜）；J. 康润科技（40倍镜）

【核型鉴别】

1. 核少点型（AC-7）· AC-24荧光核型分裂间期细胞胞浆内1~2个中心粒点状荧光有时可分布于细胞核内，易与AC-7混淆，其主要是由于细胞的立体结构所造成。AC-7荧光核型分裂间期细胞内可见1～6个点状染色,且均位于细胞核内;分裂期细胞纺锤体两极中心粒无荧光染色。而AC-24荧光核型分裂间期细胞内仅有1～2个点状染色,且大多位于胞浆内,少数可见于细胞核内;分裂期细胞纺锤体两极可见明显增亮的中心粒荧光染色。

2. 纺锤体型(AC-25)· AC-25荧光核型在分裂期细胞除纺锤体两极荧光染色阳性外,还可见明显的纺锤丝染色阳性,分裂间期细胞染色阴性。而AC-24荧光核型分裂期细胞仅可见纺锤体两极中心粒荧光染色阳性,纺锤丝无荧光染色,分裂间期细胞胞浆内1～2个中心粒荧光染色阳性。

【相关靶抗原】

中心体

1. 生物学功能 · 中心体(centrosome)是真核细胞主要的微管形成中心(microtubule organizing center, MTOC),参与组织微管网络结构、组装纺锤体,以及纤毛发生等重要生物过程。在有丝分裂间期,中心体作为间期细胞骨架形成的位点,位于细胞核膜附近,而在有丝分裂期,中心体则锚定在纺锤体的两极,并在纺锤体微管成分的形成中发挥作用[1]。中心体是由一对中心粒(centriole)和包绕在其周围的中心粒外周物质(pericentriolar material, PCM)组成,因含有大量独特的蛋白质决定了在细胞周期中发挥复杂功能,但目前仅有少部分被鉴定为自身抗原,包括中心粒外周物质1(pericentriolar material 1, PCM-1)、中心粒周蛋白(pericentrin, PCNT)、ninein、中心体蛋白250(centrosomal protein 250, Cep250)、中心体蛋白110(centrosomal protein 110, Cep110)和Mob1(mps one binder 1)等。除PCM-1外,上述自身抗原都是PCM的一部分,共同参与微管形成、招募蛋白至中心体等功能。

(1)PCM-1:分子量228 kDa,是位于PCM附近的中心粒卫星(centriolar satellites),与PCM的蛋白质,如中心体蛋白(centrin)、PCNT和ninein相结合,在调节微管与中心粒的锚定、微管成核,以及有丝分裂复合体的纤毛形成中发挥重要作用。PCM-1活性无细胞系特异性,在正常细胞和恶性细胞(包括恶性上皮细胞和胶质母细胞瘤细胞系)中均为细胞分裂所必需的。

(2)PCNT:分子量220 kDa,是一个高度保守的大分子螺旋卷曲蛋白,是中心体关键组分之一,以颗粒形式存在于细胞骨架中并可通过动力蛋白转运到中心体。它可以发挥多功能支架作用锚定多种蛋白,广泛参与中心体的各项功能,如调节细胞周期和微管形成等。

(3)ninein:分子量249 kDa,是一个具有卷曲螺旋结构的中心体蛋白,是附器(appendage)的成分之一。每个细胞中心体含有2个中心粒,即成熟的母中心粒和未成熟的子中心粒,其中母中心粒远端存在附器,可与微管负端相连,在组装PCM和微管的稳定、定位和锚定中发挥重要作用。此外,ninein也是细胞分裂后中心体内蛋白质管状结构重组所必需的蛋白,对于中心体发挥MTOC的功能至关重要。

(4)Cep250和Cep110:分子量分别为250 kDa和110 kDa,它们都是中心体蛋白Cep家族成员。Cep家族蛋白是细胞分裂级联的重要组成部分,主要控制细胞周期进程、纺锤丝-着丝点组装、中心粒复制、细胞极性等。其中,Cep250又称为中心体Nek2-相关蛋白1(centrosomal Nek2-associated protein 1, C-NAP1),参与不同细胞周期阶段的中心体聚合、中心粒生物发生和中心体复制过程,其C末端区域的磷酸化对于促进中心体复制至关重要。Cep110,又称为Centriolin,是最重要的中心体成分之一,它与Cep250共同位于中心体远端,是构成中心粒生物发生和复制的活性成分。

(5)Mob1:分子量30 kDa,是存在于真核生物中一类高度保守的Mob蛋白家族成员,它是Ndr和Lats家族蛋白激酶的结合伙伴和辅激活物,同时作为Hippo通路的一部分参与细胞增殖和控制凋亡。在细胞分裂中,Mob1参与调控微管的稳定性,是分裂末期和两个子细胞完全分离以及中心粒重新结合所必需的。

2. 临床意义·抗中心体抗体阳性率低,在中国人群中该抗体检出率仅0.022%[2]。抗中心粒抗体阳性可见于SSc、RA及SLE等自身免疫性疾病[3-5],SSc患者中该抗体阳性更易发生肺动脉高压[5];此外也可见于其他非自身免疫性疾病,如乳腺癌、肺炎支原体感染等。在水痘感染的患儿中曾检出针对PCNT、ninein、PCM-1和Mob1的自身抗体[6]。抗中心体抗体相关的AC-24荧光核型对任何疾病的阳性预测价值都很低。

3. 检测方法·目前尚无检测抗中心体抗体的商品化试剂盒可应用于临床实验室,仅可借助HEp-2 IFA筛查该抗体相关的AC-24荧光核型。科研可采用WB,通过靶抗原重组蛋白检测特异性抗中心体抗体[3,6]。

二、纺锤体型(AC-25)

【荧光核型特征】

1. 分裂间期细胞·通常荧光染色阴性(图3-12-2)。
2. 有丝分裂期细胞·纺锤体两极间的纺锤丝呈锥形荧光染色(图3-12-2)。

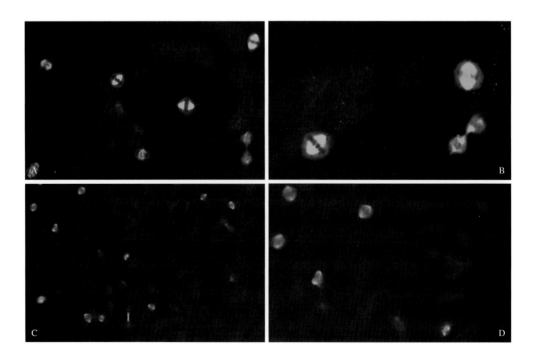

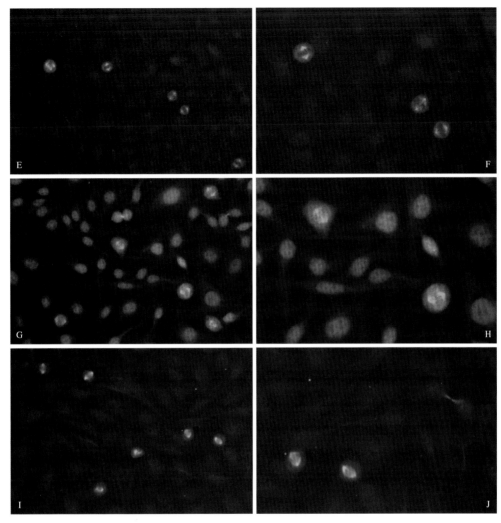

图3-12-2　不同品牌试剂HEp-2 IFA纺锤体型（AC-25）核型特点

A. 欧蒙（20倍镜）；B. 欧蒙（40倍镜）；C. INOVA（20倍镜）；D. INOVA（40倍镜）；E. AESKU（20倍镜）；F. AESKU（40倍镜）；
G. MBL（20倍镜）；H. MBL（40倍镜）；I. 康润科技（20倍镜）；J. 康润科技（40倍镜）

【核型鉴别】

1. 中心体型（AC-24）·见本节中心体型鉴别要点2。

2. NuMA型（AC-26）·AC-25荧光核型分裂间期细胞染色阴性，分裂中期细胞可见明显纺锤丝染色阳性。而AC-26荧光核型分裂间期细胞呈细颗粒样荧光染色，分裂中期细胞仅纺锤体两极染色阳性。

【相关靶抗原】

HsEg5/KIF11/NuMA2

1. 生物学功能·纺锤体驱动蛋白Eg5（homo sapiens Eg5，HsEg5）又称为驱动蛋白家族成员11（kinesin family member 11, KIF11）或核有丝分裂器蛋白2（nuclear mitotic apparatus protein 2, NuMA2），分子量115 kDa，是一种纺锤体驱动蛋白，属于驱动蛋白样蛋白（kinesin-like protein）BimC家族成员，其分子特征在于N端存在一个保守的球状运动结构域，连接中部一个棒状螺旋卷曲结构，C端存在一个BimC盒。HsEg5在有丝分裂期分布复杂，可动态分布于中心体、纺锤体微管、细胞间桥的特定区域，以及有丝分裂后可形成中心体迁移相关微管束。HsEg5/NuMA2和NuMA蛋白（又称为NuMA1）是有丝分裂纺锤体（mitotic spindle apparatus）最主要的两种靶抗原，针对二者的抗体分别形成两种不同的有丝分裂纺锤体荧光模型，即前者为纺锤体型（AC-25），后者为NuMA型（AC-26）[7]。

2. 临床意义·抗HsEg5抗体对应的AC-25荧光核型在常规血清学检测中非常少见，对任何疾病的阳性预测价值都很低，也可出现在SS和SLE等CTD患者中，但抗HsEg5抗体在CTD患者中检出率低于抗NuMA抗体[7-8]。

3. 检测方法·目前尚无检测抗HsEg5抗体的商品化试剂盒可应用于临床实验室，仅可借助HEp-2 IFA筛查该抗体对应的AC-25荧光模型。科研可采用WB，通过重组蛋白检测抗HsEg5抗体[9]。

三、NuMA型（AC-26）

【荧光核型特征】

1. 分裂间期细胞·细胞核呈均匀的细颗粒样荧光染色（图3-12-3）。
2. 有丝分裂期细胞·纺锤体两极的极点荧光重染，而纺锤丝染色较浅（图3-12-3）。

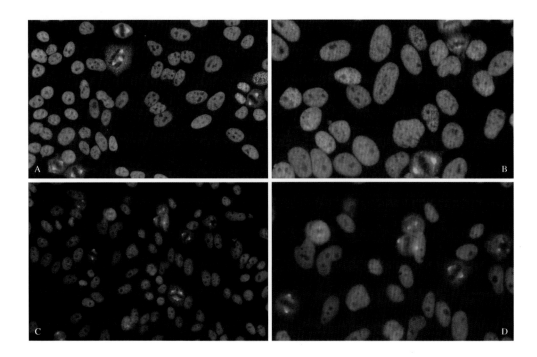

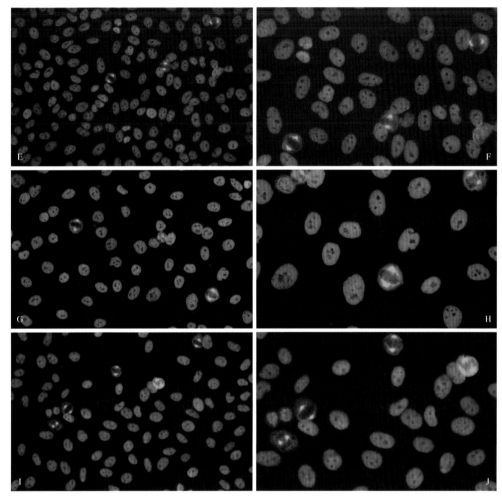

图3-12-3　不同品牌试剂HEp-2 IFA NuMA型（AC-26）核型特点

A. 欧蒙（20倍镜）；B. 欧蒙（40倍镜）；C. INOVA（20倍镜）；D. INOVA（40倍镜）；E. AESKU（20倍镜）；F. AESKU（40倍镜）；
G. MBL（20倍镜）；H. MBL（40倍镜）；I. 康润科技（20倍镜）；J. 康润科技（40倍镜）

【核型鉴别】

1. 纺锤体型（AC-25）· 见本节纺锤体型核型鉴别2。

2. 细颗粒型（AC-4）+纺锤体型（AC-25）混合核型· AC-4和AC-25混合荧光核型与AC-26荧光核型分裂间期细胞都表现为均匀的细颗粒样荧光染色；但AC-26分裂期细胞仅在纺锤体两极有较强荧光染色（一般呈三角形样），而AC-4和AC-25混合荧光核型分裂期细胞纺锤体两极间呈现明显的纤维状染色。

【相关靶抗原】

核有丝分裂器蛋白

1. 生物学功能· NuMA又称NuMA1、核基质蛋白22（nuclear matrix protein 22）、亲中心体蛋

白（centrophilin）和纺锤体极核（spindle pole-nucleus，SPN）抗原，分子量236 kDa，是有丝分裂纺锤体最主要的两种靶抗原之一。NuMA分子由N端球状头部结构和一段1 500个AA组成的间断螺旋，以及C端尾部结构组成，其中C端包含一个核定位信号（nuclear localization signal）和100个AA的延伸，能够直接结合并绑定微管。在有丝分裂期NuMA分布于每个纺锤体极点的中心体外周区域，在有丝分裂纺锤体形成和稳定、染色体分离，以及核重组中起关键作用[7]。抗NuMA抗体在有丝分裂期和间期细胞中都能被检测到，与HEp-2 IFA的AC-26荧光核型相关。

2. 临床意义·抗NuMA抗体在常规血清学检测中少见，该抗体阳性的患者约一半为SARD，多见于SS和SLE，也可见于UCTD、lcSSc，以及RA等自身免疫性疾病；此外，高滴度抗NuMA抗体更多见于CTD患者，而少量低滴度抗体可存在于非自身免疫性疾病，如骨关节炎、癌症和某些感染等[7-8]。

3. 检测方法·目前尚无检测抗NuMA抗体的商品化试剂盒可应用于临床实验室，仅可借助HEp-2 IFA筛查该抗体对应的AC-26荧光模型。科研可采用WB、ALBIA、IP和免疫沉淀-质谱联用（immunoprecipitation-mass spectrometry，IP-MS）检测抗NuMA抗体[10]。

四、细胞间桥型（AC-27）

【荧光核型特征】

1. 分裂间期细胞·通常荧光染色阴性（图3-12-4）。
2. 有丝分裂期细胞分裂·后期即将分离的两个细胞间的细胞间桥荧光染色阳性（图3-12-4）。

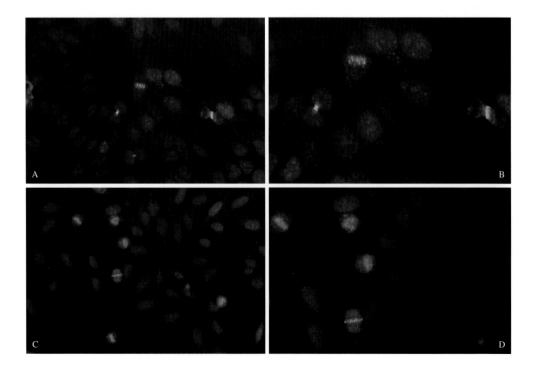

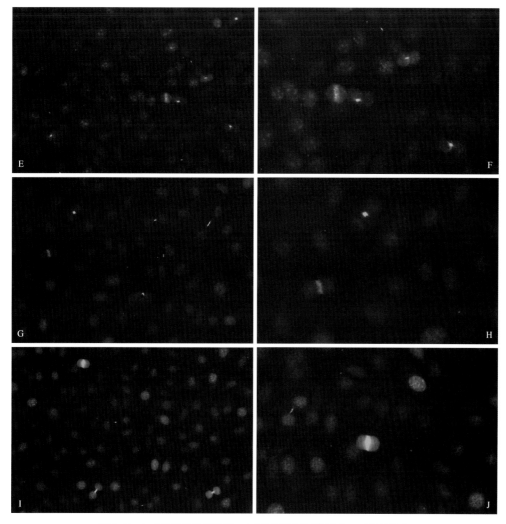

图 3-12-4　不同品牌试剂 HEp-2 IFA 细胞间桥型（AC-27）核型特点

A. 欧蒙（20倍镜）；B. 欧蒙（40倍镜）；C. INOVA（20倍镜）；D. INOVA（40倍镜）；E. AESKU（20倍镜）；F. AESKU（40倍镜）；
G. MBL（20倍镜）；H. MBL（40倍镜）；I. 康润科技（20倍镜）；J. 康润科技（40倍镜）

【相关靶抗原】

在细胞有丝分裂中，当核分裂完成时，纺锤体的微管元素将集中于一个细胞质通道内作为细胞质分裂的一部分，这种细胞质连接被称为细胞间桥；纺锤体的微管在细胞间桥中间区域重叠，形成一个密集区，称为中间体（midbody）[11]。HEp-2 IFA荧光核型AC-27 即细胞间桥型，识别的主要靶抗原是内着丝粒蛋白（inner centromere protein，INCENP）和M期磷酸蛋白1（M-phase phosphoprotein 1，MPP1）。

（一）内着丝粒蛋白

1. 生物学功能 · INCENP分子量150 kDa，是最早被发现的染色体乘客蛋白（chromosomal passengers），这类蛋白能够借助染色体运输到特定位置参与有丝分裂活动，如INCENP可以在有丝分裂期间随着丝粒移动到中间体,作为染色体乘客复合体(chromosomal passenger complex)的重要组成部分,在染色体浓缩、分离,以及细胞质分裂完成时发挥作用[12]。

2. 临床意义·抗INCENP抗体曾在一例假性斑秃-毛周角化综合征患者(Graham Little-Piccardi-Lassueur syndrome)中被检出[13]。此外,抗细胞间桥抗体(IFA)还偶见于SSc和雷诺现象的患者[14]。AC-27核型在常规血清学检测中非常少见,该荧光核型对任何疾病的阳性预测值都很低。

3. 检测方法·目前尚无检测抗INCENP抗体的商品化试剂盒可应用于临床实验室,仅可借助HEp-2 IFA筛查该抗体对应的AC-27荧光核型。科研可采用WB,通过重组蛋白检测抗INCENP抗体[13]。

(二)M期磷酸蛋白1

1. 生物学功能·MPP1又被称为驱动蛋白家族成员20B(kinesin family member 20B,KIF20B),分子量225 kDa,是驱动蛋白Kinesin-6家族成员。在体外证实其具有微管结合、微管绑定,以及刺激微管的ATP酶活性;在整个细胞质分裂过程中位于中央纺锤体和中间体的微管上,是细胞有丝分裂所必需的重要蛋白[15-16]。

2. 临床意义·抗MPP1/KIF20B抗体曾在特发性共济失调(idiopathic ataxia)[17]、长期共济失调获得性脱髓鞘多神经病(longstanding ataxic acquired demyelinating polyneuropathy)[18]和阵发性夜间血红蛋白尿(paroxysmal nocturnal hemoglobinuria)[19]患者中被检出。

3. 检测方法·目前尚无检测抗MPP1/KIF20B抗体的商品化试剂盒可应用于临床实验室,仅可借助HEp-2 IFA筛查该抗体对应的AC-27荧光模型。科研可采用WB和ELISA检测抗MPP1/KIF20B抗体[17,19]。

五、染色体型(AC-28)

【荧光核型特征】

1. 分裂间期细胞·通常荧光染色阴性(图3-12-5)。

2. 有丝分裂期细胞·分裂前期和中期细胞染色体呈点状荧光染色(图3-12-5)。

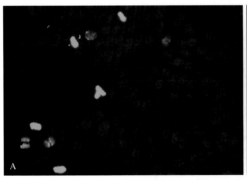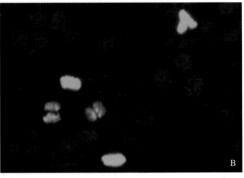

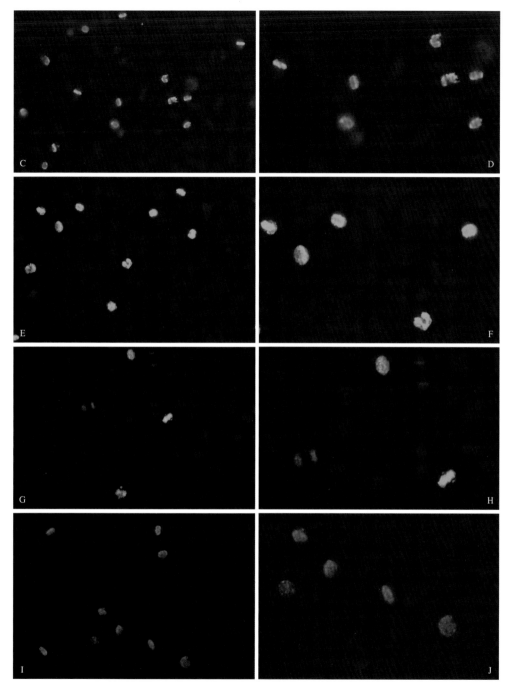

图3-12-5 不同品牌试剂HEp-2 IFA染色体型（AC-28）核型特点

A. 欧蒙（20倍镜）；B. 欧蒙（40倍镜）；C. INOVA（20倍镜）；D. INOVA（40倍镜）；E. AESKU（20倍镜）；F. AESKU（40倍镜）；
G. MBL（20倍镜）；H. MBL（40倍镜）；I. 康润科技（20倍镜）；J. 康润科技（40倍镜）

【核型鉴别】

均质型（AC-1）·见本章第二节均质型核型鉴别3。

【相关靶抗原】

有丝分裂染色体自身抗原

1. 生物学功能·有丝分裂染色体自身抗原（mitotic chromosomal autoantigen，MCA），早期又被称为分裂细胞抗原（dividing cell antigen，DCA），是一类位于有丝分裂染色体臂上而不存在于间期细胞核中的组蛋白样（histone-like）或组蛋白相关（histone-associated）蛋白[20]。根据抗MCA抗体阳性血清具有不同的抗原反应性，可将MCA分为三种模式：MCA-1、MCA-2和MCA-3，前两者含丝氨酸/苏氨酸（serine/threonine）磷酸化位点，后者含有酪氨酸（tyrosine）磷酸化位点，其中MCA-1可能在姐妹染色单体分离过程中发挥作用[20]。研究证实抗MCA-1抗体可与修饰的组蛋白H3结合，说明修饰的组蛋白H3是抗MCA-1抗体识别的主要靶抗原，而抗MCA-2抗体、抗MCA-3抗体识别的具体靶抗原目前尚不明确[21]。

2. 临床意义·抗MCA/DCA抗体相关的AC-28荧光核型在常规血清学检测中非常少见，该荧光核型对任何疾病的阳性预测值都较低。抗MCA/DCA抗体曾在SLE患者中被检出[22]；有报道抗MCA1抗体曾在一名盘状红斑狼疮（discoid lupus erythematosus）伴慢性淋巴细胞性白血病（chronic lymphocytic leukemia）患者中被检出[21]。

3. 检测方法·目前尚无检测抗MCA/DCA抗体的商品化试剂盒可应用于临床实验室，仅可借助HEp-2 IFA筛查该抗体对应的AC-28荧光核型。科研可采用WB、免疫荧光法检测抗MCA-1抗体[21]。

--- 要点回顾 ---

- 抗中心体抗体（HEp-2 IFA）阳性的系统性硬化症患者更易发生肺动脉高压。
- AC-26所对应的抗NuMA抗体（HEp-2 IFA）阳性约一半为系统性自身免疫病。
- AC-24/AC-25/AC-27/AC-28荧光核型在常规血清学检测中少见，对任何疾病的阳性预测值都较低。

--- 参考文献 ---

[1] Rattner JB, Fritzler MJ. Centriole and centrosome autoantibodies[M]. Amsterdam: Elsevier, 1996: 153–160.

[2] Maroun MC, Olivero O, Lipovich L, et al. Anti-centrosome antibody in breast cancer are the expression of autoimmunity[J]. Immunologic research, 2014, 60(2–3): 339–347.

[3] Howng SL, Chou AK, Lin CC, et al. Autoimmunity against hNinein, a human centrosomal protein, in patients with rheumatoid arthritis and systemic lupus erythematosus[J]. Molecular medicine reports, 2011, 4(5): 825–830.

[4] Moroi Y, Murata I, Takeuchi A, et al. Human anticentriole autoantibody in patients with scleroderma and Raynaud's phenomenon[J]. Clinical immunology and immunopathology, 1983, 29(3): 381–390.

[5] Hamaguchi Y, Matsushita T, Hasegawa M, et al. High incidence of pulmonary arterial hypertension in systemic sclerosis patients with anti-centriole autoantibodies[J]. Modern rheumatology, 2015, 25(5): 798–801.

[6] Fritzler MJ, Zhang M, Stinton LM, et al. Spectrum of centrosome autoantibodies in childhood varicella and post-varicella acute cerebellar ataxia[J]. BMC pediatrics, 2003, 3(1): 11.

[7] Szalat R, Ghillani-Dalbin P, Jallouli M, et al. Anti-NuMA1 and anti-NuMA2 (anti-HsEg5) antibody: Clinical and immunological features: A propos of 40 new cases and review of the literature[J]. Autoimmunity reviews, 2010, 9(10): 652–656.

[8] Mozo L, Gutiérrez C, Gómez J. Antibodies to mitotic spindle apparatus: clinical significance of NuMA and HsEg5 autoantibodies[J]. Journal of clinical immunology, 2008, 28(4): 285–290.

[9] Whitehead CM, Winkfein RJ, Fritzler MJ, et al. The spindle kinesin-like protein HsEg5 is an autoantigen in systemic lupus erythematosus[J]. Arthritis & Rheumatism: Official Journal of the American College of Rheumatology, 1996, 39(10): 1635–1642.

[10] Zheng B, Mora RA, Fritzler MJ, et al. Establishment of international autoantibody reference standards for the detection of autoantibodies directed against PML bodies, GW bodies, and NuMA protein[J]. Clinical Chemistry and Laboratory Medicine (CCLM), 2021, 59(1): 197–207.

[11] Rattner JB, Mack GJ, Fritzler MJ. Autoantibodies to components of the mitotic apparatus[J]. Molecular biology reports, 1998, 25(3): 143–155.

[12] Adams RR, Carmena M, Earnshaw WC. Chromosomal passengers and the (aurora) ABCs of mitosis[J]. Trends in cell biology, 2001, 11(2): 49–54.

[13] Rodríguez-Bayona B, Ruchaud S, Rodríguez C, et al. Autoantibodies against the chromosomal passenger protein INCENP found in a patient with Graham Little-Piccardi-Lassueur syndrome[J]. Journal of Autoimmune Diseases, 2007, 4(1): 1–7.

[14] Tausche AK, Conrad K, Seidel W, et al. Anti-midbody antibody as a possible predictive factor for a special limited or abortive form of systemic sclerosis?[J]. Annals of the rheumatic diseases, 2005, 64(8): 1237–1238.

[15] Janisch KM, McNeely KC, Dardick JM, Lim SH, Dwyer ND. Kinesin-6 KIF20B is required for efficient cytokinetic furrowing and timely abscission in human cells. Molecular biology of the cell, 2018, 29(2): 166–179.

[16] Abaza A, Soleilhac JM, Westendorf J, et al. M phase phosphoprotein 1 is a human plus-end-directed kinesin-related protein required for cytokinesis. [J]. Journal of Biological Chemistry, 2003, 278(30): 27844–27852.

[17] Zochodne DW, Auer R, Fritzler MJ. Longstanding ataxic demyelinating polyneuronopathy with a novel autoantibody[J]. Neurology, 2003, 60(1): 127–129.

[18] Zochodne DW, Auer R, Fritzler MJ. Longstanding ataxic demyelinating polynewronopathy with a novel autoantibody[J]. Neurology, 2003, 60(1): 127–129.

[19] Alahmad A, Preuss KD, Schenk J, et al. Desmoplakin and KIF20B as target antigens in patients with paroxysmal nocturnal haemoglobinuria[J]. British journal of haematology, 2010, 151(3): 273–280.

[20] Gitlits VM, Macaulay SL, Toh BH, et al. Novel human autoantibodies to phosphoepitopes on mitotic chromosomal autoantigens (MCAs)[J]. Journal of investigative medicine: the official publication of the American Federation for Clinical Research, 2000, 48(3): 172–182.

[21] Rayzman VM, Sentry JW. MCA1 detection of histone H3 serine 10 phosphorylation, a novel biomarker for determination of mitotic indices[J]. Human antibody, 2006, 15(3): 71–80.

[22] Blaschek M, Muller S, Youinou P. Anti-"dividing cell antigen" autoantibody: a novel antinuclear antibody pattern related to histones in systemic lupus erythematosus[J]. Journal of clinical immunology, 1993, 13(5): 329–338.

第四章

抗核抗体间接免疫荧光法核型图谱（基础）

本章抗核抗体间接免疫荧光法核型图谱（基础），采用商品化HEp-2 IFA筛查试剂盒（包括欧蒙、INOVA、AESKU、MBL和康润科技）对100例临床血清样本进行检测并拍摄图谱。每个病例均包含概要的实验室检测结果、临床表现或诊断、低倍（×200）和高倍（×400）荧光显微镜下的荧光图片、核型判读，以及判读说明。"判读说明"目的是解释该判读结果的主要原因，加深实验室读片人员对结果的理解。

本章所列举病例图谱为基础级图谱，即以单一核型或临床常见荧光核型为主，适合刚接触ICAP所规定的30种荧光核型（AC-0～AC-29）的实验室读片人员。

列举病例中，实验室检测结果参考值范围以及项目英文缩写见表4-1，"↑"代表高于参考值范围，"↓"代表低于参考值范围，未标记箭头代表在参考值范围内。病例中ANA谱13项采用欧蒙公司抗核抗体谱（IgG）检测试剂盒（欧蒙印迹法）所检测的包括抗RNP/Sm抗体、抗Sm抗体、抗SSA/Ro60抗体、抗Ro52抗体、抗SSB/La抗体、抗Scl-70抗体、抗PM-Scl抗体、抗Jo-1抗体、抗CENP-B抗体、抗PCNA抗体、抗组蛋白抗体、抗核糖体P蛋白抗体和AMA-M2共13种不同抗原的免疫球蛋白G抗体；自身免疫性肝病（autoimmune liver disease，ALD）谱9项采用欧蒙公司自身免疫性肝病IgG类抗体检测试剂盒（欧蒙印迹法）所检测的包括AMA-M2、抗M2-3E抗体、抗Sp100抗体、抗PML抗体、抗gp210抗体、抗LKM-1抗体、抗LC-1抗体、抗SLA/LP抗体和抗Ro52抗体。检测结果均以全自动免疫印迹仪（ELMP）分析实验所得的条带灰度值，以数值形式呈现（灰度值＜25为阴性）。病例中"ENA13项阴性"是指ANA谱13项IgG抗体均阴性；"ALD 9项阴性"是指ALD谱9项IgG抗体均阴性。

表4-1　荧光图谱病例中实验室检测结果英文简称及参考值列表

项　目	简　称	参考值范围	项　目	简　称	参考值范围
免疫球蛋白IgA	IgA	0.7～4 g/L	肌红蛋白	Mb	0～70 ng/ml
免疫球蛋白IgG	IgG	7～16 g/L	肌酸激酶同工酶	CK-MB	0.6～6.3 ng/ml
免疫球蛋白IgM	IgM	0.4～2.3 g/L	β2-微球蛋白		0.7～1.8 mg/L
免疫球蛋白IgG4	IgG4	0.03～1.4 g/L	总蛋白	TP	65～85 g/L
免疫球蛋白IgG-β2GP1	IgG-β2GP1	1	狼疮筛查时间	—	29.1～38.4 s
前白蛋白	PA	200～400 mg/L	狼疮筛查比值	—	0～1.2%
球蛋白	GLB	20～30 g/L	狼疮确认时间		25.8～32.5 s
白球比例	A/G	1.2～2.4	谷草转氨酶	GOT	10～28 U/L
尿β2-微球蛋白	尿β2-MU	0～0.25 mg/L	乳酸脱氢酶	LDH	109～245 U/L
尿微量白蛋白	—	0～30 μg/ml	碱性磷酸酶	ALP	40～150 U/L
肌酸激酶	CK	38～174 U/L	直接胆红素	DBIL	0.1～5 μmol/L

（续表）

项　目	简　称	参考值范围	项　目	简　称	参考值范围
总胆红素	TBIL	3.4～17.1 μmol/L	促甲状腺激素	TSH	0.27～4.20 mIU/L
血清铁	Fe	11～27 μmol/L	游离三碘甲腺原氨酸	FT₃	3.1～6.8 pmol/L
总铁结合力	TIBC	50～77 μmol/L	游离甲状腺素	FT₄	12～22 pmol/L
不饱和铁结合力	UIBC	26～51 μmol/L	B淋巴细胞绝对值	—	102～443 cells/μl
补体C3	C3	0.9～1.8 g/L	IL-6	IL-6	0～5.30 pg/ml
钾	K	3.5～5.2 mmol/L	IL-10	IL-10	0～4.91 pg/ml
B型钠尿肽	BNP	0.0～100 pg/ml	癌胚抗原	CEA	0～4.7 ng/ml
C-反应蛋白	CRP	0.8 mg/L	甲胎蛋白异质体	AFPV	0～10%
50%总补体溶血活性	CH₅₀	23～50 U/ml	细胞角质蛋白19片段抗原21-1	CYFRA 21-1	0～3.3 ng/ml
纤维蛋白原	FIB	2.00～4.00 g/L	促甲状腺激素	TSH	0.27～4.20 mIU/L
血清淀粉样蛋白A	SAA	0～10.08 mg/L	标准化狼疮比值	—	0.89～1.11TR
红细胞沉降率	ESR	0～20.0 mm/h	肌酐	Cr	45～104 μmol/L
血小板聚集率（花生四烯酸诱导）	PAR（AA）	60%～80%	尿酸	URIC	155～428 μmol/L
血小板聚集率（二磷酸腺苷诱导）	PAR（ADP）	45%～78%	尿素	UREA	2.9～8.2 mmol/L
人白细胞抗原B27（流式细胞）	HLA-B27	阴性	糖类抗原19-9	CA19-9	0～27 μ/ml
类风湿因子（散射比浊法）	RF（散射比浊法）	0～20 IU/ml	糖类抗原72-4	CA72-4	0～69 μ/ml
类风湿因子IgG型（ELISA）	RF IgG	＜12 U/ml	糖类抗原12-5	CA12-5	0～35 μ/ml
类风湿因子IgA型（ELISA）	RF IgA	＜12 U/ml	谷丙转氨酶	GPT	7～40 U/L
类风湿因子IgM型（ELISA）	RF IgM	＜12 IU/ml	谷氨酸脱氢酶	GLDH	0～14.1 U/L
核周型抗中性粒细胞胞浆抗体（IFA）	P-ANCA	阴性	γ谷氨酰基转移酶	GGT	11～50 U/L
胞浆型抗中性粒细胞胞浆抗体（IFA）	C-ANCA	阴性	抗环瓜氨酸肽抗体（ELISA）	抗CCP抗体	＜0.95 S/CO
抗髓过氧化物酶抗体（ELISA）	抗MPO抗体	＜1.0	抗心磷脂抗体IgM（ELISA）	ACL IgM	＜12 MPL/ml
抗蛋白酶3抗体（ELISA）	抗PR3抗体	＜1.0	抗心磷脂抗体IgG（ELISA）	ACL IgG	＜12 GPL/ml
抗Sm抗体（ELISA）	—	＜20 RU/ml	抗肌动蛋白IgG抗体（ELISA）	抗F-actin抗体	＜20
抗Sm抗体（LIA法）	抗Sm抗体	＜25	抗SSA/Ro60抗体（LIA）	抗SSA/Ro60抗体	＜25

(续表)

项　目	简　称	参考值范围	项　目	简　称	参考值范围
抗 Ro52 抗体（LIA）	抗 Ro52 抗体	＜25	抗 BCOADC-E2、PDC-E2、OGDC-E2 的重组融合蛋白抗体（LIA）	抗 M2-3E 抗体	＜25
抗线粒体-M2 型抗体（LIA）	AMA-M2	＜25	抗核小体抗体（ELISA）	ANuA	＜1.0
抗核糖体 P-蛋白抗体（LIA）	抗 Rib-P 抗体	＜25	抗 DFS70 抗体（ELISA）	抗 DFS70 抗体	＜0.6
抗 SSB/La 抗体（LIA）	抗 SSB/La 抗体	＜25	抗着丝点蛋白 B 抗体（ELISA）	抗 CENP-B 抗体	＜20 RU/ml
抗着丝点蛋白 B 抗体（LIA）	抗 CENP-B 抗体	＜25	抗 RNP/Sm 抗体（ELISA）	—	＜20 RU/ml
抗 RNP/Sm 抗体（LIA）	抗 RNP/Sm 抗体	＜25	抗线粒体-M2 型抗体（ELISA）	AMA-M2（ELISA）	＜25
抗增殖细胞核抗原抗体（LIA）	抗 PCNA 抗体	＜25	抗核糖体 P-蛋白抗体（ELISA）	抗 Rib-P 抗体（ELISA）	＜20 RU/ml
抗组蛋白抗体（LIA）	AHA	＜25	抗 dsDNA 抗体（IFA）	—	阴性
抗 Jo-1 抗体（LIA）	抗 Jo-1 抗体	＜25	抗 dsDNA 抗体（ELISA）	—	＜77 IU/ml
抗糖蛋白 210 抗体（LIA）	抗 gp210 抗体	＜25	抗 PM-Scl 抗体	—	＜25
抗早幼粒细胞白血病蛋白抗体（LIA）	抗 PML 抗体	＜25	AMA（IFA）	AMA（IFA）	阴性
抗斑点蛋白 100 抗体（LIA）	抗 Sp100 抗体	＜25	T 淋巴细胞绝对值	—	948～1 943 细胞/μl

病例 1 · 系统性红斑狼疮（孕期）

【实验室检测结果】

女，31 岁。ENA13 项阴性，抗 dsDNA 抗体（IFA）阳性（1∶40 ↑），抗 dsDNA 抗体（ELISA）162.24 IU/ml（↑）。

【临床诊断】

系统性红斑狼疮（孕期）。

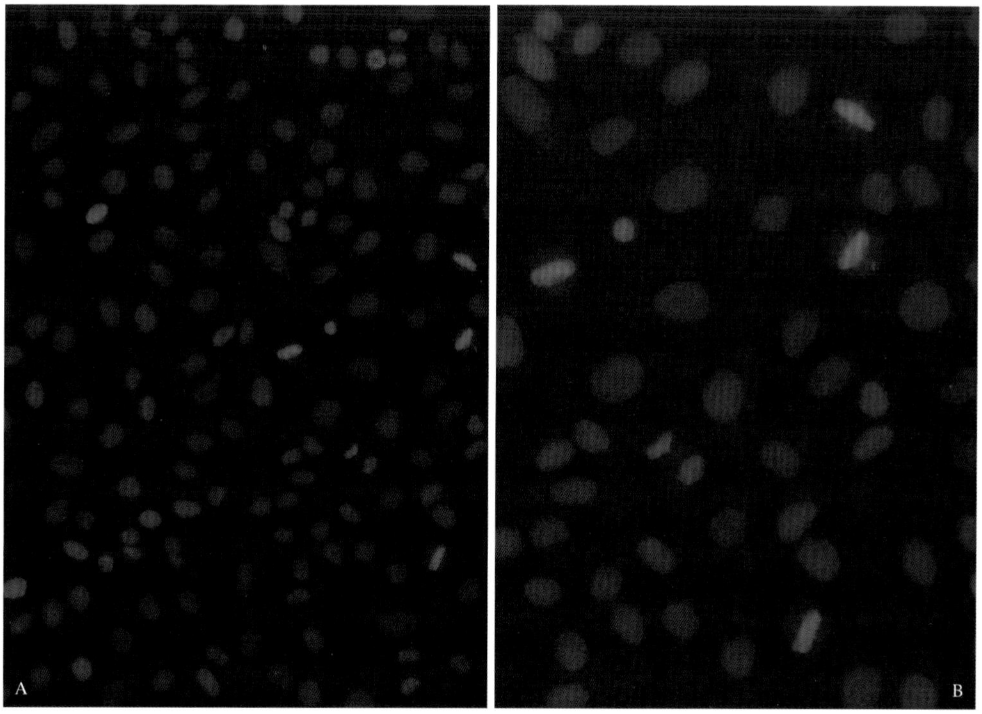

图4-1　病例1在HEp-2 IFA荧光核型表现

A. 低倍镜；B. 高倍镜

【核型判读】

均质型（AC-1）。

【判读说明】

间期细胞核呈均匀弥漫荧光染色；分裂期细胞染色质呈增强均匀的荧光染色，判读为AC-1。

病例2 · 狼疮性肾炎（Ⅳ＋Ⅴ）型，慢性肾脏病1期，系统性红斑狼疮

【实验室检测结果】

女，41岁。抗Ro52抗体83（↑），抗SSA/Ro60抗体33（↑），AMA-M2 49（↑），抗dsDNA抗体（ELISA）192.60 IU/ml（↑），抗DFS-70抗体0.315，TIBC 47.1 μmol/L（↓），Fe 7.6 μmol/L（↓），纤维蛋白原1.85 g/L（↓），补体C3 0.81 g/L（↓），免疫球蛋白IgG 16.8 g/L（↑），免疫球蛋白IgA 0.45 g/L（↓），免疫球蛋白IgM 0.24 g/L（↓）。

【临床诊断】

狼疮性肾炎（Ⅳ+Ⅴ）型，慢性肾脏病1期，系统性红斑狼疮。

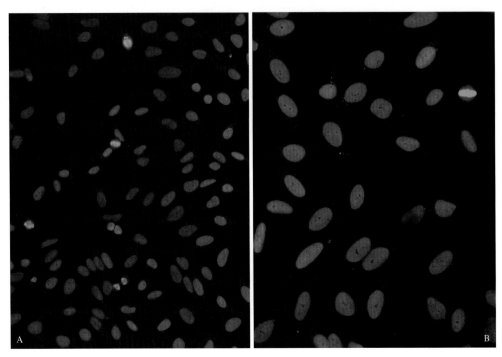

图4-2　病例2在HEp-2 IFA荧光核型表现

A. 低倍镜；B. 高倍镜

【核型判读】

均质型（AC-1）+细颗粒型（AC-4）。

【判读说明】

间期细胞核呈细颗粒样均匀荧光染色；分裂期细胞染色质阳性且着色均匀，染色质外核浆染色阳性，判读为AC-1和AC-4混合核型。

病例3·健康查体

【实验室检测结果】

女，32岁。ENA13项阴性，抗DFS-70抗体1.439（↑）。

【临床表现】

健康查体。

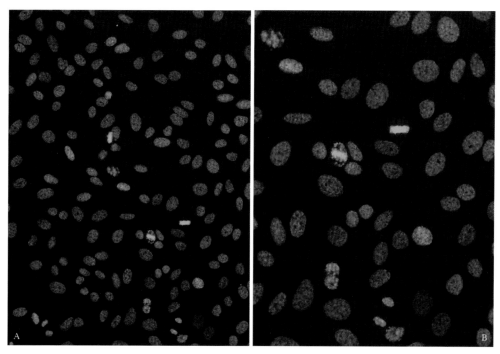

图4-3　病例3在HEp-2 IFA荧光核型表现
A. 低倍镜；B. 高倍镜

【核型判读】

致密细颗粒型（AC-2）。

【判读说明】

间期细胞核有大小、明暗不同，分布不均匀颗粒样染色；分裂期细胞染色质有明显颗粒感，判读为AC-2。

病例4 · 抗磷脂抗体综合征，肝功能不全

【实验室检测结果】

男，49岁。抗Rib-P抗体119（↑），抗dsDNA抗体（ELISA）4.78 IU/ml，抗dsDNA抗体（IFA）

阴性,抗DFS-70抗体0.977(↑),抗F-actin抗体28.79(↑),GLDH 15.30 U/L(↑),GGT 68.0 U/L(↑),LDH 391 U/L(↑),DBIL 7.2 μmol/L(↑),狼疮筛查时间53 s(↑),狼疮确认时间41.2 s(↑)。

【临床诊断】

抗磷脂抗体综合征,肝功能不全。

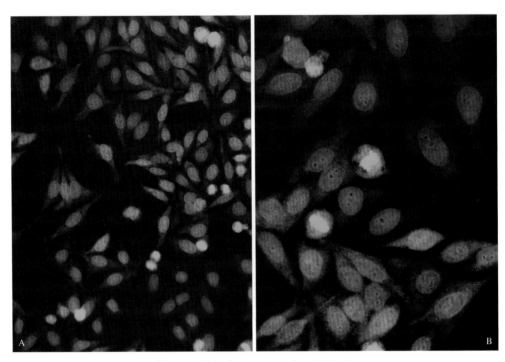

图4-4　病例4在HEp-2 IFA荧光核型表现

A. 低倍镜;B. 高倍镜

【核型判读】

均质型(AC-1)+胞浆致密颗粒型(AC-19)(↓)。

【判读说明】

间期细胞核呈均匀弥漫荧光染色,胞浆内有弱的致密均匀的细颗粒荧光染色;分裂期细胞染色质阳性,且着色均匀,判读为AC-1和弱AC-19混合核型。

该样本分裂期细胞染色质外的核浆阳性是由弱AC-19造成,并非混合细颗粒型(AC-4)荧光核型。

病例5 · 类风湿关节炎

【实验室检测结果】

男，65岁。ENA13项阴性，抗CENP–B抗体（ELISA）18.31 RU/ML，ESR 85 mm/h（↑），RF IgG 277.5 U/ml（↑），RF IgA＞300 U/ml（↑），RF IgM＞300 IU/ml（↑），抗CCP抗体7.76 S/CO（↑），免疫球蛋白IgG 18.4 g/L（↑），免疫球蛋白IgA 7.05 g/L（↑），CRP 24.7 mg/L（↑）。

【临床诊断】

类风湿关节炎。

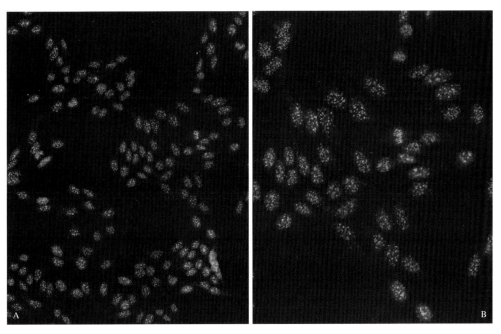

图4-5　病例5在HEp-2 IFA荧光核型表现
A. 低倍镜；B. 高倍镜

【核型判读】

着丝点型（AC–3）。

【判读说明】

间期细胞核呈现离散型的粗荧光颗粒；分裂期细胞的中间位置出现带状的点状荧光，判读为AC–3。

病例6 · 关节痛

【实验室检测结果】

女,55岁。抗CENP-B抗体79(↑),抗CCP抗体0.37 S/CO,ESR 14 mm/h。

【临床表现】

关节痛。

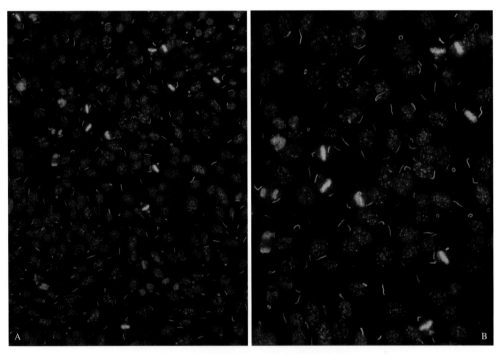

图4-6　病例6在HEp-2 IFA荧光核型表现

A. 低倍镜;B. 高倍镜

【核型判读】

着丝点型(AC-3)+胞浆棒环状型(AC-23)

【判读说明】

间期细胞核呈现离散型的粗荧光颗粒,胞浆内有明显的杆状和环状结构;分裂期细胞染色质呈带状点状荧光,判读为AC-3和AC-23混合核型。

病例7 · 结缔组织病

【实验室检测结果】

女，29岁。抗Ro52抗体112（↑），抗SSA/Ro60抗体89（↑），抗SSB/La抗体95（↑），抗CENP-B抗体141（↑）。

【临床诊断】

结缔组织病。

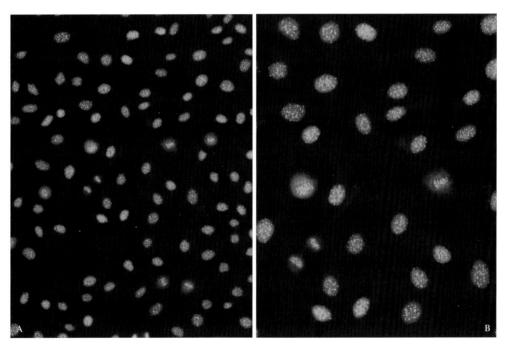

图4-7　病例7在HEp-2 IFA荧光核型表现
A. 低倍镜；B. 高倍镜

【核型判读】

着丝点型（AC-3）+细颗粒型（AC-4）。

【判读说明】

间期细胞核呈现离散型的粗荧光颗粒及细颗粒样荧光；分裂期细胞染色质阴性，染色质中间位置出现带状的点状荧光，判为AC-3和AC-4混合核型。

病例8·结缔组织病

【实验室检测结果】

女,68岁。ENA13项阴性。

【临床诊断】

结缔组织病。

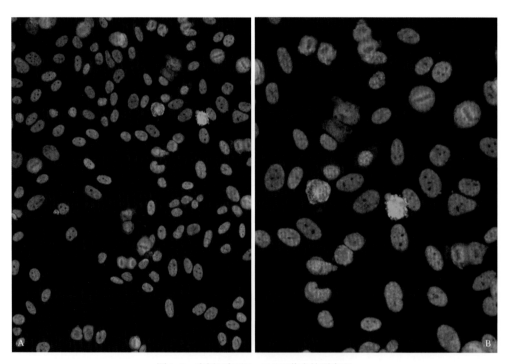

图4-8　病例8在HEp-2 IFA荧光核型表现

A. 低倍镜；B. 高倍镜

【核型判读】

细颗粒型(AC-4)。

【判读说明】

间期细胞核呈细颗粒样荧光；分裂期细胞染色质阴性,判读为AC-4。

病例9 · 结缔组织病

【实验室检测结果】

女,29岁。抗Ro52抗体93(↑),抗SSA/Ro60抗体79(↑),免疫球蛋白IgG 19.4 g/L(↑)。

【临床诊断】

结缔组织病。

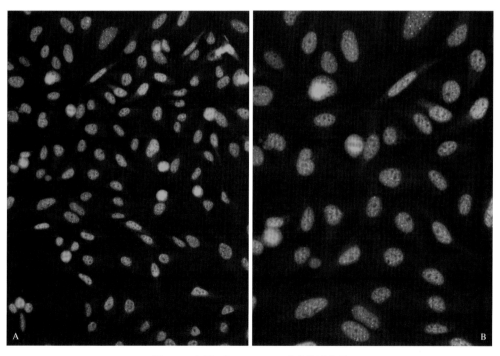

图4-9　病例9在HEp-2 IFA荧光核型表现

A. 低倍镜; B. 高倍镜

【核型判读】

细颗粒型(AC-4)+核少点型(AC-7)。

【判读说明】

间期细胞核呈细颗粒样荧光,并有清晰可数的点状荧光(大部分1～6个/细胞);分裂期细胞染色质阴性,判读为AC-4和AC-7混合核型。

病例10·健康查体

【实验室检测结果】

男,53岁。ENA13项阴性,抗RNP/Sm抗体(ELISA)0.52 RU/ml,抗Sm抗体(ELISA)0.92 RU/ml。

【临床表现】

健康查体。

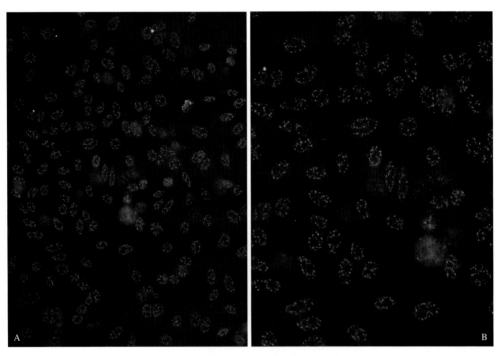

图4-10　病例10在HEp-2 IFA荧光核型表现
A. 低倍镜;B. 高倍镜

【核型判读】

粗颗粒型(AC-5)。

【判读说明】

间期细胞核呈粗颗粒样荧光;分裂期细胞染色质阴性,判读为AC-5。

病例11 · 狼疮性肾炎

【实验室检测结果】

女,27岁。抗RNP/Sm抗体118(↑),抗Ro52抗体109(↑),CH$_{50}$ 66.57 U/ml(↑)。

【临床诊断】

狼疮性肾炎。

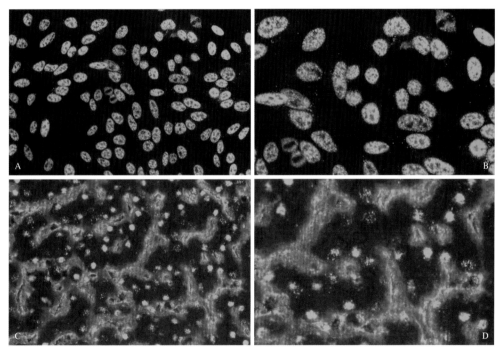

图4-11　病例11在HEp-2+猴肝 IFA荧光核型表现
A. HEp-2低倍镜; B. HEp-2高倍镜; C. 猴肝低倍镜; D. 猴肝高倍镜

【核型判读】

粗颗粒型（AC-5）。

【判读说明】

间期细胞核呈粗颗粒样荧光；分裂期细胞染色质阴性；肝细胞核呈现颗粒样荧光,荧光强度与HEp-2细胞基本一致,判读为AC-5。

病例12 · 健康查体

【实验室检测结果】

女,53岁。ENA13项阴性,抗Sp100抗体101(↑),AMA-M2和抗M2-3E抗体均阴性。

【临床表现】

健康查体。

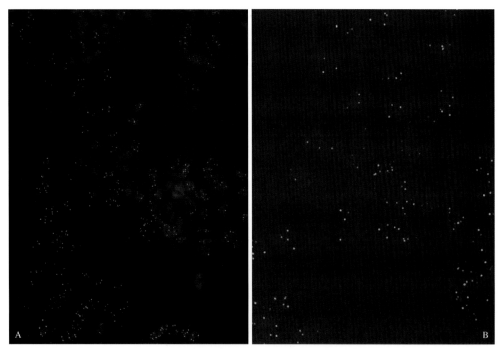

图4-12 病例12在HEp-2 IFA荧光核型表现

A. 低倍镜;B. 高倍镜

【核型判读】

核多点型(AC-6)。

【判读说明】

间期细胞核有清晰可数的点状荧光(大部分＞6个/细胞);分裂期细胞染色质阴性,判读为AC-6。

病例13 · 角膜溃疡

【实验室检测结果】

女，62岁。ENA13项阴性，RF（散射比浊法）21.3 IU/ml（↑）。

【临床表现】

角膜溃疡。

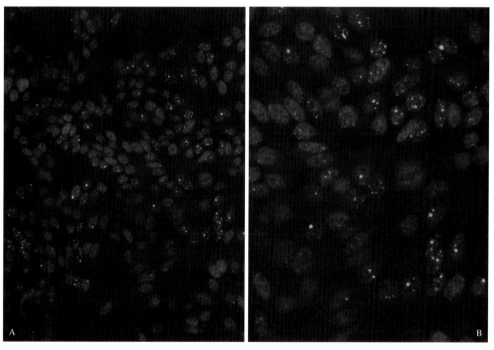

图4-13 病例13在HEp-2 IFA荧光核型表现
A. 低倍镜；B. 高倍镜

【核型判读】

核少点型（AC-7）+细颗粒型（AC-4）（↓）。

【判读说明】

间期细胞核呈弱细颗粒样荧光，并有清晰可数的点状荧光（大部分＜6个/细胞）；分裂期细胞染色质阴性，判读为AC-4和AC-7混合核型。

病例14 · 关节痛

【实验室检测结果】

女,62岁。ENA13项阴性。

【临床表现】

关节痛。

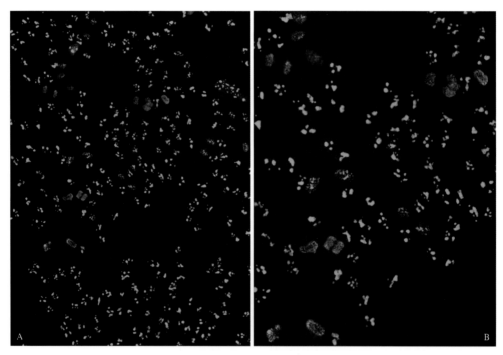

图4-14　病例14在HEp-2 IFA荧光核型表现

A. 低倍镜；B. 高倍镜

【核型判读】

核仁斑片型(AC-9)。

【判读说明】

间期细胞核仁和卡哈尔体呈不规则荧光；分裂期细胞染色体周围有环状荧光,判读为AC-9。

病例15 · 雷诺现象

【实验室检测结果】

男，52岁。ENA13项阴性。

【临床表现】

雷诺现象。

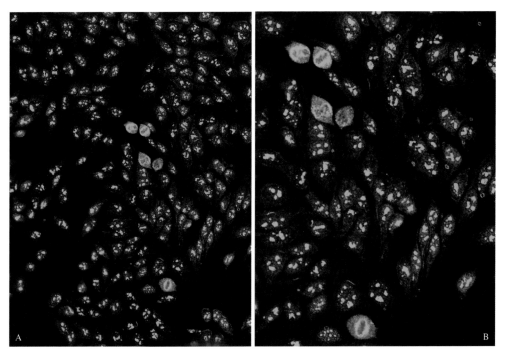

图4-15　病例15在HEp-2 IFA荧光核型表现

A. 低倍镜；B. 高倍镜

【核型判读】

核仁斑片型（AC-9）+胞浆棒环状型（AC-23）(↓)+胞浆网状/线粒体样型（AC-21）(↓)。

【判读说明】

间期细胞核仁和卡哈尔体呈不规则荧光，胞浆内有明显的杆状和环状结构和弱的不规则粗颗粒网状荧光；分裂期细胞染色体周围有环状荧光，判读为AC-9、弱AC-23和弱AC-21混合核型。

病例16 · 肺部阴影

【实验室检测结果】

女,53岁。ENA13项阴性,ALD 9项阴性,RF IgM 20.5 IU/ml(↑)。

【临床表现】

肺部阴影。

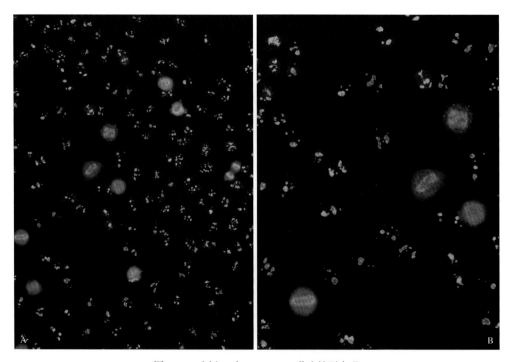

图4-16　病例16在HEp-2 IFA荧光核型表现

A. 低倍镜；B. 高倍镜

【核型判读】

核仁斑片型(AC-9)。

【判读说明】

间期细胞核仁和卡哈尔体呈不规则荧光；分裂期细胞染色体周围有环状荧光,判读为AC-9。

病例17 · 复发性流产

【实验室检测结果】

女，32岁。ENA13项阴性，PAR（AA）82.2%（↑），PAR（ADP）83.00%（↑）。

【临床表现】

复发性流产。

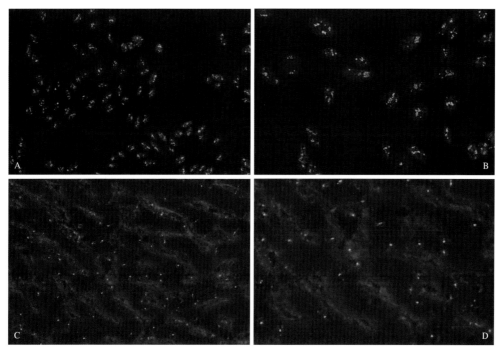

图4-17　病例17在HEp-2+猴肝 IFA 荧光核型表现
A. HEp-2低倍镜；B. HEp-2高倍镜；C. 猴肝低倍镜；D. 猴肝高倍镜

【核型判读】

核仁颗粒型（AC-10）。

【判读说明】

间期细胞核仁呈颗粒状染色；分裂期细胞染色质内核仁组织区明亮的点状染色；肝细胞核仁有荧光，判读为AC-10。

病例18 · 复发性流产

【实验室检测结果】

女,31岁。ENA13项阴性,ALD 9项阴性(抗gp210抗体阴性),ACL IgG 162.09 GPL/ml(↑),IgM-β2GP1 1.36(↑),狼疮筛查时间79.3 s(↑),标准化狼疮比值2.06 TR(↑),PAR(AA)7.1%(↓)。

【临床表现】

复发性流产。

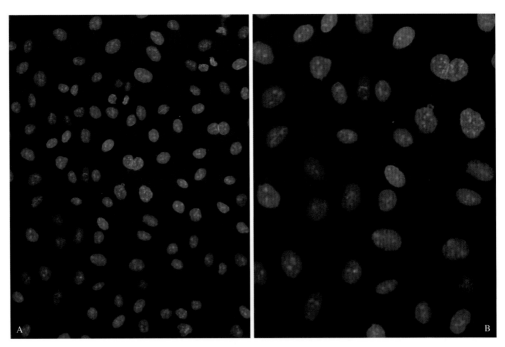

图4-18　病例18在HEp-2 IFA荧光核型表现
A. 低倍镜;B. 高倍镜

【核型判读】

点状核膜型(AC-12)+核仁均质型(AC-8)。

【判读说明】

间期细胞核呈细颗粒样荧光染色,核膜颗粒样荧光,且邻近细胞相触部位荧光增强,同时核仁呈染色均匀;分裂期细胞染色质阴性,判读为AC-12和AC-8混合核型。

病例19 · 血小板减少

【实验室检测结果】

男，72岁。ENA13项阴性，ALD 9项阴性（抗gp210抗体阴性），ACL IgG 143.05 GPL/ml（↑），IgG-β2GP1 14.34（↑），狼疮筛查时间70.9 s（↑），狼疮筛查比值2.18%（↑），标准化狼疮比值2.0 TR（↑），GPT 70 U/L（↑）。

【临床表现】

血小板减少。

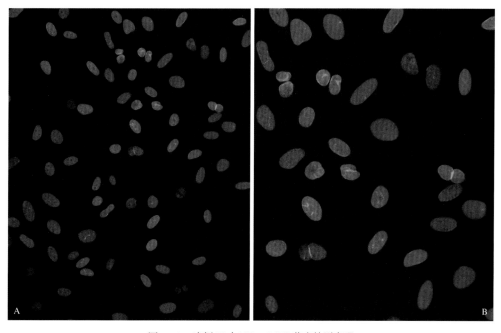

图4-19　病例19在HEp-2 IFA荧光核型表现
A. 低倍镜；B. 高倍镜

【核型判读】

光滑核膜型（AC-11）。

【判读说明】

间期细胞呈均质样荧光染色，核周增强，且邻近细胞相触部位荧光增强；分裂期细胞染色质阴性，判读为AC-11。

病例20 · 自身免疫性肝炎/原发性胆汁性胆管炎重叠征，继发性甲状腺功能减退症

【实验室检测结果】

女, 33岁。抗gp210抗体122(↑), AMA-M2(ELISA)1.30, 免疫球蛋白IgG 3.88 g/L(↓), 免疫球蛋白IgA<0.24 g/L(↓), TSH>100 MIU/L(↑), FT_3 1.77 pmol/L(↓), GPT 106 U/L(↑), GOT 104 U/L(↑), GGT 1 327 U/L(↑), ALP 1 327.00 U/L(↑), TBIL 98.7 μmol/L(↑), DBIL 75.9 μmol/L(↑)。

【临床诊断】

自身免疫性肝炎/原发性胆汁性胆管炎重叠征, 继发性甲状腺功能减退症。

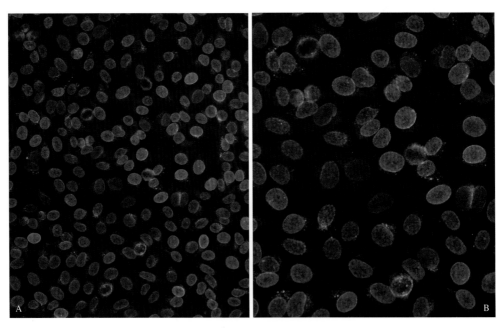

图4-20　病例20在HEp-2 IFA荧光核型表现
A. 低倍镜; B. 高倍镜

【核型判读】

点状核膜型(AC-12)。

【判读说明】

间期细胞核呈细颗粒样荧光染色, 核膜颗粒样荧光, 且邻近细胞相触部位荧光增强; 分裂期细胞染色质阴性, 判读为AC-12。

病例21 · 狼疮性肾炎，慢性肾脏病1期，系统性红斑狼疮

【实验室检测结果】

女，35岁。抗dsDNA抗体（ELISA）22.83 IU/ml，抗Ro52抗体40（↑），抗PCNA抗体90（↑），补体C3 0.76 g/L（↓），PA 190 mg/L（↓），UIBC 23.9 μmol/L（↓），TIBC 41.2 μmol/L（↓），SAA 15.45 mg/L（↑）。

【临床诊断】

狼疮性肾炎，慢性肾脏病1期，系统性红斑狼疮。

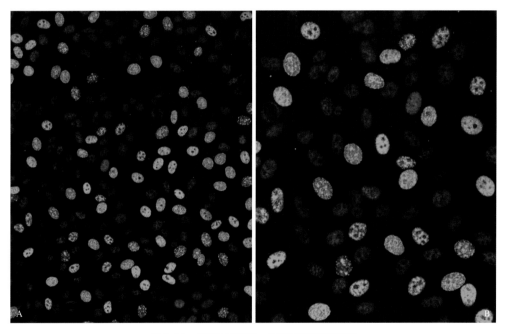

图4-21　病例21在HEp-2 IFA荧光核型表现
A. 低倍镜；B. 高倍镜

【核型判读】

PCNA样型（AC-13）。

【判读说明】

间期细胞部分染色阴性、部分阳性，阳性细胞核内可见细颗粒样、粗颗粒样、点状及核仁阳性染色；分裂期细胞染色质阴性，判读为AC-13。

病例22 · 健康查体

【实验室检测结果】

男,34岁。抗Rib-P抗体58(↑),AHA 46(↑),抗PCNA抗体52(↑),抗dsDNA抗体(ELISA)178.95 IU/ml(↑),ANuA 2.48(↑),GLB 35.6 g/L(↑),A/G 1.18(↓),免疫球蛋白IgG 17.1 g/L(↑),免疫球蛋白IgA 7.73 g/L(↑),ESR 28 mm/h(↑)。

【临床表现】

健康查体。

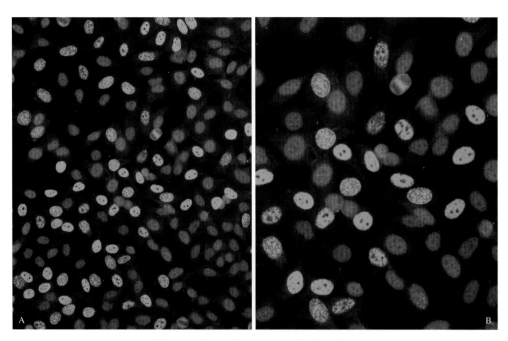

图4-22　病例22在HEp-2 IFA荧光核型表现
A. 低倍镜;B. 高倍镜

【核型判读】

PCNA样型(AC-13)。

【判读说明】

间期细胞部分染色阴性、部分阳性,阳性细胞核内可见细颗粒样、粗颗粒样、点状及核仁阳性染色;分裂期细胞染色质阴性,判读为AC-13。

病例23 · 十二指肠恶性肿瘤腺癌术后盆腔转移

【实验室检测结果】

女，60岁。ENA13项阴性，CEA 14.6 ng/ml（↑），糖类抗原CA19-9 27.4 U/ml（↑），CYFRA21-1 4.67 ng/ml（↑），IL-6 21.15 pg/ml（↑），IL-10 6.79 pg/ml（↑），B淋巴细胞绝对值86.3细胞/μl（↓），T淋巴细胞绝对值278.7细胞/μl（↓）。

【临床诊断】

十二指肠恶性肿瘤腺癌术后盆腔转移。

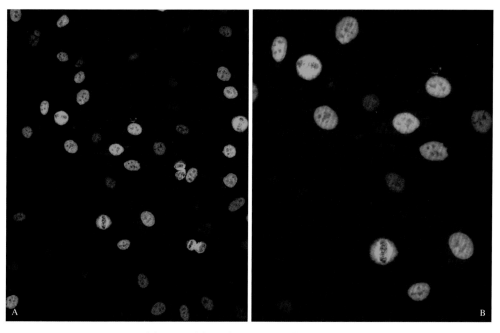

图4-23 病例23在HEp-2 IFA荧光核型表现
A. 低倍镜；B. 高倍镜

【核型判读】

着丝点F样型（AC-14）。

【判读说明】

间期细胞部分染色阴性，部分呈细颗粒样；分裂期细胞染色质内可见"鲨鱼齿"样荧光染色，判读为AC-14。

病例24 · 幼年型关节炎

【实验室检测结果】

女,5岁。ENA13项阴性,抗F-actin抗体8.19,抗CCP抗体和RF(散射比浊法)阴性。

【临床表现】

幼年型关节炎。

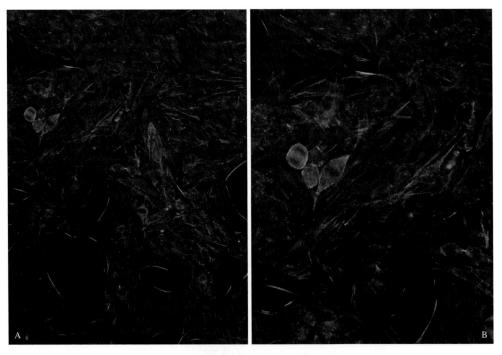

图4-24　病例24在HEp-2 IFA荧光核型表现

A. 低倍镜；B. 高倍镜

【核型判读】

胞浆线性/肌动蛋白型(AC-15)。

【判读说明】

间期细胞胞浆有束状纤维结构,尤其在胞浆外缘,判读为AC-15。

病例25 · IgG4相关胆管炎

【实验室检测结果】

男，71岁。ENA13项阴性，ALD 9项阴性（抗gp210抗体阴性），抗F−actin抗体12.57，免疫球蛋白IgG 42.43 g/L（↑），CH_{50} 54.45 U/ml（↑），GLB 31.1 g/L（↑），GGT 370 U/L（↑），GPT 244 U/L（↑），TBIL 20.3 μmol/L（↑），Fe 424.2 μmol/L（↑）。

【临床诊断】

IgG4相关胆管炎。

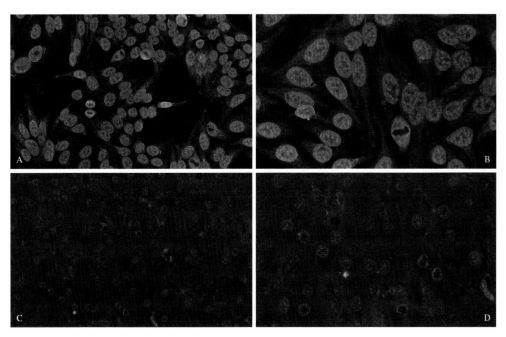

图4-25　病例25在HEp-2+猴肝 IFA荧光核型表现

A. HEp-2低倍镜；B. HEp-2高倍镜；C. 猴肝低倍镜；D. 猴肝高倍镜

【核型判读】

点状核膜型（AC-12）+胞浆棒环状型（AC-23）（↓）。

【判读说明】

间期细胞核膜颗粒样荧光，且邻近细胞相触部位荧光增强，胞浆内有较弱的杆状和环状结构；分裂期细胞染色质阴性；肝细胞核呈现特征性的环状荧光，判读为AC-12和弱AC-23混合核型。

病例26 · 未分化脊柱关节病

【实验室检测结果】

男, 27岁。ENA13项阴性, HLA-B27阳性, CRP 53.34 mg/L(↑), 抗CCP抗体0.40 S/CO, RF (散射比浊法)＜11.30 IU/ml。

【临床诊断】

未分化脊柱关节病。

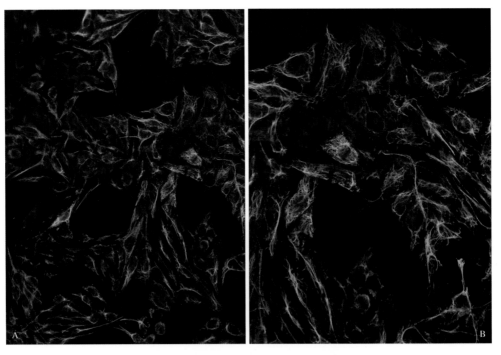

图4-26　病例26在HEp-2 IFA荧光核型表现

A. 低倍镜；B. 高倍镜

【核型判读】

胞浆丝状/微管型(AC-16)。

【判读说明】

间期细胞胞浆有细纤维网状荧光, 在细胞核周围更致密, 判读为AC-16。

病例27·消化系统疾病

【实验室检测结果】

男,66岁。ENA13项阴性,TBIL 44.0 μmol/L（↑）,GPT 307 U/L（↑）。

【临床表现】

消化系统疾病。

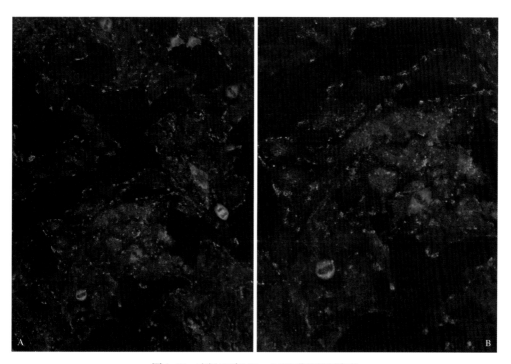

图4-27　病例27在HEp-2 IFA荧光核型表现

A. 低倍镜；B. 高倍镜

【核型判读】

胞浆节段型（AC-17）。

【判读说明】

间期细胞胞浆边缘呈现增强的短节状荧光,判读为AC-17。

病例28 · 干燥综合征

【实验室检测结果】

女,50岁。抗Ro52抗体96(↑),抗SSA/Ro60抗体32(↑)。

【临床诊断】

干燥综合征。

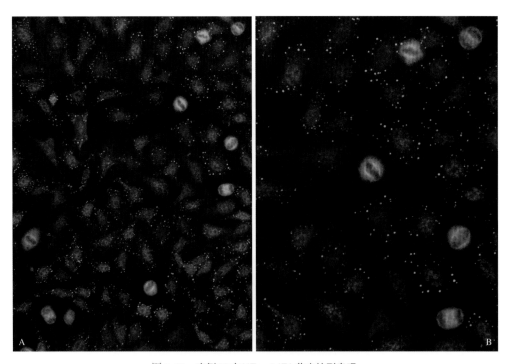

图4-28　病例28在HEp-2 IFA荧光核型表现

A. 低倍镜;B. 高倍镜

【核型判读】

胞浆散点型(AC-18)+细颗粒型(AC-4)(↓)。

【判读说明】

间期细胞核呈细颗粒样荧光,胞浆内有粗大的颗粒状荧光染色;分裂期细胞染色质阴性,判读为AC-18和弱AC-4混合核型。

病例29·多肌炎

【实验室检测结果】

女,45岁。抗Ro52抗体122(↑),抗Jo-1抗体121(↑),CK 204 U/L(↑)。

【临床诊断】

多肌炎。

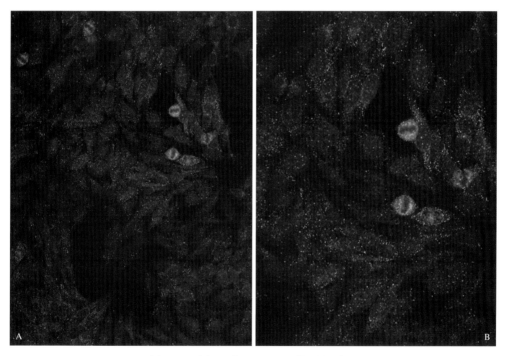

图4-29　病例29在HEp-2 IFA荧光核型表现
A. 低倍镜；B. 高倍镜

【核型判读】

胞浆细颗粒型(AC-20)。

【判读说明】

间期细胞胞浆内有细颗粒荧光染色,有时可覆盖于细胞核上,判读为AC-20。

病例30 · 健康查体

【实验室检测结果】

男,56岁。ENA13项阴性,GGT 57 U/L(↑)。

【临床表现】

健康查体。

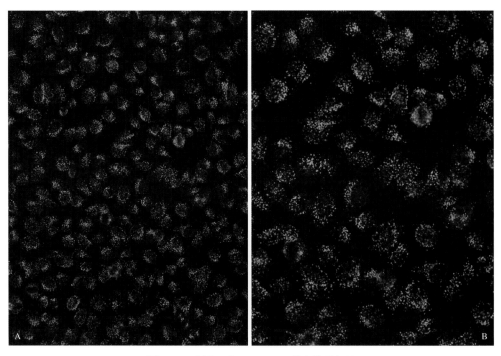

图4-30　病例30在HEp-2 IFA荧光核型表现

A. 低倍镜; B. 高倍镜

【核型判读】

胞浆细颗粒型(AC-20)+胞浆极性/高尔基体样型(AC-22)。

【判读说明】

间期细胞胞浆内有细颗粒荧光染色,有时可覆盖于细胞核上;另外还呈现胞浆两极,靠近细胞核的一侧呈现不连续斑点或颗粒样染色,判读为AC-20和AC-22混合核型。

病例31 · 关节痛

【实验室检测结果】

男，49岁。ENA13项阴性，RF（散射比浊法）159 IU/ml（↑），抗CCP抗体2.64 S/CO（↑）。

【临床表现】

关节痛。

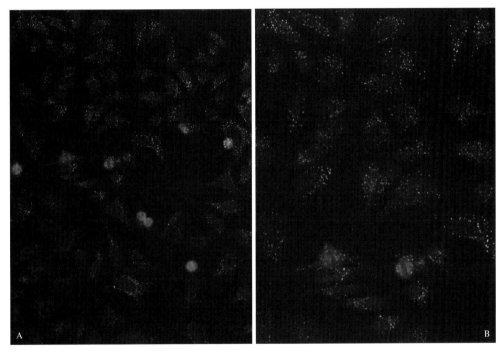

图4-31　病例31在HEp-2 IFA荧光核型表现
A. 低倍镜；B. 高倍镜

【核型判读】

胞浆细颗粒型（AC-20）。

【判读说明】

间期细胞胞浆内有细颗粒荧光染色，有时可覆盖于细胞核上，判读为AC-20。

病例32 · 肝硬化, 自身免疫性肝病

【实验室检测结果】

女, 54岁。AMA(IFA)阳性(1: 320↑), AMA-M2 78(↑), 抗gp210抗体78(↑), 抗M2-3E抗体129(↑), 免疫球蛋白IgM 3.06 g/L(↑), GGT 57 U/L(↑)。

【临床诊断】

肝硬化, 自身免疫性肝病。

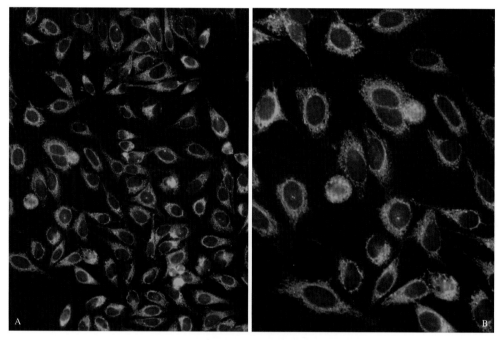

图4-32　病例32在HEp-2 IFA荧光核型表现
A. 低倍镜; B. 高倍镜

【核型判读】

胞浆网状/线粒体样型(AC-21)+中心体型(AC-24)。

【判读说明】

间期细胞胞浆内有不规则粗颗粒网状荧光, 而且胞浆呈现一或两个明显的亮点; 分裂期细胞中荧光亮点位于纺锤体两极, 判读为AC-21和AC-24混合核型。

病例33·原发性胆汁性胆管炎

【实验室检测结果】

女，54岁。AMA（IFA）阳性（1∶320↑），ALD 9项阴性（AMA-M2和抗M2-3E抗体阴性），抗Ro52抗体45（↑）。

【临床诊断】

原发性胆汁性胆管炎。

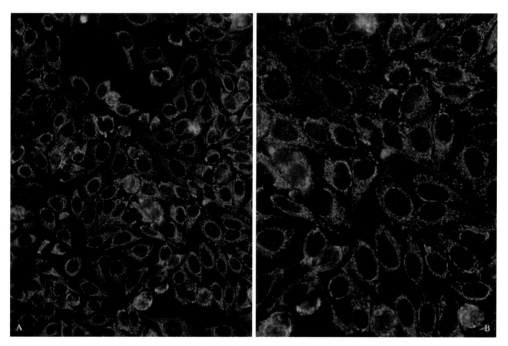

图4-33　病例33在HEp-2 IFA荧光核型表现
A. 低倍镜；B. 高倍镜

【核型判读】

胞浆网状/线粒体样型（AC-21）。

【判读说明】

间期细胞胞浆内有不规则粗颗粒网状荧光，判读为AC-21。

病例34 · 发热

【实验室检测结果】

女,65岁。AMA-M2 40(↑),CRP 22.6 mg/L(↑),免疫球蛋白 IgA 5.02 g/L(↑),ESR 36 mm/h(↑)。

【临床表现】

发热。

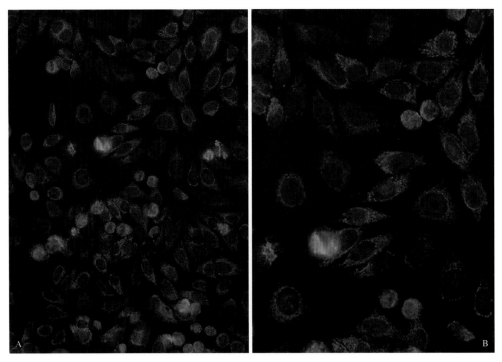

图4-34　病例34在HEp-2 IFA荧光核型表现
A. 低倍镜;B. 高倍镜

【核型判读】

胞浆网状/线粒体样型(AC-21)。

【判读说明】

间期细胞胞浆内有不规则粗颗粒网状荧光,判读为AC-21型。

病例35 · 多肌炎

【实验室检测结果】

女，57岁。抗Ro52抗体109（↑），抗Jo-1抗体107（↑），免疫球蛋白IgA 6.28 g/L（↑），免疫球蛋白IgM 2.40 g/L（↑），CRP 16.83 mg/L（↑），ESR 49 mm/h（↑）。

【临床诊断】

多肌炎。

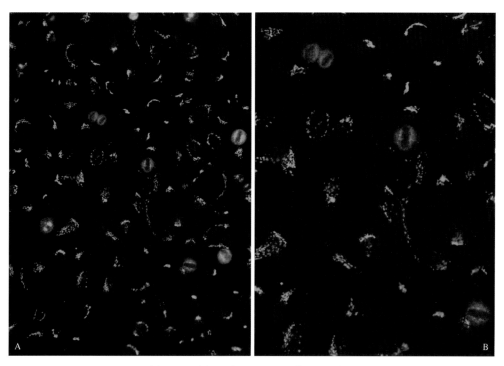

图4-35　病例35在HEp-2 IFA荧光核型表现
A. 低倍镜；B. 高倍镜

【核型判读】

胞浆极性/高尔基体样型（AC-22）。

【判读说明】

细胞胞浆两级，靠近细胞核的一侧呈现不连续斑点或颗粒样染色，判读为AC-22。

病例36 · 自身免疫性肝炎/原发性胆汁性胆管炎重叠征，系统性红斑狼疮

【实验室检测结果】

女，69岁。抗dsDNA抗体（ELISA）68.24 IU/ml，抗Ro52抗体100（↑），抗SSA/Ro60抗体28（↑），GOT 46 U/L（↑），GGT 198 U/L（↑），GPT 197 U/L（↑），免疫球蛋白IgG 25.20 g/L（↑），ESR 43 mm/h（↑）。

【临床诊断】

自身免疫性肝炎/原发性胆汁性胆管炎重叠征，系统性红斑狼疮。

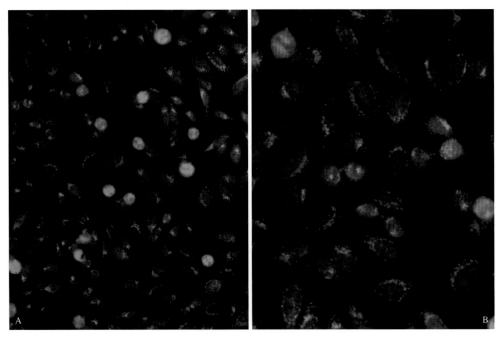

图4-36　病例36在HEp-2 IFA荧光核型表现
A. 低倍镜；B. 高倍镜

【核型判读】

胞浆极性/高尔基体样型（AC-22）。

【判读说明】

细胞胞浆两级，靠近细胞核的一侧呈现不连续斑点或颗粒样染色，判读为AC-22。

病例37 · 直肠恶性肿瘤，肾功能不全

【实验室检测结果】

男，67岁。ENA13项阴性，ALD 9项阴性，糖类抗原CA19-9 66.80 U/ml（↑），糖类抗原CA72-4 285.00 U/ml（↑），Cr 126 μmol/L（↑），URIC 469.00 μmol/L（↑）。

【临床诊断】

直肠恶性肿瘤，肾功能不全。

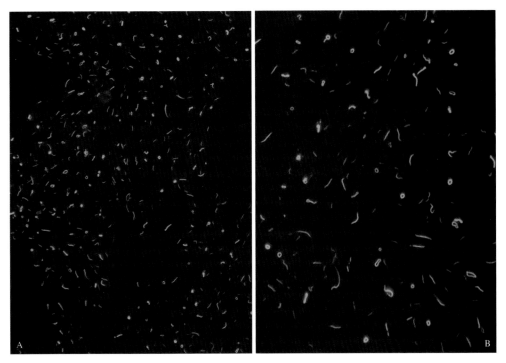

图4-37 病例37在HEp-2 IFA荧光核型表现

A. 低倍镜；B. 高倍镜

【核型判读】

胞浆棒环状型（AC-23）。

【判读说明】

间期细胞胞浆内有明显的杆状和环状结构，判读为AC-23。

病例38 · 骨质疏松

【实验室检测结果】

女,58岁。AHA 37(↑),免疫球蛋白IgG 18.20 g/L(↑),免疫球蛋白IgA 4.32 g/L(↑),抗CCP抗体0.51 S/CO,HLA-B27阴性。

【临床表现】

骨质疏松。

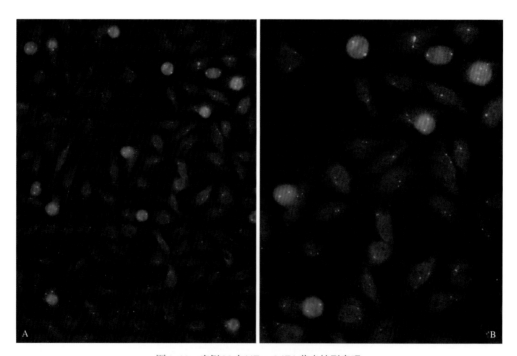

图4-38　病例38在HEp-2 IFA荧光核型表现
A. 低倍镜;B. 高倍镜

【核型判读】

中心体型(AC-24)。

【判读说明】

间期细胞胞浆呈现一或两个明显的亮点,分裂期细胞中荧光亮点位于纺锤体两级,判读为AC-24。

病例39 · 慢性结肠炎,阑尾切除术后

【实验室检测结果】

男,29岁。ENA13项阴性,ALD 9项阴性。

【临床表现】

慢性结肠炎,阑尾切除术后。

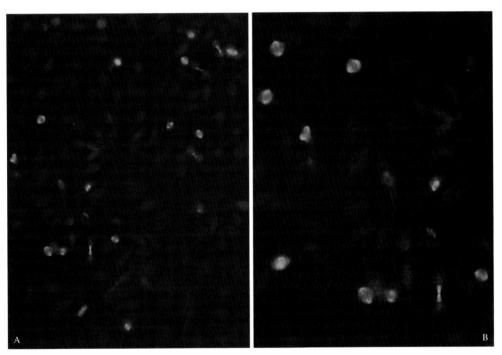

图4-39　病例39在HEp-2 IFA荧光核型表现
A. 低倍镜；B. 高倍镜

【核型判读】

纺锤体型（AC-25）。

【判读说明】

间期细胞染色阴性；分裂期细胞纺锤丝呈锥形染色,判读为AC-25。

病例40 · 抗中性粒细胞胞浆抗体相关性血管炎性 肾损害，慢性肾脏病4期

【实验室检测结果】

女，74岁。抗Ro52抗体106（↑），P-ANCA阳性（↑），抗MPO抗体4.25（↑），抗PR3抗体0.54，UREA 18.24 mmol/L（↑），Cr 206.0 μmol/L（↑），尿β2-MU 15.50 mg/L（↑），尿微量白蛋白206.00 μg/ml（↑）。

【临床诊断】

抗中性粒细胞胞浆抗体相关性血管炎性肾损害，慢性肾脏病4期。

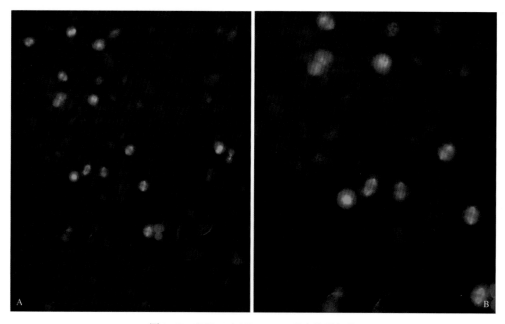

图4-40　病例40在HEp-2 IFA荧光核型表现
A. 低倍镜；B. 高倍镜

【核型判读】

纺锤体型（AC-25）。

【判读说明】

间期细胞染色阴性；分裂期细胞纺锤丝呈锥形染色，判读为AC-25。

病例41 · 肺恶性肿瘤

【实验室检测结果】

男,73岁。ENA13项阴性,CYFRA 21-1 4.98 ng/ml（↑）。

【临床诊断】

肺恶性肿瘤。

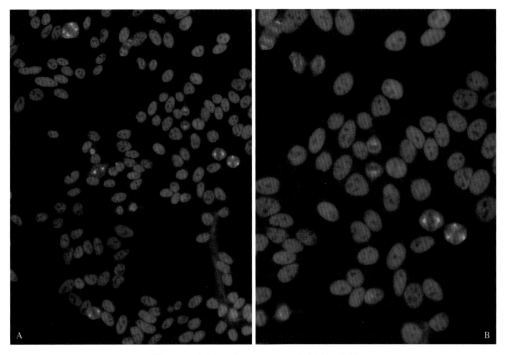

图4-41 病例41在HEp-2 IFA荧光核型表现

A. 低倍镜; B. 高倍镜

【核型判读】

NuMA型（AC-26）。

【判读说明】

间期细胞核呈细颗粒样荧光; 分裂中期细胞纺锤体两极有"三角样"荧光染色,染色质阴性,分裂后期染色质阳性,判读为AC-26。

病例42 · 关节痛

【实验室检测结果】

女,57岁。ENA13项阴性,RF IgG 2.1 U/ml,RF IgA 2.4 U/ml,RF IgM 1.52 IU/ml,抗CCP抗体0.38 S/CO。

【临床表现】

关节痛。

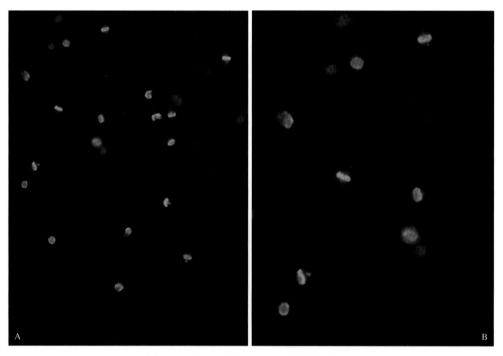

图4-42 病例42在HEp-2 IFA荧光核型表现
A. 低倍镜;B. 高倍镜

【核型判读】

染色体型(AC-28)。

【判读说明】

间期细胞染色阴性;分裂期细胞染色质阳性,判读为AC-28。

病例43 · 非霍奇金淋巴病

【实验室检测结果】

女，65岁。ENA13项阴性，右侧颈部淋巴结肿大，右侧锁骨上淋巴结肿大，免疫球蛋白IgM 2.77 g/L（↑），β2-MU 2.60 mg/L（↑）。

【临床诊断】

非霍奇金淋巴病。

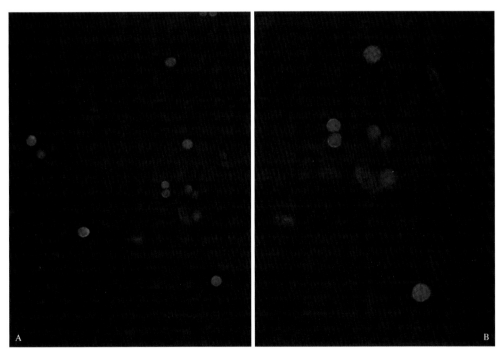

图4-43 病例43在HEp-2 IFA荧光核型表现
A. 低倍镜；B. 高倍镜

【核型判读】

阴性（AC-0）。

【判读说明】

荧光强度弱，且未见明显荧光核型，报告为阴性。

病例44 · 关节痛

【实验室检测结果】

女,53岁。抗Scl-70抗体42(↑),抗CCP抗体0.19 S/CO,RF(散射比浊法)< 11.30 IU/ml。

【临床表现】

关节痛。

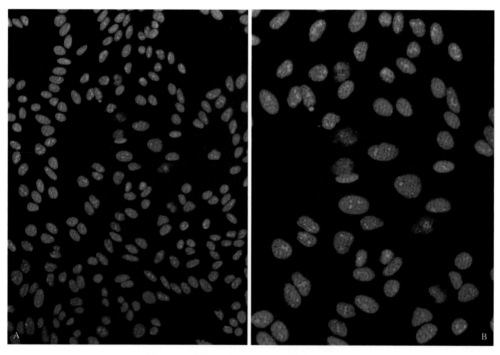

图4-44　病例44在HEp-2 IFA荧光核型表现

A. 低倍镜;B. 高倍镜

【核型判读】

Topo Ⅰ型(AC-29)。

【判读说明】

间期细胞核呈细颗粒样荧光,核仁阳性呈颗粒样染色;分裂期细胞染色质均匀染色,且染色质核仁组织区可见明亮点状染色,判读为AC-29。

病例45 · 系统性红斑狼疮

【实验室检测结果】

女,49岁。抗Scl-70抗体36(↑),抗dsDNA抗体(ELISA)23.21 IU/ml。

【临床诊断】

系统性红斑狼疮。

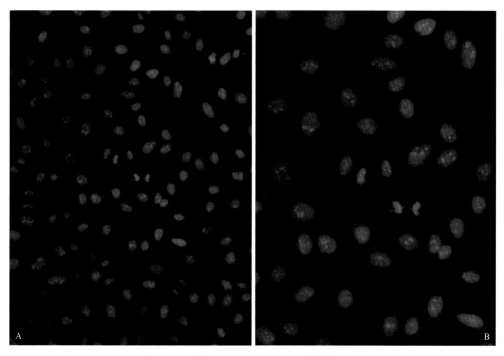

图4-45 病例45在HEp-2 IFA荧光核型表现
A. 低倍镜; B. 高倍镜

【核型判读】

Topo Ⅰ型(AC-29)。

【判读说明】

间期细胞核呈细颗粒样荧光,核仁阳性呈颗粒样染色;分裂期细胞染色质均匀染色,且染色质核仁组织区可见明亮点状染色,判读为AC-29。

病例46 · **系统性硬化症**

【实验室检测结果】

女，56岁。抗Ro52抗体121（↑），抗SSA/Ro60抗体121（↑），抗SSB/La抗体85（↑），抗Scl-70抗体119（↑），抗dsDNA抗体（ELISA）25.81 IU/ml。

【临床诊断】

系统性硬化症。

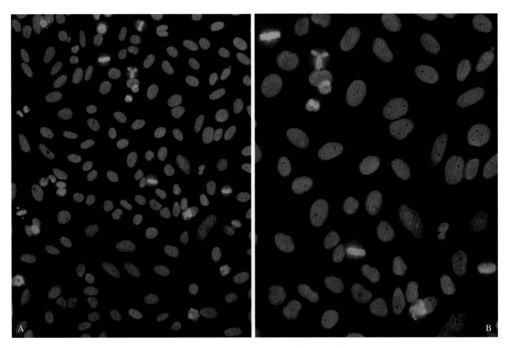

图4-46 病例46在HEp-2 IFA荧光核型表现
A. 低倍镜；B. 高倍镜

【核型判读】

均质型（AC-1）+细颗粒型（AC-4）。

【判读说明】

间期细胞核呈均匀、细颗粒样荧光；分裂期细胞染色质呈增强均匀的荧光染色，判读为AC-1和AC-4混合核型。

病例47 · 强直性脊柱炎

【实验室检测结果】

女，45岁。抗Ro52抗体121（↑），抗SSA/Ro60抗体89（↑），抗SSB/La抗体34（↑），RF IgM 263.3 IU/ml（↑），RF IgG 35.7 U/ml（↑），RF IgA 61.0 U/ml（↑），ESR 25 mm/h（↑），免疫球蛋白IgG 20.2 g/L（↑），免疫球蛋白IgM 4.1 g/L（↑）。

【临床诊断】

强直性脊柱炎。

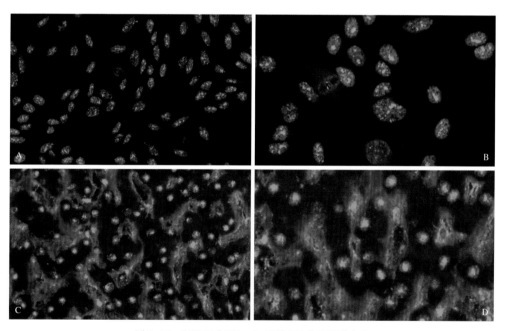

图4-47　病例47在HEp-2+猴肝IFA荧光核型表现
A. HEp-2低倍镜；B. HEp-2高倍镜；C. 猴肝低倍镜；D. 猴肝高倍镜

【核型判读】

细颗粒型（AC-4）+核仁颗粒型（AC-10）。

【判读说明】

间期细胞核呈细颗粒样荧光，核仁呈增强颗粒状染色；分裂期细胞染色质阴性，染色质内核仁组织区明亮的点状染色；肝细胞核及部分核仁中可见细颗粒样荧光，核仁有荧光，判读为AC-4和AC-10混合核型。

病例48 · 关节痛

【实验室检测结果】

女,47岁。抗Ro52抗体28(↑),抗SSA/Ro60抗体87(↑),抗CCP抗体0.24 S/CO。

【临床表现】

关节痛。

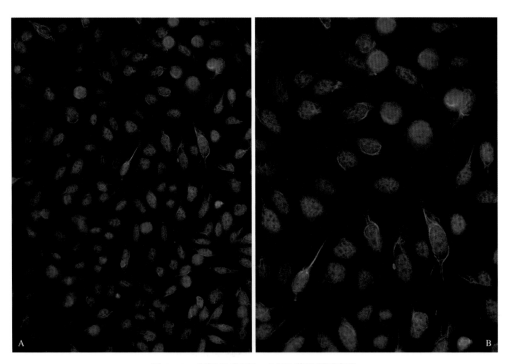

图4-48　病例48在HEp-2 IFA荧光核型表现

A. 低倍镜;B. 高倍镜

【核型判读】

细颗粒型(AC-4)+胞浆丝状/微管型(AC-16)。

【判读说明】

间期细胞核呈细颗粒样荧光,胞浆有细纤维网状荧光,在细胞核周围更致密;分裂期细胞染色质阴性,判读为AC-4和AC-16混合核型。

病例49·结缔组织病

【实验室检测结果】

女,63岁。抗dsDNA抗体(ELISA)378.07 IU/ml(↑),抗Rib-P抗体51(↑),ANuA 3.14(↑),URIC 452.13 μmol/L(↑),ESR 54 mm/h(↑),CRP 69.4 mg/L(↑)。

【临床诊断】

结缔组织病。

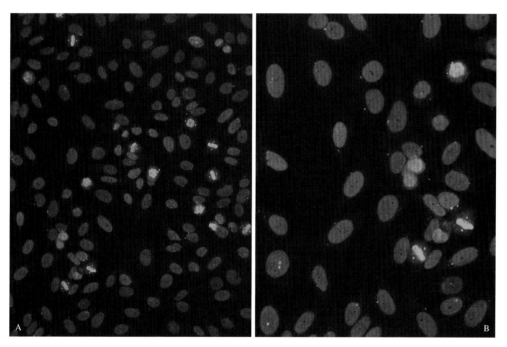

图4-49　病例49在HEp-2 IFA荧光核型表现
A. 低倍镜; B. 高倍镜

【核型判读】

均质型(AC-1)+中心体型(AC-24)。

【判读说明】

间期细胞核呈均匀弥漫荧光染色,且胞浆呈现一或两个明显的亮点; 分裂期细胞染色质呈增强均匀的荧光染色,而且荧光亮点位于纺锤体两极,判读为AC-1和AC-24混合核型。

病例50 · 脑血管病

【实验室检测结果】

女,74岁。ENA13项阴性。

【临床表现】

脑血管病。

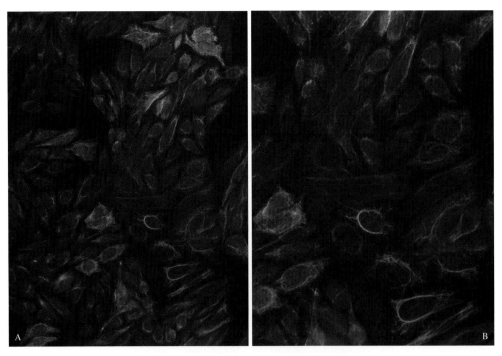

图4-50　病例50在HEp-2 IFA荧光核型表现
A. 低倍镜；B. 高倍镜

【核型判读】

胞浆丝状/微管型（AC-16）。

【判读说明】

间期细胞胞浆有细纤维网状荧光,在细胞核周围更致密,判读为AC-16。

病例51 · 关节痛

【实验室检测结果】

女,49岁。ENA13项阴性,抗CCP抗体0.19 S/CO,RF（散射比浊法）＜8.4 IU/ml。

【临床表现】

关节痛。

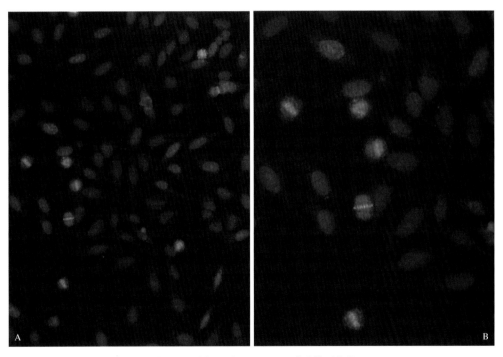

图4-51　病例51在HEp-2 IFA荧光核型表现
A. 低倍镜；B. 高倍镜

【核型判读】

细胞间桥型（AC-27）。

【判读说明】

在有丝分裂后期,即将分离的两个细胞中间的细胞间桥有荧光染色,判读为AC-27。

病例52 · 妊娠

【实验室检测结果】

女,27岁。ENA13项阴性。

【临床表现】

妊娠。

图4-52　病例52在HEp-2 IFA荧光核型表现

A. 低倍镜；B. 高倍镜

【核型判读】

中心体型(AC-24)。

【判读说明】

间期细胞胞浆呈现一或两个明显的亮点；分裂期细胞中荧光亮点位于纺锤体两级,判读为AC-24。

病例53·幼年型关节炎

【实验室检测结果】

女,13岁。ENA13项阴性,抗DFS-70抗体0.989(↑),抗CCP抗体0.32 S/CO。

【临床表现】

幼年型关节炎。

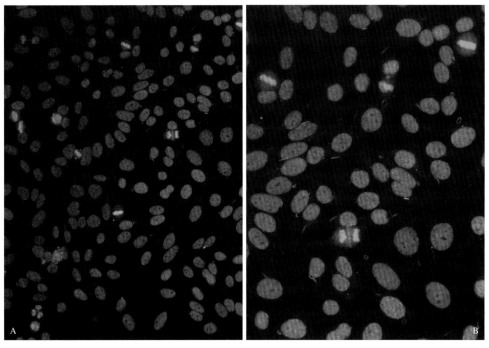

图4-53　病例53在HEp-2 IFA荧光核型表现

A. 低倍镜；B. 高倍镜

【核型判读】

致密细颗粒型（AC-2）+胞浆棒环状型（AC-23）(↓)。

【判读说明】

间期细胞核有大小、明暗不同,分布不均匀颗粒样染色,胞浆内有明显的杆状和环状结构;分裂期细胞染色质有明显颗粒感,判读为AC-2和AC-23混合核型。

病例54 · 间质性肺炎

【实验室检测结果】

男，62岁。抗Ro52抗体120（↑），UREA 9.30 mmol/L（↑），CK−MB 7.1 ng/ml（↑），Mb 121.00 ng/ml（↑），CK 250 U/L（↑），BNP 202.0 pg/ml（↑），CRP 24.10 mg/L（↑），ESR 25 mm/h（↑）。

【临床诊断】

间质性肺炎。

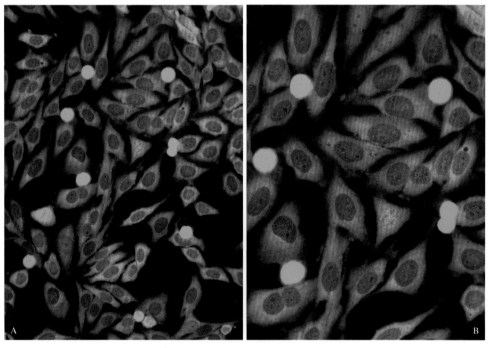

图4-54　病例54在HEp-2 IFA荧光核型表现

A. 低倍镜；B. 高倍镜

【核型判读】

胞浆致密颗粒型（AC-19）。

【判读说明】

间期细胞胞浆内有致密均匀的细颗粒荧光染色，判读为AC-19。

病例55 · 系统性红斑狼疮

【实验室检测结果】

女，15岁。抗Sm抗体82(↑)，抗RNP/Sm抗体85(↑)，抗Rib-P抗体36(↑)，AMA-M2 27(↑)，抗dsDNA抗体(ELISA)133.35 IU/ml(↑)，ANuA 1.17(↑)，URIC 450.61 μmol/L(↑)，ESR 38 mm/h(↑)。

【临床诊断】

系统性红斑狼疮。

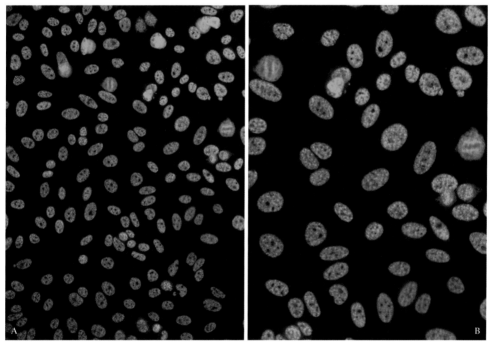

图4-55　病例55在HEp-2 IFA荧光核型表现
A. 低倍镜；B. 高倍镜

【核型判读】

粗颗粒型(AC-5)。

【判读说明】

间期细胞核呈粗颗粒样荧光；分裂期细胞染色质阴性，判读为AC-5。

病例56 · 关节痛

【实验室检测结果】

女,61岁。ENA13项阴性,抗CCP抗体9.65 S/CO(↑)。

【临床表现】

关节痛。

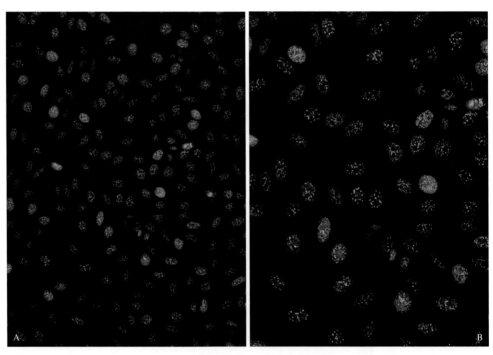

图4-56　病例56在HEp-2 IFA荧光核型表现
A. 低倍镜; B. 高倍镜

【核型判读】

细胞周期相关性(AC-XX)。

【判读说明】

间期细胞呈明暗相间的细颗粒样荧光染色,部分染色强度较高的细胞核内可见粗颗粒点状染色;分裂期细胞染色质阳性,判读为细胞周期相关性荧光核型(AC-XX),并对核型特征进行描述。

病例57 · 关节痛

【实验室检测结果】

男，68岁。ENA13项阴性，AMA-M2（ELISA）5.47，ESR 64 mm/h（↑），RF IgG 12.2 U/ml（↑），RF IgA 12.6 U/ml（↑），抗CCP抗体8.10 S/CO（↑），免疫球蛋白IgG 16.90 g/L（↑），免疫球蛋白IgA 4.80 g/L（↑）。

【临床表现】

关节痛。

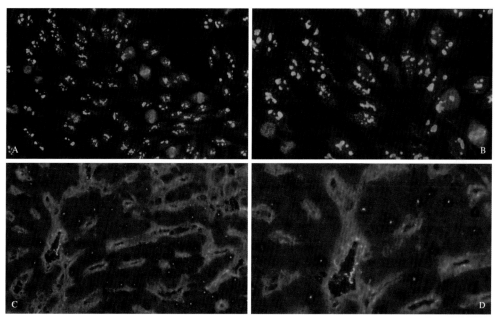

图4-57　病例57在HEp-2+猴肝IFA荧光核型表现
A. HEp-2低倍镜；B. HEp-2高倍镜；C. 猴肝低倍镜；D. 猴肝高倍镜

【核型判读】

核仁型（AC-8/AC-9）。

【判读说明】

间期细胞核仁呈染色均匀；分裂期细胞染色体周围有环状荧光；肝细胞核呈均匀荧光，判读为核仁型（AC-8/AC-9）。

病例58 · 复发性流产

【实验室检测结果】

女,28岁。ENA13项阴性,抗DFS-70抗体0.136。

【临床表现】

复发性流产。

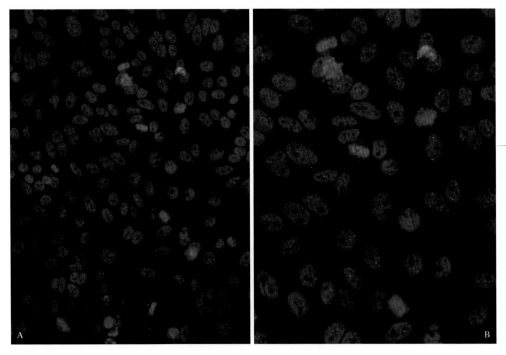

图4-58　病例58在HEp-2 IFA荧光核型表现

A. 低倍镜;B. 高倍镜

【核型判读】

致密细颗粒型(AC-2)+核少点型(AC-7)。

【判读说明】

间期细胞核有大小、明暗不同,分布不均匀颗粒样染色,同时核里有清晰可数的点状荧光(大部分<6个/细胞);分裂期细胞染色质有明显颗粒感,判读为AC-2和AC-7混合核型。

病例59·肝损害

【实验室检测结果】

女,12岁。GLB 32.1 g/L(↑),抗DFS-70抗体1.298(↑),PA 147.00 mg/L(↓),GGT 10.00 U/L(↓)。

【临床表现】

肝损害。

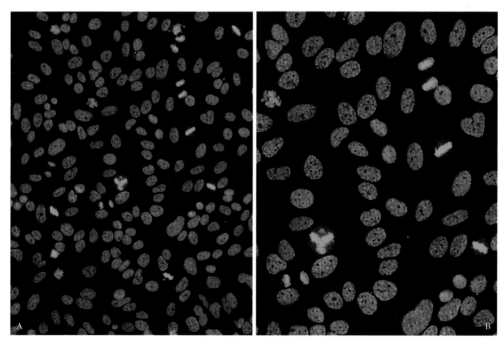

图4-59 病例59在HEp-2 IFA荧光核型表现
A. 低倍镜;B. 高倍镜

【核型判读】

致密细颗粒型(AC-2)+核少点型(AC-7)。

【判读说明】

间期细胞核有大小、明暗不同,分布不均匀颗粒样染色,且有清晰可数的点状荧光(大部分<6个/细胞);分裂期细胞染色质有明显颗粒感,判读为AC-2和AC-7混合核型。

病例60 · 结缔组织病

【实验室检测结果】

女,56岁。ENA13项阴性。

【临床诊断】

结缔组织病。

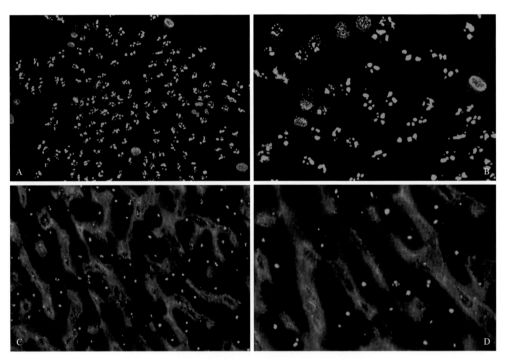

图4-60　病例60在HEp-2+猴肝 IFA荧光核型表现
A. HEp-2低倍镜;B. HEp-2高倍镜;C. 猴肝低倍镜;D. 猴肝高倍镜

【核型判读】

核仁斑片型(AC-9)。

【判读说明】

间期细胞核仁和卡哈尔体呈不规则荧光;分裂期细胞染色体周围有环状荧光;肝细胞核仁呈均匀荧光,判读为AC-9。

病例61 · 系统性红斑狼疮

【实验室检测结果】

女，38岁。抗SSA/Ro60抗体89（↑），抗dsDNA抗体（ELISA）228.65 IU/ml（↑），抗Rib-P抗体（ELISA）1.01，免疫球蛋白IgG19.1 g/L（↑）。

【临床诊断】

系统性红斑狼疮。

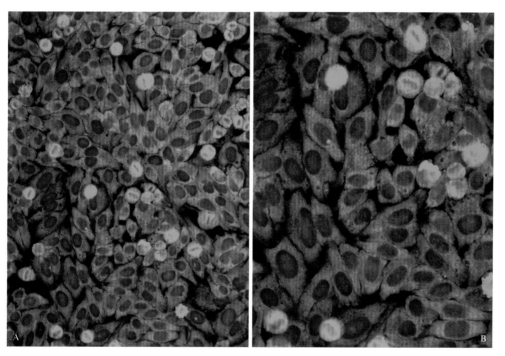

图4-61　病例61在HEp-2 IFA荧光核型表现

A. 低倍镜；B. 高倍镜

【核型判读】

胞浆致密颗粒型（AC-19）。

【判读说明】

间期细胞胞浆内有致密均匀的细颗粒荧光染色，判读为AC-19。

病例62 · 间质性肺炎

【实验室检测结果】

女，66岁。抗Ro52抗体57（↑），抗gp210抗体119（↑），抗PML抗体99（↑），抗Sp100抗体134（↑），免疫球蛋白IgM 3.2 g/L（↑）。

【临床诊断】

间质性肺炎。

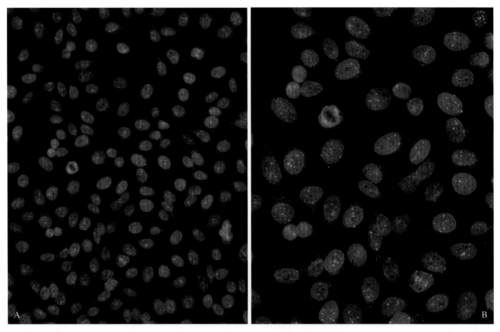

图4-62　病例62在HEp-2 IFA荧光核型表现

A. 低倍镜；B. 高倍镜

【核型判读】

核多点型（AC-6）+点状核膜型（AC-12）+中心体型（AC-24）。

【判读说明】

间期细胞胞浆中有一或两个明显的亮点，细胞核有大小不同于细颗粒样荧光的点状荧光（核点大部分＞6个/细胞），核膜呈颗粒样荧光染色，且邻近细胞相触部位荧光增强；分裂期细胞纺锤体两极有荧光亮点，染色质阴性，判读为AC-6、AC-12和AC-24混合核型。

病例63 · 胃恶性肿瘤

【实验室检测结果】

女，72岁。抗Ro52抗体72（↑），抗Rib-P抗体（ELISA）2.54 RU/ml，AFPV 22.4%（↑），糖类抗原CA19-9 152.1 U/ml（↑），糖类抗原CA72-4＞500 U/ml（↑）。

【临床诊断】

胃恶性肿瘤。

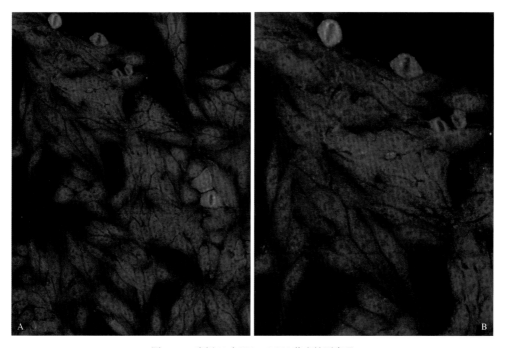

图4-63　病例63在HEp-2 IFA荧光核型表现
A. 低倍镜；B. 高倍镜

【核型判读】

细颗粒型（AC-4）+胞浆致密颗粒型（AC-19）。

【判读说明】

间期细胞核呈细颗粒样荧光，间期细胞胞浆内有致密均匀的细颗粒荧光染色；分裂期细胞染色质阴性，判读为AC-4和AC-19混合核型。

病例64 · **系统性红斑狼疮**

【实验室检测结果】

女，33岁。抗Ro52抗体59（↑），抗SSA/Ro60抗体67（↑），AHA 32（↑），抗dsDNA抗体（ELISA）370.26 IU/ml（↑），ANuA 1.66（↑），P-ANCA阳性。

【临床诊断】

系统性红斑狼疮。

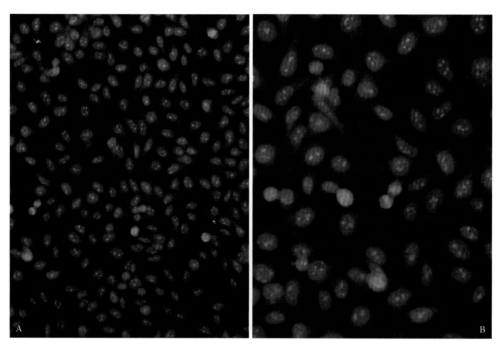

图4-64　病例64在HEp-2 IFA荧光核型表现
A. 低倍镜；B. 高倍镜

【核型判读】

均质型（AC-1）+核仁均质型（AC-8）。

【判读说明】

间期细胞核呈均匀弥漫荧光染色，核仁呈增强均匀荧光染色；分裂期细胞染色质呈增强均匀的荧光染色，判读为AC-1和AC-8混合核型。

病例65 · 原发性胆汁性胆管炎

【实验室检测结果】

女,68岁。抗gp210抗体110(↑),抗M2-3E抗体127(↑),抗Rib-P抗体(ELISA)0.91,AMA(IFA)阳性(1:320↑),ESR 261 mm/h(↑),GGT 61 U/L(↑),GPT 162 U/L(↑)。

【临床诊断】

原发性胆汁性胆管炎。

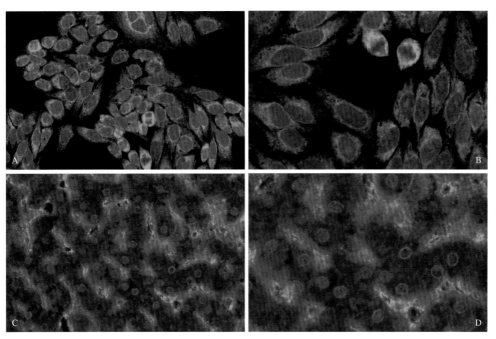

图4-65　病例65在HEp-2+猴肝IFA荧光核型表现
A. HEp-2低倍镜; B. HEp-2高倍镜; C. 猴肝低倍镜; D. 猴肝高倍镜

【核型判读】

点状核膜型(AC-12)+胞浆网状/线粒体样型(AC-21)。

【判读说明】

间期细胞核膜颗粒样荧光,且邻近细胞相触部位荧光增强,胞浆内有粗颗粒网状荧光染色;肝细胞核可见弱的特征性的环状荧光判读为AC-12和AC-21混合核型。

病例66 · **自身免疫性肝炎/原发性胆汁性胆管炎重叠征**

【实验室检测结果】

女，46岁。AMA（IFA）阳性（1:100↑），AMA-M2 52（↑），抗M2-3E抗体92（↑），抗gp210抗体127（↑），抗Ro52抗体99（↑），AHA 34（↑），抗dsDNA抗体（ELISA）64.33 IU/ml，GGT 254 U/L（↑），GOT 41 U/L（↑）。

【临床诊断】

自身免疫性肝炎/原发性胆汁性胆管炎重叠征。

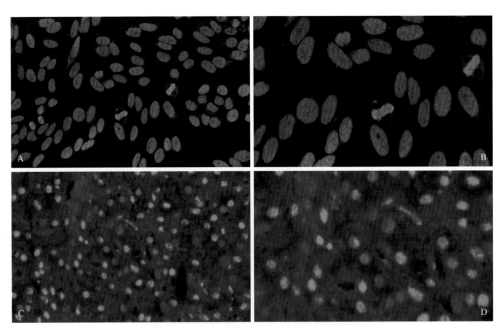

图4-66　**病例66在HEp-2+猴肝 IFA荧光核型表现**
A. HEp-2低倍镜；B. HEp-2高倍镜；C. 猴肝低倍镜；D. 猴肝高倍镜

【核型判读】

均质型（AC-1）+胞浆网状/线粒体样型（AC-21）（↓）。

【判读说明】

间期细胞核呈均匀弥漫荧光染色，间期细胞胞浆内有较弱的粗颗粒网状荧光；分裂期细胞染色质呈增强均匀的荧光染色；肝细胞核呈现均匀荧光，肝细胞胞浆呈现粗颗粒样荧光，整个视野呈细沙状，判读为AC-1和弱AC-21混合核型。

病例67 · 原发性胆汁性胆管炎

【实验室检测结果】

女, 65岁。AMA（IFA）阳性（1：100↑）, 抗CENP-B抗体133（↑）, AMA-M2 68（↑）, 抗Sp100抗体138（↑）, 抗M2-3E抗体75（↑）, ALP 128 g/L（↑）, GOT 53 g/L（↑）, 免疫球蛋白IgG 16.1 U/L（↑）, 免疫球蛋白IgA 5.63 U/L（↑）, 免疫球蛋白IgM 2.61 U/L（↑）。

【临床诊断】

原发性胆汁性胆管炎。

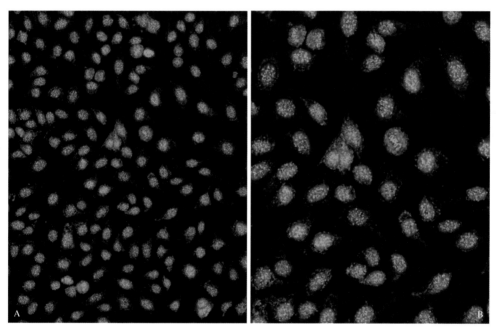

图4-67 病例67在HEp-2 IFA荧光核型表现
A. 低倍镜；B. 高倍镜

【核型判读】

着丝点型（AC-3）+胞浆网状/线粒体样型（AC-21）（↓）。

【判读说明】

间期细胞核呈现离散型的粗荧光颗粒, 胞浆内有粗颗粒网状荧光；分裂期细胞的中间位置出现带状的点状荧光, 判读为AC-3和AC-21混合核型。

病例68 · 自身免疫性肝炎/原发性胆汁性胆管炎重叠征

【实验室检测结果】

女，61岁。AMA（IFA）阳性（1∶320↑），AMA-M2 54（↑），抗Sp100抗体128（↑），抗M2-3E抗体129（↑），抗dsDNA抗体（ELISA）2.63 IU/ml，抗F-actin抗体84.53（↑），ACL IgM 281.24 MPL/ml（↑），免疫球蛋白IgG 25.5 U/L（↑），免疫球蛋白IgM 7.1 U/L（↑），GOT 64 g/L（↑），GGT 44 U/L（↑）。

【临床诊断】

自身免疫性肝炎/原发性胆汁性胆管炎重叠征。

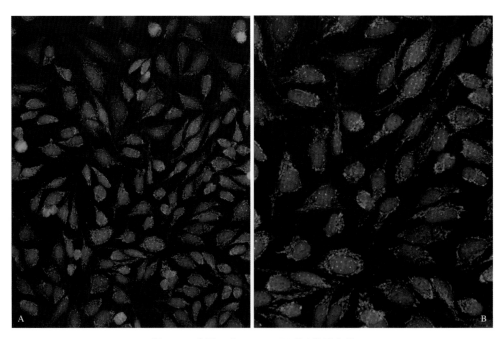

图4-68　病例68在HEp-2 IFA荧光核型表现

A. 低倍镜；B. 高倍镜

【核型判读】

胞浆网状/线粒体样型（AC-21）+核多点型（AC-6）+均质型（AC-1）（↓）。

【判读说明】

间期细胞核呈较弱的均匀弥漫荧光染色，其间有清晰可数的点状荧光（大部分＞6个/细胞），胞浆内有粗颗粒网状荧光；分裂期细胞染色质均匀着色，判读为AC-21、AC-6和弱AC-1混合核型。

病例69 · 急性肝功能衰竭

【实验室检测结果】

男，52岁。ENA13项阴性，TBIL 365.6 μmol/L（↑），DBIL 273.7 μmol/L（↑），GGT 71 U/L（↑），ALP 234 U/L（↑）。

【临床表现】

急性肝功能衰竭。

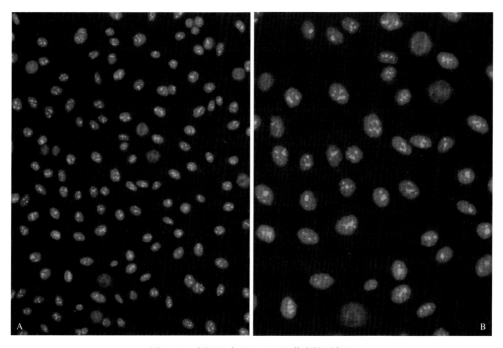

图4-69　病例69在HEp-2 IFA荧光核型表现
A. 低倍镜；B. 高倍镜

【核型判读】

核仁均质型（AC-8）+细颗粒型（AC-4）。

【判读说明】

间期细胞核呈细颗粒样荧光，核仁呈增强均匀荧光染色；分裂期细胞染色质阴性，判读为AC-4和AC-8混合核型。

病例70 · 健康查体

【实验室检测结果】

女,42岁。ENA13项阴性,抗F-actin抗体43.06(↑),抗CENP-B抗体(ELISA)15.34 RU/ML。

【临床表现】

健康查体。

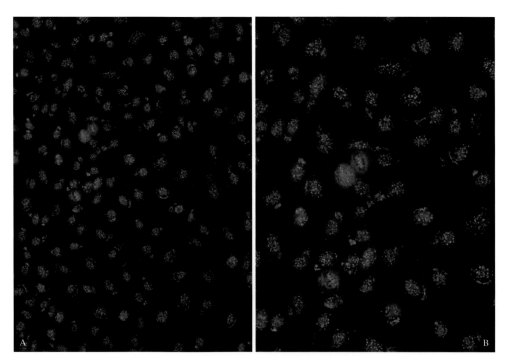

图4-70　病例70在HEp-2 IFA荧光核型表现

A. 低倍镜；B. 高倍镜

【核型判读】

着丝点型(AC-3)+胞浆极性/高尔基体样型(AC-22)。

【判读说明】

间期细胞核呈现离散型的粗荧光颗粒,胞浆两极靠近细胞核的一侧呈现不连续斑点或颗粒样染色;分裂期细胞的中间位置出现带状的点状荧光,判读为AC-3和AC-22混合核型。

病例71 · 肝损害

【实验室检测结果】

女,70岁。AMA-M2 61(↑),免疫球蛋白IgG 21.20 g/L(↑),免疫球蛋白IgG 41.710 g/L(↑)。

【临床表现】

肝损害。

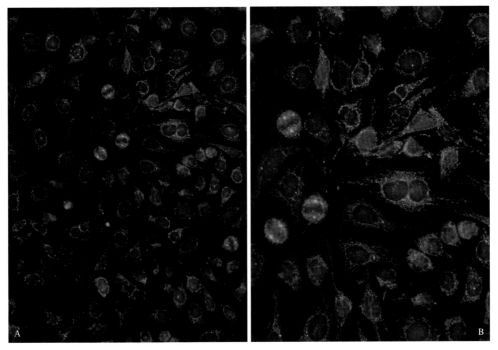

图4-71　病例71在HEp-2 IFA荧光核型表现
A. 低倍镜; B. 高倍镜

【核型判读】

中心体型(AC-24)+胞浆网状/线粒体样型(AC-21)(↓)。

【判读说明】

间期细胞胞浆呈现粗颗粒网状荧光,内有一或两个明显的亮点;分裂期细胞中荧光亮点位于纺锤体两极,判读为AC-24和AC-21混合核型。

病例72·系统性红斑狼疮,自身免疫性肝炎

【实验室检测结果 】

女,32岁。AMA(IFA)阳性(1∶320↑),抗RNP/Sm抗体93(↑),抗Ro52抗体131(↑),抗SSA/Ro60抗体92(↑),AMA-M2 116(↑),抗gp210抗体77(↑),抗M2-3E抗体111(↑),IgM-β2GP1 1.22(↑),狼疮筛查时间49.20 s(↑),GGT 204.00 U/L(↑),ESR 78 mm/h(↑),抗dsDNA抗体(ELISA) 31.15 IU/ml。

【临床诊断 】

系统性红斑狼疮,自身免疫性肝炎。

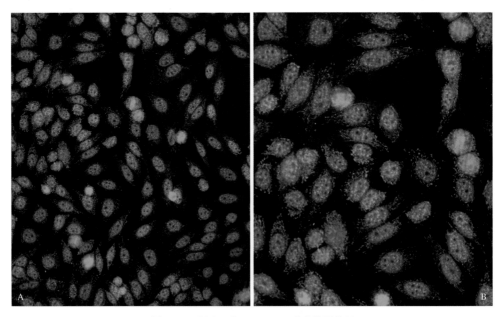

图4-72 病例72在HEp-2 IFA荧光核型表现
A. 低倍镜;B. 高倍镜

【核型判读 】

粗颗粒型(AC-5)+胞浆网状/线粒体样型(AC-21)(↓)。

【判读说明 】

间期细胞核呈粗颗粒样荧光,胞浆内有弱的粗颗粒网状荧光;分裂期细胞染色质阴性,判读为 AC-5和AC-21混合核型。

病例73·皮肌炎

【实验室检测结果】

女，62岁。抗Ro52抗体121（↑），LDH 309 U/L（↑），免疫球蛋白IgM 2.87 g/L（↑），ESR 25 mm/h（↑），CK-MB 7.2 ng/ml（↑），Mb 130.20 ng/ml（↑）。

【临床诊断】

皮肌炎。

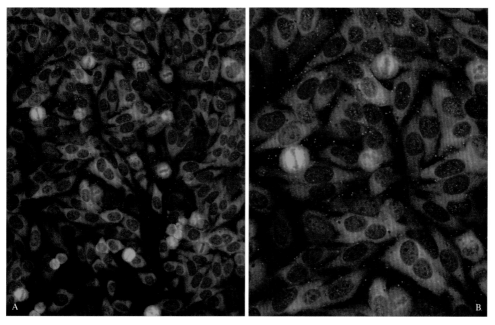

图4-73　病例73在HEp-2 IFA荧光核型表现
A. 低倍镜；B. 高倍镜

【核型判读】

胞浆致密颗粒型（AC-19）。

【判读说明】

间期细胞胞浆内有致密均匀的细颗粒荧光染色，判读为AC-19。

间期细胞胞浆内除AC-19样荧光染色外，还可见粗大的颗粒状荧光染色，但部分位于胞浆以外，故并未报告胞浆散点型（AC-18）。

病例74 · 自身免疫性肝炎/原发性胆汁性胆管炎重叠征

【实验室检测结果】

女，48岁。AMA（IFA）阳性（1∶100↑），抗Ro52抗体82（↑），抗SSA/Ro60抗体95（↑），AMA-M2 52（↑），抗M2-3E抗体44（↑），GOT 62 U/L（↑），GGT 414.00 U/L（↑），ALP 186 U/L（↑），TBIL 475.7 μmol/L（↑），免疫球蛋白IgM 2.97 g/L（↑）。

【临床诊断】

自身免疫性肝炎/原发性胆汁性胆管炎重叠征。

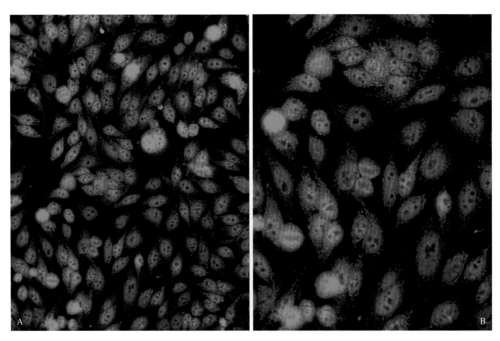

图4-74　病例74在HEp-2 IFA荧光核型表现
A. 低倍镜；B. 高倍镜

【核型判读】

细颗粒型（AC-4）+胞浆网状/线粒体样型（AC-21）（↓）。

【判读说明】

间期细胞核呈细颗粒样荧光，胞浆内有粗颗粒网状荧光；分裂期细胞染色质阴性，判读为AC-4和AC-21混合核型。

病例75·食管癌

【实验室检测结果】

男,64岁。ENA13项阴性,ALD 9项阴性。

【临床诊断】

食管癌。

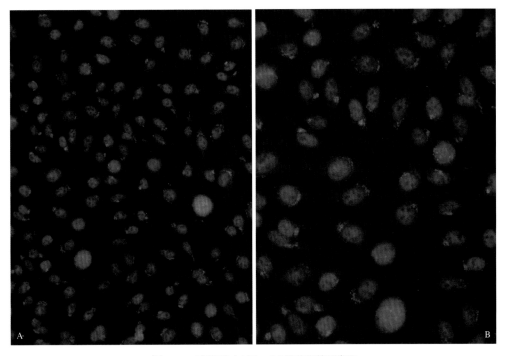

图4-75　病例75在HEp-2 IFA荧光核型表现
A. 低倍镜; B. 高倍镜

【核型判读】

胞浆极性/高尔基体样型(AC-22)+细颗粒型(AC-4)。

【判读说明】

间期细胞核呈细颗粒样荧光,胞浆两极靠近细胞核的一侧呈现不连续斑点或颗粒样染色;分裂期细胞染色质阴性,判读为AC-4和AC-22混合核型。

病例76 · 间质性肺炎

【实验室检测结果】

女,52岁。抗Ro52抗体104(↑),抗SSA/Ro60抗体62(↑),抗Rib-P抗体(ELISA)2.15 RU/ml。

【临床诊断】

间质性肺炎。

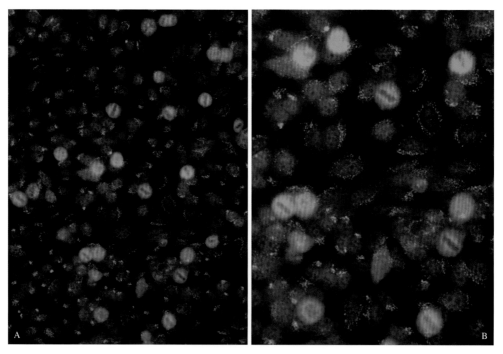

图4-76　病例76在HEp-2 IFA荧光核型表现

A. 低倍镜; B. 高倍镜

【核型判读】

胞浆极性/高尔基体样型(AC-22)+细颗粒型(AC-4)(↓)。

【判读说明】

间期细胞核呈细颗粒样荧光,胞浆两极靠近细胞核的一侧呈现不连续斑点或颗粒样染色;分裂期细胞染色质阴性,判读为AC-4和AC-22混合核型。

病例77 · 阑尾肿瘤

【实验室检测结果】

女，63岁。ENA13项阴性，抗PML抗体37（↑），抗Sp100抗体142（↑），AMA-M2 32（↑），AMA-M2（ELISA）29.27（↑），CA12-5 291.00 U/ml（↑），CA72-4 15 U/ml（↑）。

【临床诊断】

阑尾肿瘤。

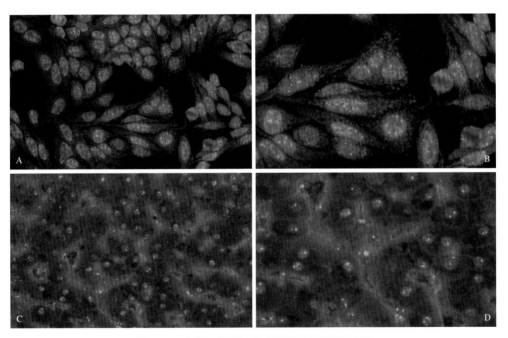

图4-77　病例77在HEp-2+猴肝IFA荧光核型表现
A. HEp-2低倍镜；B. HEp-2高倍镜；C. 猴肝低倍镜；D. 猴肝高倍镜

【核型判读】

细颗粒型（AC-4）+核多点型（AC-6）+胞浆网状/线粒体样型（AC-21）。

【判读说明】

间期细胞核呈细颗粒样荧光，并有清晰可数的点状荧光（大部分＞6个/细胞），胞浆内有粗颗粒网状荧光；分裂期细胞染色质阴性；肝细胞核中可见细颗粒样荧光，且呈现大小数目不均一的点状荧光，判读为AC-4、AC-6和AC-21混合核型。

病例78 · 原发性胆汁性胆管炎

【实验室检测结果】

女,45岁。抗Ro52抗体117(↑),抗gp210抗体133(↑),免疫球蛋白IgA 5.2 g/L(↑),免疫球蛋白IgG 21.70 g/L(↑),免疫球蛋白IgM 4.44 g/L(↑)。

【临床诊断】

原发性胆汁性胆管炎。

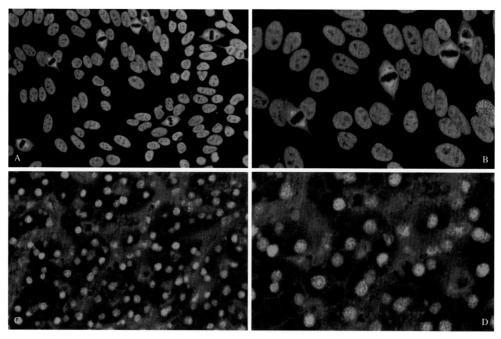

图4-78　病例78在HEp-2+猴肝IFA荧光核型表现
A. HEp-2低倍镜; B. HEp-2高倍镜; C. 猴肝低倍镜; D. 猴肝高倍镜

【核型判读】

NuMA型(AC-26)。

【判读说明】

间期细胞核呈细颗粒样荧光;分裂中期细胞纺锤体两极有"三角样"荧光染色,染色质阴性,分裂后期染色质阳性;肝细胞核呈颗粒样荧光,判读为AC-26。

病例79 · 干燥综合征,肾小管酸中毒

【实验室检测结果】

女,37岁。抗Ro52抗体125(↑),抗SSA/Ro60抗体111(↑),抗SSB/La抗体52(↑),ESR 38 mm/h(↑),K 2.9 mmol/L(↓)。

【临床诊断】

干燥综合征,肾小管酸中毒。

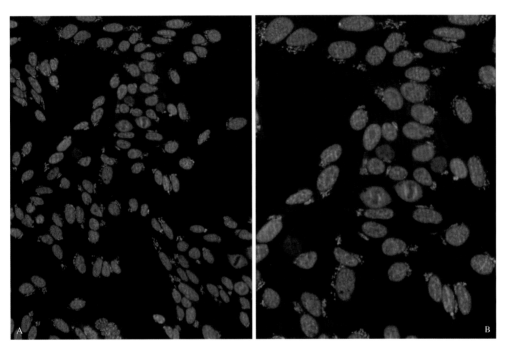

图4-79　病例79在HEp-2 IFA荧光核型表现

A. 低倍镜；B. 高倍镜

【核型判读】

细颗粒型(AC-4)+胞浆极性/高尔基体样型(AC-22)。

【判读说明】

间期细胞核呈细颗粒样荧光,胞浆两极靠近细胞核的一侧呈现不连续斑点或颗粒样染色；分裂期细胞染色质阴性,判读为AC-4和AC-22混合核型。

病例80 · 间质性肺炎,结缔组织病

【实验室检测结果】

女,67岁。抗SSA/Ro60抗体80(↑),ESR 26 mm/h(↑)。

【临床诊断】

间质性肺炎,结缔组织病。

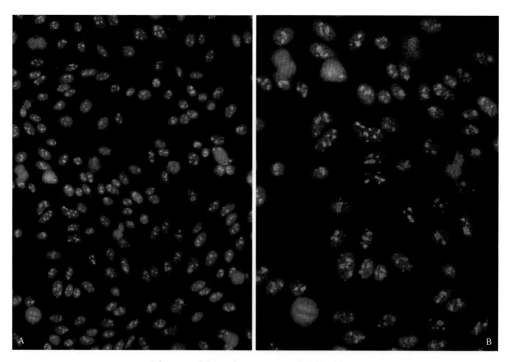

图4-80 病例80在HEp-2 IFA荧光核型表现
A. 低倍镜;B. 高倍镜

【核型判读】

核仁型(AC-8/9)。

【判读说明】

间期细胞核仁和卡哈尔体呈不规则的均匀荧光染色,但分裂期细胞染色体周围无明显环状荧光,染色质阴性,判读为核仁型(AC-8/9)。

病例81 · 肾小球肾炎

【实验室检测结果】

男,20岁。AHA 35(↑),免疫球蛋白IgG4 1.800 g/L(↑),ESR 3 mm/h。

【临床诊断】

肾小球肾炎。

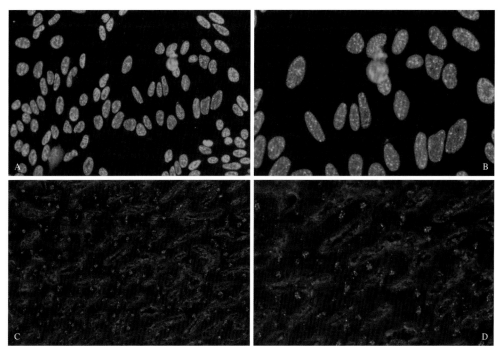

图4-81 病例81在HEp-2+猴肝IFA荧光核型表现
A. HEp-2低倍镜; B. HEp-2高倍镜; C. 猴肝低倍镜; D. 猴肝高倍镜

【核型判读】

粗颗粒型(AC-5)。

【判读说明】

间期细胞核呈粗颗粒样荧光; 分裂期细胞染色质阴性; 肝细胞核呈现颗粒样荧光, 判读为AC-5。

病例82 · 类风湿性关节炎

【实验室检测结果】

男, 49岁。ENA13项阴性, RF(散射比浊法)和抗CCP抗体阴性, CH$_{50}$ 68.75 IU/ml(↑), ESR 28 mm/h(↑), CRP 10.84 mg/L(↑)

【临床诊断】

类风湿性关节炎。

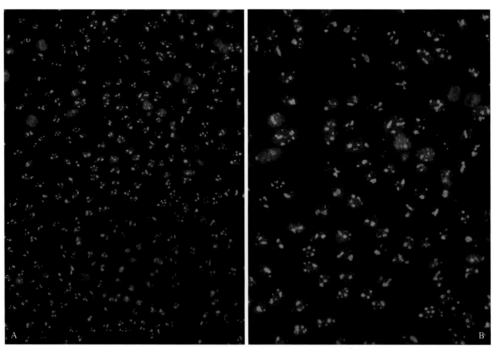

图4-82 病例82在HEp-2 IFA荧光核型表现

A. 低倍镜; B. 高倍镜

【核型判读】

核仁均质型(AC-8)。

【判读说明】

间期细胞核仁呈染色均匀; 分裂期细胞染色质阴性, 判读为AC-8。

病例83 · 成年型斯蒂尔病

【实验室检测结果】

女,55岁。抗 PM-Scl 抗体 30(↑), ALD 9 项阴性, CRP 32.40 mg/L(↑), CH_{50} 64.90 U/ml(↑), ESR 75 mm/h(↑)。

【临床诊断】

成年型斯蒂尔病。

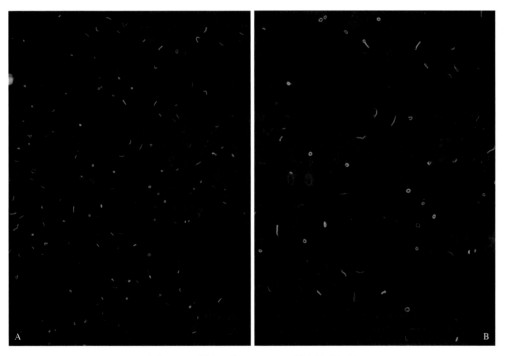

图4-83　病例83在HEp-2 IFA荧光核型表现
A. 低倍镜；B. 高倍镜

【核型判读】

胞浆棒环状型(AC-23)。

【判读说明】

间期细胞胞浆内有明显的杆状和环状结构,判读为AC-23。

病例84 · 狼疮性肾炎

【实验室检测结果】

女,72岁。抗dsDNA抗体(IFA)阳性(1:40↑),抗dsDNA抗体(ELISA)5.70 IU/ml,抗PCNA抗体17,URIC 462.62 μmol/L(↑),标准化狼疮比值1.13 TR(↑)。

【临床诊断】

狼疮性肾炎。

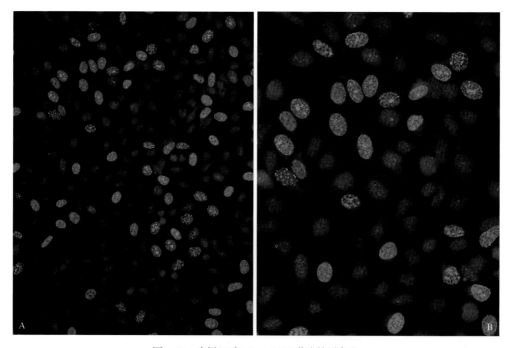

图4-84　病例84在HEp-2 IFA荧光核型表现
A. 低倍镜; B. 高倍镜

【核型判读】

PCNA样型(AC-13)。

【判读说明】

间期细胞部分染色阴性、部分阳性,阳性细胞核内可见细颗粒样、粗颗粒样、点状及核仁阳性染色;分裂期细胞染色质阴性,判读为AC-13。

病例85 · 系统性红斑狼疮

【实验室检测结果】

女，40岁。抗Rib-P抗体75（↑），抗CENP-B抗体62（↑），抗dsDNA抗体（ELISA）61.36 IU/ml，免疫球蛋白IgG 16.30 g/L（↑）。

【临床诊断】

系统性红斑狼疮。

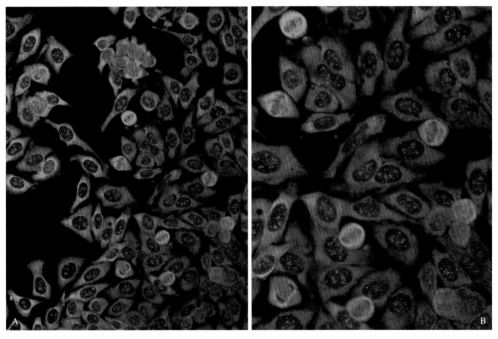

图4-85　病例85在HEp-2 IFA荧光核型表现

A. 低倍镜；B. 高倍镜

【核型判读】

着丝点型（AC-3）+胞浆致密颗粒型（AC-19）。

【判读说明】

间期细胞核呈现离散型的粗荧光颗粒，胞浆内有致密均匀的细颗粒荧光染色；分裂期细胞的中间位置出现丝状拉伸的荧光，判读为AC-3和AC-19混合核型。

病例86 · 结缔组织病

【实验室检测结果】

女,62岁。抗Ro52抗体50(↑),抗Rib-P抗体(ELISA)8.53 RU/ml,补体C3 0.84 g/L(↓)。

【临床诊断】

结缔组织病。

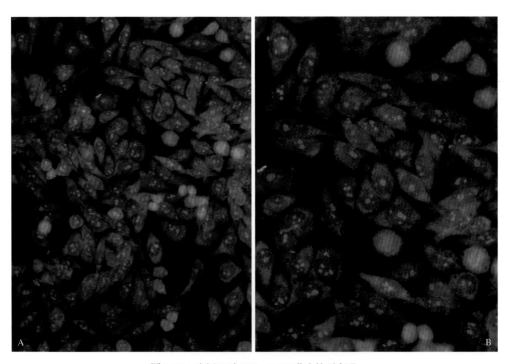

图4-86　病例86在HEp-2 IFA荧光核型表现
A. 低倍镜；B. 高倍镜

【核型判读】

核仁均质型(AC-8)+胞浆致密颗粒型(AC-19)。

【判读说明】

间期细胞核仁呈均匀荧光染色,胞浆内有致密均匀的细颗粒荧光染色;分裂期细胞染色质阴性,判读为AC-8和AC-19混合核型。

病例87 · 肝损害

【实验室检测结果】

女,47岁。抗RNP/Sm抗体92(↑),抗Ro52抗体106(↑),抗SSA/Ro60抗体91(↑),抗Rib-P抗体46(↑),AMA-M2 78(↑),ANuA 2.25(↑),抗Sp100抗体128(↑),抗M2-3E抗体92(↑),免疫球蛋白IgG 26.10 g/L(↑),免疫球蛋白IgM 2.64 g/L(↑)。

【临床表现】

肝损害。

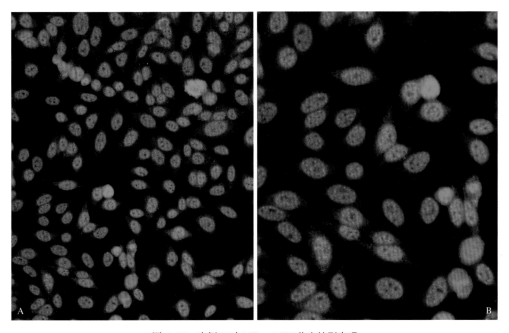

图4-87　病例87在HEp-2 IFA荧光核型表现
A. 低倍镜；B. 高倍镜

【核型判读】

粗颗粒型(AC-5)+核少点型(AC-7)(↓)。

【判读说明】

间期细胞核呈粗颗粒样荧光,伴有清晰可数的点状荧光(大部分1~6个/细胞);分裂期细胞染色质阴性,判读为AC-5和弱AC-7。

病例88 · 原发性胆汁性胆管炎

【实验室检测结果】

女,52岁。抗Scl-70抗体25(↑),抗M2-3E抗体70(↑),ESR 22 mm/h(↑)。

【临床诊断】

原发性胆汁性胆管炎。

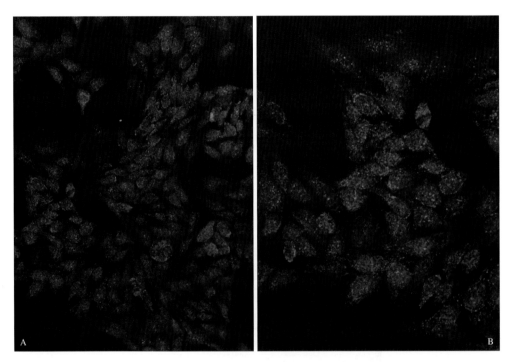

图4-88　病例88在HEp-2 IFA荧光核型表现

A. 低倍镜; B. 高倍镜

【核型判读】

细颗粒型(AC-4)(↓)+胞浆网状/线粒体样型(AC-21)(↓)。

【判读说明】

间期细胞核呈弱细颗粒样荧光染色,胞浆内有弱不规则粗颗粒网状荧光,判读为弱AC-4和弱AC-21混合核型。

病例89 · 原发性胆汁性胆管炎

【实验室检测结果】

女，63岁。抗SSA/Ro60抗体33（↑），抗Jo-1抗体2.09，免疫球蛋白IgG 17.60 g/L（↑），GOT 51 U/L（↑），GLB 36.3 g/L（↑），TP 85.6 g/L（↑）。

【临床诊断】

原发性胆汁性胆管炎。

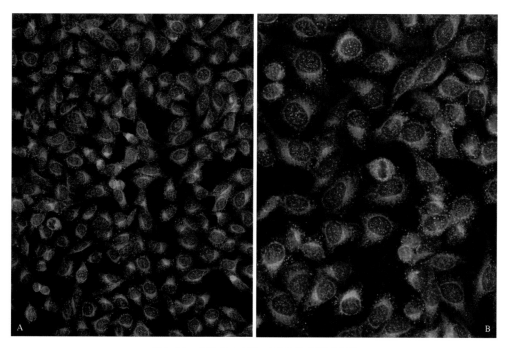

图4-89　病例89在HEp-2 IFA荧光核型表现
A. 低倍镜；B. 高倍镜

【核型判读】

胞浆极性/高尔基体样型（AC-22）+胞浆细颗粒型（AC-20）。

【判读说明】

间期细胞胞浆内有细颗粒荧光染色，有时可覆盖于细胞核上，且胞浆两极靠近细胞核的一侧呈现不连续斑点或颗粒样染色，判读为AC-22和AC-20混合核型。

病例90·慢性肝病

【实验室检测结果】

女，57岁。抗Ro52抗体74(↑)，抗CENP-B抗体76(↑)，抗gp210抗体46(↑)，抗M2-3E抗体39(↑)，GPT 103 U/L(↑)，GOT 59 U/L(↑)，GGT 326 U/L(↑)，ALP 208 U/L(↑)，LDH 386 U/L(↑)，免疫球蛋白IgM 2.46 g/L(↑)。

【临床表现】

慢性肝病。

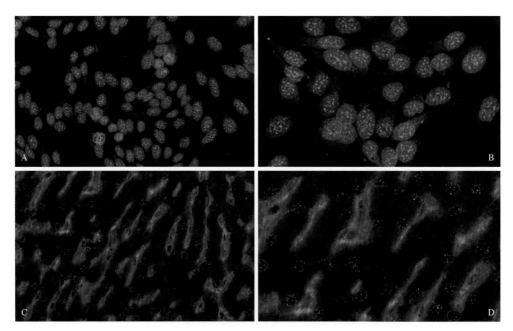

图4-90　病例90在HEp-2+猴肝 IFA荧光核型表现
A. HEp-2低倍镜；B. HEp-2高倍镜；C. 猴肝低倍镜；D. 猴肝高倍镜

【核型判读】

着丝点型(AC-3)+点状核膜型(AC-12)。

【判读说明】

间期细胞核呈现细颗粒样荧光染色伴有离散型的粗荧光颗粒，核膜颗粒样荧光，且邻近细胞相触部位荧光增强；分裂期细胞的中间位置出现带状的点状荧光；肝细胞核中可观察到10～20个荧光点，且呈现特征性的环状荧光，判读为AC-3和AC-12混合核型。

病例91·肝损害

【实验室检测结果】

女，45岁。AMA（IFA）阳性（1∶320↑），AMA-M2 90（↑），抗M2-3E抗体88（↑），抗CENP-B抗体134（↑）。

【临床表现】

肝损害。

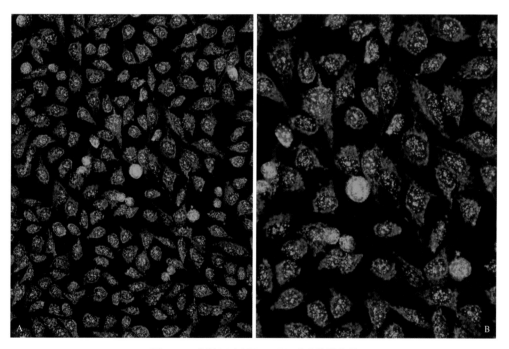

图4-91　病例91在HEp-2 IFA荧光核型表现
A. 低倍镜；B. 高倍镜

【核型判读】

着丝点型（AC-3）+胞浆网状/线粒体样型（AC-21）。

【判读说明】

间期细胞呈现离散型的粗荧光颗粒，胞浆内有粗颗粒网状荧光；分裂期细胞的中间位置出现带状的点状荧光，判读为AC-3和AC-21混合核型。

病例92 · 胆汁淤积

【实验室检测结果】

女,44岁。ENA13项阴性,ALD 9项阴性,GLB 30.4 g/L(↑),GOT 75 U/L(↑),GGT 359 U/L(↑),ALP 341 U/L(↑),TBIL 34.4 μmol/L(↑)。

【临床表现】

胆汁淤积。

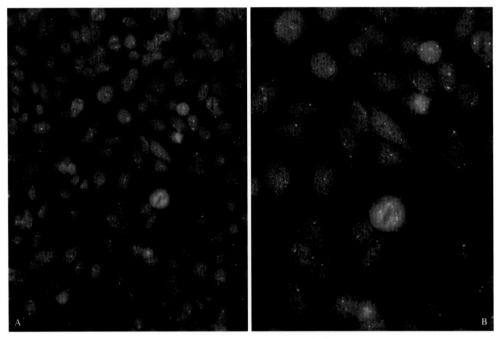

图4-92　病例92在HEp-2 IFA荧光核型表现
A. 低倍镜;B. 高倍镜

【核型判读】

中心体型(AC-24)。

【判读说明】

间期细胞胞浆呈现一或两个明显的亮点;分裂期细胞中荧光亮点位于纺锤体两极,判读为AC-24。

病例93 · 肝损害

【实验室检测结果】

女,34岁。AMA（IFA）阳性（1:100↑）,AMA-M2 74（↑）,抗M2-3E抗体98（↑）,抗Ro52抗体114（↑）,抗SSA/Ro60抗体92（↑）,抗CENP-B抗体108（↑）,免疫球蛋白IgG 26.80 g/L（↑）,免疫球蛋白IgM 4.88 g/L（↑）,TP 90.4 g/L（↑）,GLB 43.3 g/L（↑）,GOT 64 U/L（↑）,GGT 193 U/L（↑）。

【临床表现】

肝损害。

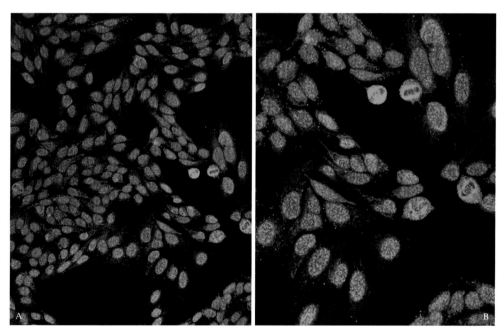

图4-93　病例93在HEp-2 IFA荧光核型表现
A. 低倍镜；B. 高倍镜

【核型判读】

细颗粒型（AC-4）+胞浆网状/线粒体样型（AC-21）+着丝点型（AC-3）（↓）。

【判读说明】

间期细胞核呈现离散型的粗荧光颗粒同时又有细颗粒样荧光,胞浆内有粗颗粒网状荧光;分裂期细胞的中间位置出现带状的点状荧光,判读为AC-4、弱AC-3和AC-21混合核型。

病例94 · 原发性胆汁性胆管炎

【实验室检测结果】

女,51岁。抗dsDNA抗体(ELISA)41.33 IU/ml,抗CENP-B抗体126(↑),抗M2-3E抗体46(↑),RF IgM 20.6 IU/ml(↑),免疫球蛋白IgM 5.32 g/L(↑),GPT 94 U/L(↑),GOT 400 U/L(↑),GGT 243 U/L(↑),ESR 30 mm/h(↑),GLB 30.9 g/L(↑)。

【临床诊断】

原发性胆汁性胆管炎。

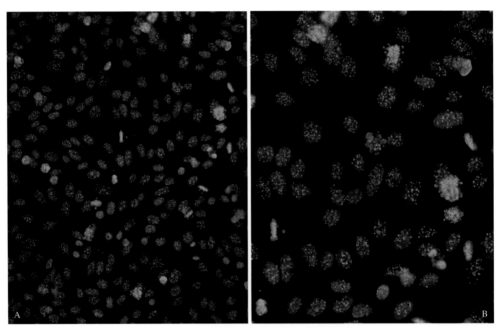

图4-94　病例94在HEp-2 IFA荧光核型表现
A. 低倍镜; B. 高倍镜

【核型判读】

着丝点型(AC-3)+均质型(AC-1)(↓)。

【判读说明】

间期细胞核呈均匀弥漫荧光染色及离散型的粗荧光颗粒;分裂期细胞的中间位置出现带状的点状荧光,判读为AC-3和弱AC-1混合核型。

病例95 · 系统性红斑狼疮

【实验室检测结果】

女，25岁。抗Sm抗体59（↑），抗RNP/Sm抗体64（↑），抗Ro52抗体76（↑），抗SSA/Ro60抗体60（↑），抗Rib-P抗体81（↑），抗dsDNA抗体（IFA）阳性（1∶320↑），抗dsDNA抗体（ELISA）309.35 IU/ml（↑），ANuA 1.78（↑），ESR 70 mm/h（↑）。

【临床诊断】

系统性红斑狼疮。

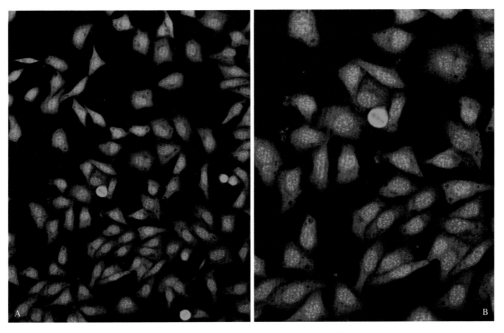

图4-95 病例95在HEp-2 IFA荧光核型表现
A. 低倍镜；B. 高倍镜

【核型判读】

粗颗粒型（AC-5）+胞浆致密颗粒型（AC-19）。

【判读说明】

间期细胞核呈粗颗粒样荧光，胞浆内有致密均匀的细颗粒荧光染色；分裂期细胞染色质阴性，判读为AC-5和AC-19混合核型。

病例96 · 肝硬化

【实验室检测结果】

女, 61岁。AMA(IFA)阳性(1:1000↑), AMA-M2 108(↑), 抗M2-3E抗体120(↑), 抗Ro52抗体95(↑), 抗SSA/Ro60抗体52(↑), 抗Rib-P抗体56(↑), ACL IgA 26.33(↑), ACL IgM 99.99(↑), IgM-β2GP1 8.11(↑), GPT 39 U/L(↑), GOT 169 U/L(↑), GGT 78 U/L(↑), LDH 259 U/L(↑), TBIL 525.6 μmol/L(↑), Cr 189.0 μmol/L(↑), URIC 435.00 μmol/L(↑), 免疫球蛋白IgG 19.9 g/L(↑), 免疫球蛋白IgM 4.25 g/L(↑), CRP 11.87 mg/L(↑), ESR 115 mm/h(↑)。

【临床表现】

肝硬化。

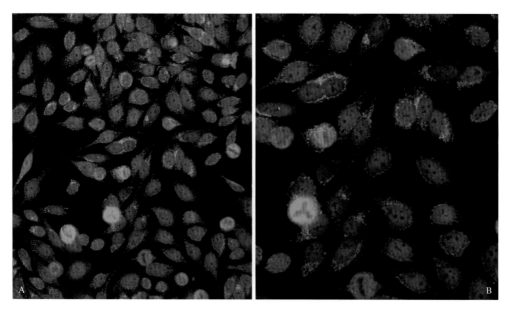

图4-96 病例96在HEp-2 IFA荧光核型表现
A. 低倍镜; B. 高倍镜

【核型判读】

细颗粒型(AC-4)+胞浆网状/线粒体样型(AC-21)。

【判读说明】

间期细胞核呈细颗粒样荧光, 同时胞浆内有粗颗粒网状荧光; 分裂期细胞染色质阴性, 判读为AC-4和AC-21混合核型。

病例97 · 肝损害

【实验室检测结果】

男，39岁。AMA（IFA）阳性（1:320↑），抗M2-3E抗体88（↑），抗SSA/Ro60抗体28（↑），抗Sp100抗体95（↑），GLB 34.6 g/L（↑），GPT 94 U/L（↑），GOT 83 U/L（↑），GGT 393 U/L（↑），ALP 370 U/L（↑），免疫球蛋白IgG 16.6 g/L（↑），免疫球蛋白IgM 3.96 g/L（↑）。

【临床表现】

肝损害。

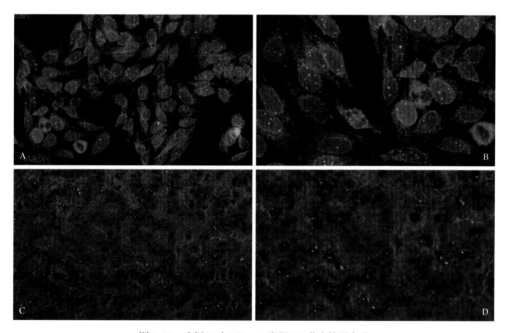

图4-97　病例97在HEp-2+猴肝IFA荧光核型表现
A. HEp-2低倍镜；B. HEp-2高倍镜；C. 猴肝低倍镜；D. 猴肝高倍镜

【核型判读】

核多点型（AC-6）+点状核膜型（AC-12）+胞浆网状/线粒体样型（AC-21）（↓）。

【判读说明】

间期细胞核呈细颗粒样荧光染色，伴有清晰可数的点状荧光（大部分＞6个/细胞），核膜颗粒样荧光，且邻近细胞相触部位荧光增强，胞浆内有粗颗粒网状荧光；分裂期细胞染色质阴性；肝细胞核内可见点状荧光，肝细胞胞浆呈细沙状荧光，判读为AC-6、AC-12和弱AC-21混合核型。

病例98 · 原发性胆汁性胆管炎

【实验室检测结果】

女，47岁。AMA（IFA）阳性（1∶320↑），AMA–M2 100（↑），抗M2-3E抗体130（↑），抗gp210抗体127（↑），抗F-actin抗体68.14（↑），GLB 41.7 g/L（↑），GPT 131 U/L（↑），GOT 96 U/L（↑），GGT 131 U/L（↑），ALP 250 U/L（↑），免疫球蛋白IgG 17.30 g/L（↑），免疫球蛋白IgA 4.33 g/L（↑），免疫球蛋白IgM 3.68 g/L（↑）。

【临床诊断】

原发性胆汁性胆管炎。

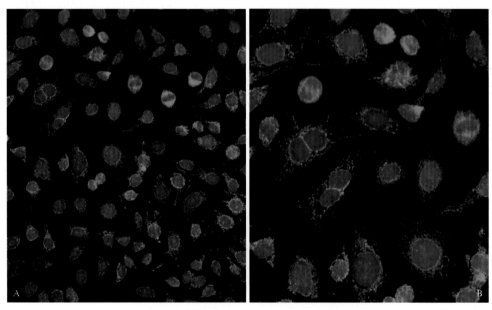

图4-98 **病例98在HEp-2 IFA荧光核型表现**
A. 低倍镜；B. 高倍镜

【核型判读】

点状核膜型（AC-12）+胞浆网状/线粒体样型（AC-21）。

【判读说明】

间期细胞核呈细颗粒样荧光染色，核膜颗粒样荧光，且邻近细胞相触部位荧光增强，胞浆内有粗颗粒网状荧光；分裂期细胞染色质阴性，判读为AC-12和AC-21混合核型。

病例99·肝硬化

【实验室检测结果】

男，61岁。AMA-M2 41（↑），抗gp210抗体135（↑），GLB 45 g/L（↑），GOT 64 U/L（↑），GGT 504 U/L（↑），ALP 362 U/L（↑），TBIL 37.1 μmol/L（↑），免疫球蛋白IgG 22.10 g/L（↑），免疫球蛋白IgM 6.94 g/L（↑）。

【临床表现】

肝硬化。

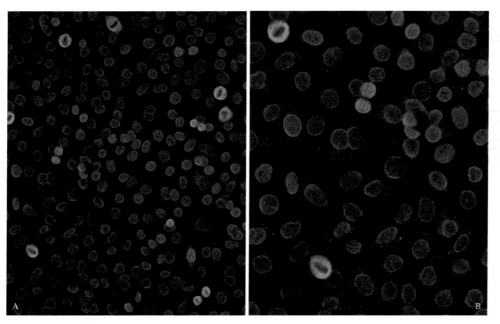

图4-99　病例99在HEp-2 IFA荧光核型表现
A. 低倍镜；B. 高倍镜

【核型判读】

点状核膜型（AC-12）。

【判读说明】

间期细胞核呈细颗粒样荧光染色，核膜颗粒样荧光，且邻近细胞相触部位荧光增强；分裂期细胞染色质阴性，判读为AC-12。

病例100 · 细菌性肺炎,间质性肺炎

【实验室检测结果】

女,77岁。抗Ro52抗体116(↑),抗Jo-1抗体122(↑),抗CENP-B抗体31(↑),ESR 29 mm/h(↑),RF IgG 109.3 U/ml(↑),RF IgA 110.0 U/ml(↑),RF IgM > 300.0 IU/ml(↑)。

【临床诊断】

细菌性肺炎,间质性肺炎。

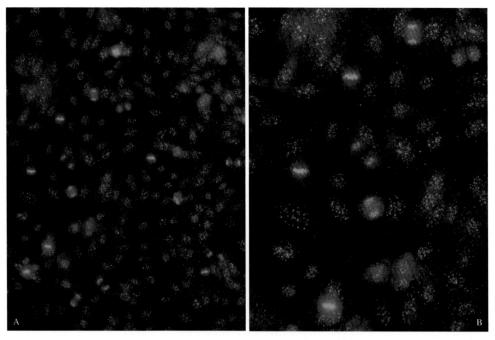

图4-100　病例100在HEp-2 IFA荧光核型表现
A. 低倍镜;B. 高倍镜

【核型判读】

着丝点型(AC-3)+胞浆细颗粒型(AC-20)。

【判读说明】

间期细胞核呈现离散型的粗荧光颗粒,同时胞浆内有细颗粒荧光染色,有时可覆盖于细胞核上;分裂期细胞的中间位置出现带状的点状荧光,判读为AC-3和AC-20混合核型。

第五章

抗核抗体间接免疫荧光法核型图谱（疑难）

　　本章抗核抗体间接免疫荧光法核型图谱（疑难），采用商品化HEp-2 IFA法筛查试剂盒（包括欧蒙、INOVA、AESKU、MBL和康润科技）对106例临床血清样本进行检测并拍摄图谱。每个病例均包含概要的实验室检测结果、临床表现或诊断、低倍（×200）和高倍（×400）荧光显微镜下的荧光图片、核型判读，以及判读说明。"判读说明"目的是解释该判读结果的主要原因，加深实验室读片人员对结果的理解。HEp-2 IFA法检测ANA，虽然不同的厂家试剂均采用相同的基质细胞（HEp-2细胞），但在部分样本在不同品牌荧光片中所呈现的核型可能存在差异，因此本章病例101～106列举了同一样本用5种不同试剂盒的荧光核型表现。

　　本章所列举病例图谱为疑难级图谱，即以混合核型，以及临床少见荧光核型为主，适合熟练掌握ICAP所规定的30种荧光核型（AC-0～AC-29）的实验室读片人员。

　　列举病例中，实验室检测结果参考值范围以及项目英文缩写见表5-1，"↑"代表高于参考值范围，"↓"代表低于参考值范围，未标记箭头代表在参考值范围内。病例中ENA谱13项和ALD谱8项采用的试剂盒，以及检测和结果判读方式均与第四章相同。

表5-1　荧光图谱病例中实验室检测结果英文简称及参考值列表

项　目	简　称	参考值范围	项　目	简　称	参考值范围
免疫球蛋白IgA	IgA	0.7～4 g/L	γ谷氨酰基转移酶	GGT	11～50 U/L
免疫球蛋白IgG	IgG	7～16 g/L	谷草转氨酶	GOT	10～28 U/L
免疫球蛋白IgM	IgM	0.4～2.3 g/L	总胆红素	TBIL	3.4～17.1 μmol/L
免疫球蛋白IgG4	IgG4	0.03～1.4 g/L	甲胎蛋白	AFP	＜25 ng/ml
铁蛋白	—	23.9～336.2 μg/L	癌胚抗原	CEA	0～4.7 ng/ml
尿微量白蛋白	—	0～30 μg/ml	糖类抗原19-9	CA19-9	0～27 U/ml
肌酸激酶	CK	38～174 U/L	细胞角质蛋白19片段抗原21-1	CYFRA 21-1	0～3.3 ng/ml
肌红蛋白	Mb	0～70 ng/ml	糖类抗原CA72-4	CA72-4	0～6.9 U/ml
肌酸激酶同工酶	CK-MB	0.6～6.3 ng/ml	类风湿因子（散射比浊法）	RF	0～20 IU/ml
促甲状腺激素	TSH	0.27～4.20 MIU/L	类风湿因子IgG型（ELISA）	RF IgG	＜12 U/ml
肌钙蛋白（化学发光法）	TnI	＜0.04 ng/ml	类风湿因子IgA型（ELISA）	RF IgA	＜12 U/ml
肌酐	Cr	45～104 μmol/L	类风湿因子IgM型（ELISA）	RF IgM	＜12 IU/ml
谷丙转氨酶	GPT	7～40 U/L	抗Jo-1抗体（ELISA）	—	＜20

（续表）

项　目	简　称	参考值范围	项　目	简　称	参考值范围
抗Scl-70抗体（ELISA）	抗Scl-70抗体	＜20	血清淀粉样蛋白A	SAA	0～10.08 mg/L
抗DFS70抗体（ELISA）	抗DFS70抗体	＜0.6	红细胞沉降率	ESR	0～20.0 mm/h
抗着丝点蛋白B抗体（ELISA）	抗CENP-B抗体（ELISA）	＜20 RU/ML	抗环瓜氨酸肽抗体（ELISA）	抗CCP抗体	＜0.95 S/CO
抗线粒体-M2型抗体（ELISA）	AMA-M2（ELISA）	＜25	抗SSA/Ro60抗体（LIA）	抗SSA/Ro60抗体	＜25
抗核糖体P-蛋白抗体（ELISA）	抗Rib-P抗体（ELISA）	＜20 RU/ML	抗Ro52抗体（LIA）	抗Ro52抗体	＜25
抗dsDNA抗体（ELISA）	—	＜77 IU/ml	抗核糖体P-蛋白抗体（LIA）	抗Rib-P抗体	＜25
抗dsDNA抗体（IFA）	—	阴性	抗SSB/La抗体（LIA）	抗SSB/La抗体	＜25
抗平滑肌抗体（IFA）	ASMA	阴性	抗着丝点蛋白B抗体（LIA）	抗CENP-B抗体	＜25
碱性磷酸酶	ALP	40～150 U/L	抗RNP/Sm抗体（LIA）	抗RNP/Sm抗体	＜25
乳酸脱氢酶	LDH	109～245 U/L	抗Sm抗体（LIA）	抗Sm抗体	＜25
直接胆红素	DBIL	0.1～5 μmol/L	抗增殖细胞核抗原抗体（LIA）	抗PCNA抗体	＜25
总胆红素	TBIL	3.4～17.1 μmol/L	抗组蛋白抗体（LIA）	AHA	＜25
总胆汁酸	TBA	0.01～10 μmol/L	抗Jo-1抗体（LIA）	抗Jo-1抗体	＜25
B型钠尿肽	BNP	0.0～100 pg/ml	抗糖蛋白210抗体（LIA）	抗gp210抗体	＜25
C-反应蛋白	CRP	0.8 mg/L	抗早幼粒细胞白血病蛋白抗体（LIA）	抗PML抗体	＜25
50%总补体溶血活性	CH$_{50}$	23～50 U/ml	抗斑点蛋白100抗体（LIA）	抗Sp100抗体	＜25
补体C3	C3	0.9～1.8 g/L	抗肌动蛋白IgG抗体（ELISA）	抗F-actin抗体	＜20
补体C4	C4	0.1～0.4 g/L	抗核小体抗体（ELISA）	ANuA	＜1.0
凝血因子Ⅷ活性	—	70%～150%	抗Ku抗体	—	＜25
凝血因子Ⅸ活性	—	70%～120%	抗PM-Scl抗体	—	＜25
凝血因子Ⅻ活性	—	70%～150%	抗SRP抗体IgG	—	＜25
白细胞计数	—	3.5～9.5×10^9/L	中性粒细胞绝对值	—	1.8～6.3×10^9/L

病例1 · 系统性红斑狼疮

【实验室检测结果】

女,42岁。抗Scl-70抗体30(↑),抗dsDNA抗体(IFA)阳性(1∶160↑),抗dsDNA抗体(ELISA)150.73 IU/ml(↑),CH_{50} 58.40 U/ml(↑),补体C3 0.801 g/L(↓),补体C4 0.170 g/L。

【临床诊断】

系统性红斑狼疮。

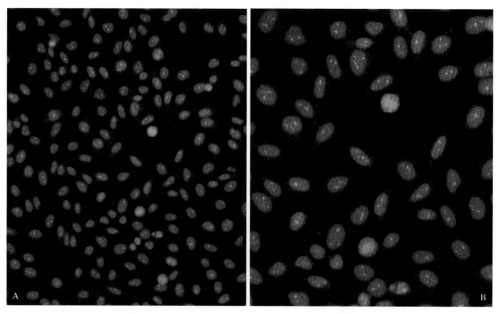

图5-1　病例1在HEp-2 IFA荧光核型表现
A. 低倍镜;B. 高倍镜

【核型判读】

均质型(AC-1)+核仁均质型(AC-8)。

【判读说明】

分裂间期细胞核呈均匀荧光,核仁阳性染色均匀且其强度明显高于细胞核染色;分裂期细胞染色体呈增强的均匀荧光染色,判读为AC-1合并AC-8。

本病例抗Scl-70抗体阳性,但荧光核型分裂期细胞染色体内无NOR点状染色,故不符合Topo Ⅰ型(AC-29)核型判读要求。

病例2·健康查体

【实验室检测结果】

女，23岁。ENA13项阴性，ALD 9项阴性（抗gp210抗体阴性），抗dsDNA抗体（IFA）阴性，抗dsDNA抗体（ELISA）32.71 IU/ml，AMA-M2（ELISA）5.89。

【临床表现】

健康查体。

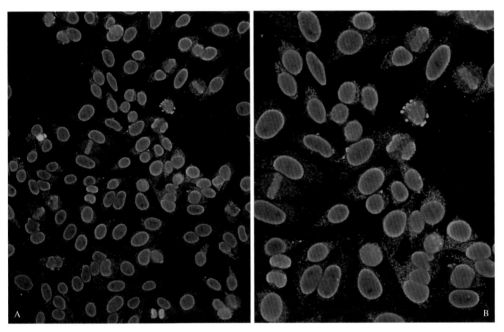

图5-2　病例2在HEp-2 IFA荧光核型表现
A. 低倍镜；B. 高倍镜

【核型判读】

均质型（AC-1）+胞浆网状/线粒体样型（AC-21）（↓）。

【判读说明】

间期细胞核呈均匀弥漫荧光染色；分裂期细胞染色质呈增强均匀的荧光染色和间期细胞胞浆粗颗粒网状荧光染色，判读为AC-1和弱AC-21混合核型。

本病例间期细胞核外缘与核膜样染色相似，但着色较宽，是由均质型引起，应予以鉴别。

病例3 · 慢性肾脏疾病

【实验室检测结果】

女，64岁。抗SSA/Ro60抗体39(↑)，抗dsDNA抗体(IFA)阴性，抗dsDNA抗体(ELISA) 58.91 IU/ml，抗DFS-70抗体0.163，补体C3 0.89 g/L(↓)，免疫球蛋白IgG 16.60 g/L(↑)，免疫球蛋白IgM＜0.18 g/L(↓)，ESR 30 mm/h(↑)，Cr 256.0 μmol/L(↑)，尿蛋白1+(↑)。

【临床表现】

慢性肾脏疾病。

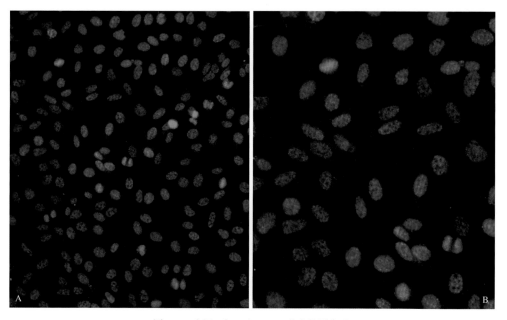

图5-3　病例3在HEp-2 IFA荧光核型表现
A. 低倍镜；B. 高倍镜

【核型判读】

细颗粒型(AC-4)+均质型(AC-1)。

【判读说明】

间期细胞核呈细颗粒样荧光；分裂期细胞染色质染色均匀，判读为AC-4和AC-1混合核型。

该病例分裂期细胞浓缩染色质非致密且松紧不一的颗粒样染色，故不判读为致密细颗粒型(AC-2)，也有文献将这种核型称为"拟均质型"(quasi-homogeneous)[1]。

病例 4 · 间质性肺炎

【实验室检测结果】

女，63岁。抗Scl-70抗体82（↑），抗CENP-B抗体109（↑），补体C3 0.871 g/L（↓），免疫球蛋白IgG 41.820 g/L（↑）。

【临床诊断】

间质性肺炎。

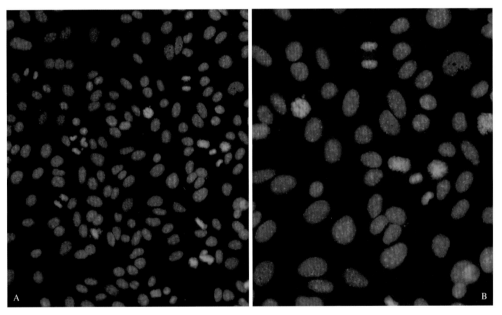

图5-4　病例4在 HEp-2 IFA荧光核型表现
A. 低倍镜；B. 高倍镜

【核型判读】

均质型（AC-1）+着丝点型（AC-3）。

【判读说明】

间期细胞核呈均匀弥漫荧光染色，并可见离散型的粗荧光颗粒染色；分裂期细胞染色质呈增强均匀的荧光染色，及带状的点状荧光，判读为AC-1和AC-3混合核型。

间期细胞还可见AC-29样核仁染色，与抗Scl-70抗体阳性符合，但由于该病例荧光核型合并AC-3，无法看清分裂期细胞染色质内NOR区点状染色，无法判读为AC-29。

病例5 · 结缔组织病

【实验室检测结果】

女，65岁。抗CENP-B抗体134（↑），AMA-M2 107（↑），ESR 26 mm/h（↑）。

【临床诊断】

结缔组织病。

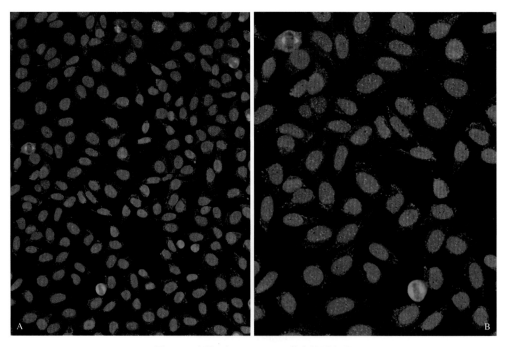

图5-5　病例5在 HEp-2 IFA荧光核型表现
A. 低倍镜；B. 高倍镜

【核型判读】

着丝点型（AC-3）+NuMA型（AC-26）+胞浆网状/线粒体样型（AC-21）。

【判读说明】

间期细胞核呈现细颗粒样荧光中合并离散型的粗荧光颗粒，胞浆内有粗颗粒网状荧光；分裂期细胞纺锤体两极有"三角样"荧光染色，染色质中间有带状点状荧光，判读为AC-3、AC-21和AC-26混合核型。

病例6 · 关节痛

【实验室检测结果】

女，35岁。抗Ro52抗体115（↑），抗SSA/Ro60抗体83（↑），抗dsDNA抗体（IFA）阴性，抗dsDNA抗体（ELISA）31.15 IU/ml，抗DFS-70抗体1.388（↑），免疫球蛋白IgG 21.00 g/L（↑），RF（散射比浊法）72.2 IU/ml（↑），ESR 23 mm/h（↑），抗CCP抗体7.55 S/CO（↑）。

【临床表现】

关节痛。

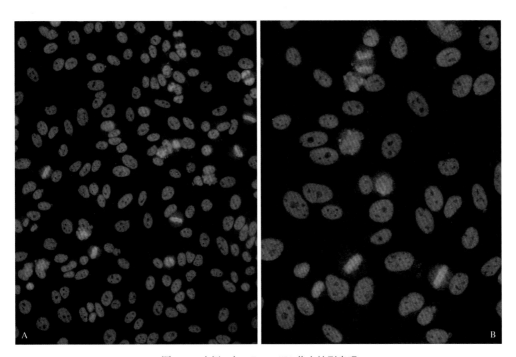

图5-6 病例6在HEp-2 IFA荧光核型表现
A. 低倍镜；B. 高倍镜

【核型判读】

细颗粒型（AC-4）+致密细颗粒型（AC-2）。

【判读说明】

间期细胞核呈细颗粒样荧光；分裂期细胞染色质有明显颗粒感，判读为AC-4和AC-2混合核型。

病例7 · 健康查体

【实验室检测结果】

女,48岁。ENA13项阴性,免疫球蛋白IgM 2.42 g/L(↑)。

【临床表现】

健康查体。

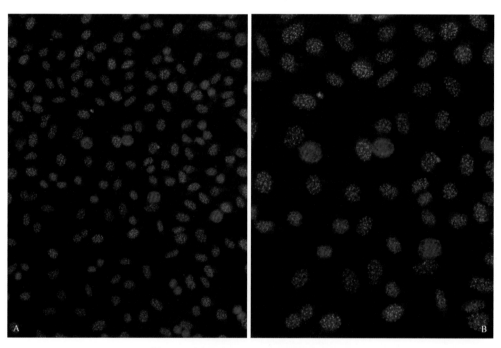

图5-7　病例7在 HEp-2 IFA荧光核型表现
A. 低倍镜;B. 高倍镜

【核型判读】

粗颗粒型(AC-5)。

【判读说明】

间期细胞核呈粗颗粒样荧光;分裂期细胞染色质阴性,判读为AC-5。

病例8·糖尿病

【实验室检测结果】

女,65岁。抗RNP/Sm抗体106(↑),AMA-M2 50(↑)。

【临床表现】

糖尿病。

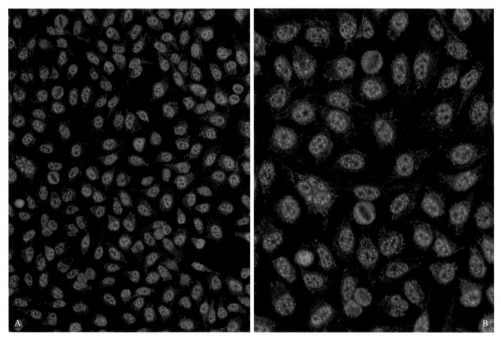

图5-8　病例8在 HEp-2 IFA荧光核型表现
A. 低倍镜；B. 高倍镜

【核型判读】

粗颗粒型(AC-5)+胞浆网状/线粒体样型(AC-21)。

【判读说明】

间期细胞核呈粗颗粒样荧光,胞浆内有粗颗粒网状荧光；分裂期细胞染色质阴性,可判读为AC-5和AC-21混合核型。

病例9·间质性肺炎

【实验室检测结果】

女,63岁。抗RNP/Sm抗体66(↑),抗Ro52抗体62(↑),抗SSA/Ro60抗体38(↑),抗PM-Scl抗体44(↑)。

【临床诊断】

间质性肺炎。

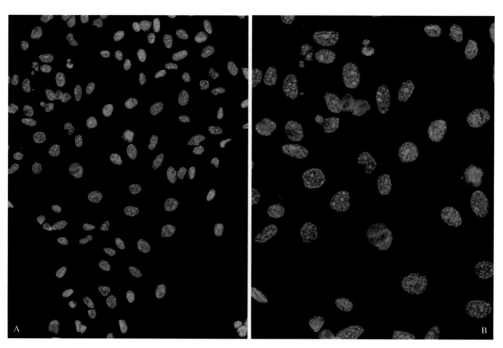

图5-9　病例9在HEp-2 IFA荧光核型表现
A. 低倍镜;B. 高倍镜

【核型判读】

核仁均质型(AC-8)+粗颗粒型(AC-5)(↓)。

【判读说明】

间期细胞核呈粗颗粒样荧光,核仁染色均匀;分裂期细胞染色质阴性,判读为AC-8和弱AC-5混合核型。

病例10·间质性肺炎

【实验室检测结果】

女，57岁。ENA13项阴性，抗Ku抗体136（↑），抗dsDNA抗体（ELISA）111.41 IU/ml（↑），免疫球蛋白IgG 18 g/L（↑），补体C3 0.681 g/L（↓），补体C4 0.042 g/L（↓）。

【临床诊断】

间质性肺炎。

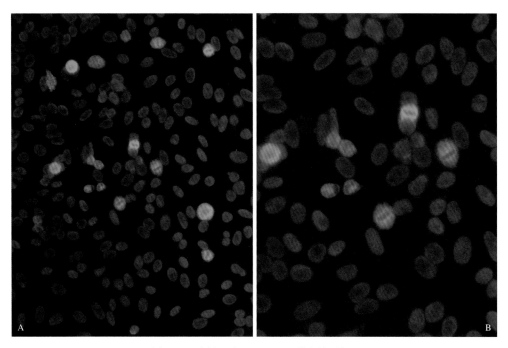

图5-10　病例10在HEp-2 IFA荧光核型表现
A. 低倍镜；B. 高倍镜

【核型判读】

细颗粒型（AC-4）。

【判读说明】

间期细胞核呈细颗粒样荧光；分裂期细胞染色质阴性，判读为AC-4。

病例11 · 关节痛

【实验室检测结果】

女,62岁。抗SSA/Ro60抗体33(↑),抗Rib-P抗体38(↑),AMA-M2 37(↑),抗M2-3E抗体52(↑),抗Sp100抗体110(↑)。

【临床表现】

关节痛。

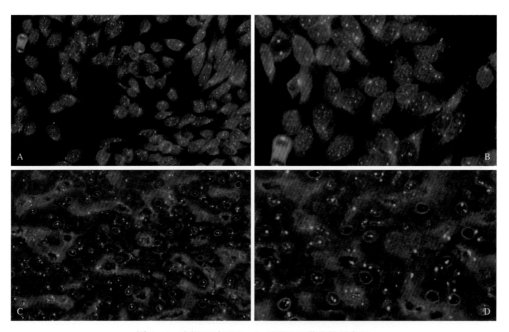

图5-11　病例11在HEp-2+猴肝IFA荧光核型表现
A. HEp-2低倍镜；B. HEp-2高倍镜；C. 猴肝低倍镜；D. 猴肝高倍镜

【核型判读】

核多点型(AC-6)+点状核膜型(AC-12)+胞浆网状/线粒体样型(AC-21)+中心体型(AC-24)。

【判读说明】

间期细胞胞浆中有粗颗粒网状荧光伴一或两个明显的亮点,细胞核有大小不同于粗荧光颗粒的点状荧光(大部分＞6个/细胞),核膜呈颗粒样荧光染色,且临近细胞相触部位荧光增强;分裂期细胞纺锤体两极有荧光亮点,染色质阴性;肝细胞核呈现大小数目不均一的点状荧光,且呈现特征性的环状荧光,判读为AC-6、AC-12、AC-21和AC-24混合核型。

病例12 · 健康体检

【实验室检测结果】

男,45岁。ENA13项阴性,抗Sp100抗体77(↑),ESR 12 mm/h。

【临床表现】

健康体检。

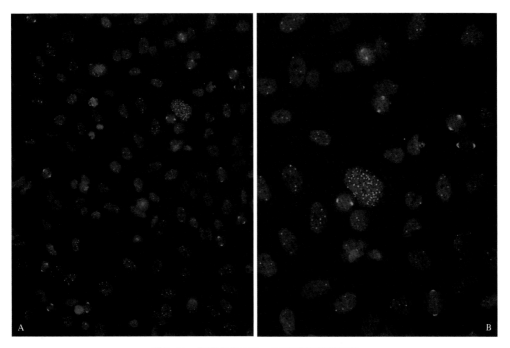

图5-12　病例12在 HEp-2 IFA荧光核型表现

A. 低倍镜; B. 高倍镜

【核型判读】

NuMA型(AC-26)+核点型(AC-6/AC-7)。

【判读说明】

间期细胞核呈细颗粒样荧光中有大小不同于粗荧光颗粒的点状荧光(部分＞6个/细胞;部分＜6个/细胞);分裂中期细胞染色质阴性,纺锤体两极有"三角样"荧光染色,分裂后期染色质阳性,判读为AC-26和核点型混合核型。

病例13 · 水肿

【实验室检测结果】

女,65岁。抗Scl-70抗体28(↑),抗PM-Scl抗体0,抗dsDNA抗体(IFA)阴性,抗dsDNA抗体(ELISA)29.66 IU/ml,抗F-actin抗体7.59,总补体活性CH_{50} 50.30 U/ml(↑),GOT 61 U/L(↑),CK 632 U/L(↑),尿蛋白1+(↑)。

【临床表现】

水肿。

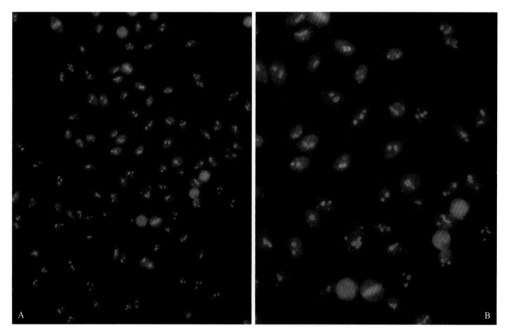

图5-13　病例13在HEp-2 IFA荧光核型表现
A. 低倍镜；B. 高倍镜

【核型判读】

核仁均质型(AC-8)+均质型(AC-1)。

【判读说明】

间期细胞核呈均匀弥漫荧光染色,核仁阳性且染色均匀;分裂期细胞染色质呈增强均匀的荧光染色,判读为AC-8和AC-1混合核型。

病例14 · 复发性流产

【实验室检测结果】

女，29岁。ENA13项阴性。

【临床诊断】

复发性流产。

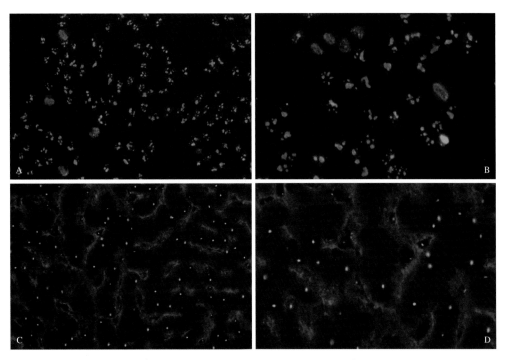

图5-14　病例14在HEp-2+猴肝IFA荧光核型表现

A. HEp-2低倍镜；B. HEp-2高倍镜；C. 猴肝低倍镜；D. 猴肝高倍镜

【核型判读】

核仁斑片型（AC-9）。

【判读说明】

间期细胞核仁和卡哈尔体呈不规则荧光；分裂期细胞染色体周围有环状荧光；肝细胞核仁呈均匀荧光，判读为AC-9。

病例15·发热

【实验室检测结果】

女,86岁。ENA13项阴性,ESR 95 mm/h(↑),GGT 102 U/L(↑),ALP 271 U/L(↑),Cr 153 μmol/L(↑)。

【临床表现】

发热。

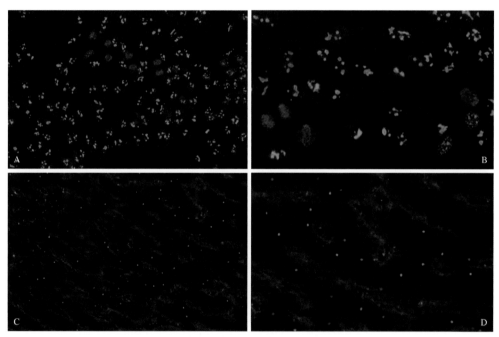

图5-15　病例15在HEp-2+猴肝IFA荧光核型表现
A. HEp-2低倍镜; B. HEp-2高倍镜; C. 猴肝低倍镜; D. 猴肝高倍镜

【核型判读】

核仁均质型(AC-8)。

【判读说明】

间期细胞核仁阳性染色均匀;分裂期细胞染色质阴性;肝细胞核仁呈现均匀荧光,判读为AC-8。

病例16 · 双眼闭角型青光眼

【实验室检测结果】

男，76岁。抗Scl-70抗体28（↑），抗PM-Scl抗体2，CH$_{50}$ 54.76 U/ml（↑），补体C3 0.76 g/L（↓），免疫球蛋白IgM 2.84 g/L（↑）。

【临床表现】

双眼闭角型青光眼。

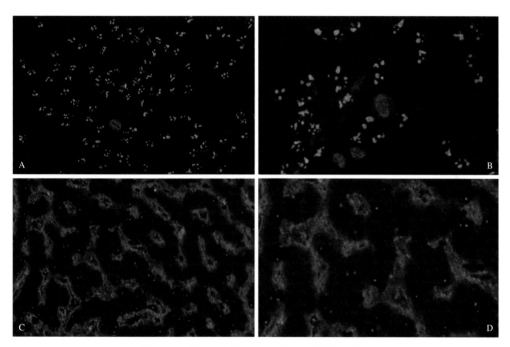

图5-16 病例16在HEp-2+猴肝IFA荧光核型表现
A. HEp-2低倍镜；B. HEp-2高倍镜；C. 猴肝低倍镜；D. 猴肝高倍镜

【核型判读】

核仁均质型（AC-8）。

【判读说明】

间期细胞核仁呈染色均匀；分裂期细胞染色质阴性；肝细胞核呈现弱的网状荧光，肝细胞核仁呈现均匀荧光，判读为AC-8。

病例17 · 口干燥症

【实验室检测结果】

女,65岁。抗Ro52抗体77(↑),抗gp210抗体118(↑),ESR 37 mm/h(↑)。

【临床表现】

口干燥症。

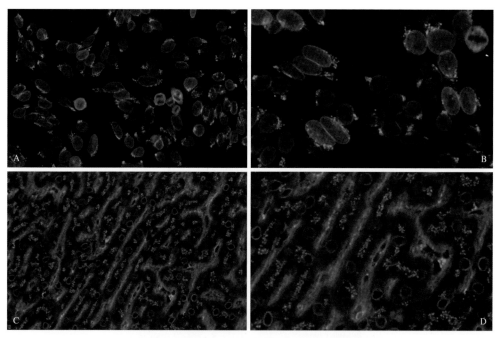

图5-17　病例17在HEp-2+猴肝IFA荧光核型表现
A. HEp-2低倍镜; B. HEp-2高倍镜; C. 猴肝低倍镜; D. 猴肝高倍镜

【核型判读】

点状核膜型(AC-12)+胞浆极性/高尔基体样型(AC-22)。

【判读说明】

间期细胞胞浆两极靠近细胞核的一侧呈现不连续颗粒样染色,细胞核细颗粒样荧光染色,核膜颗粒样荧光,且临近细胞接触部位荧光增强;分裂期细胞染色质阴性;肝细胞核呈现特征性的环状荧光,肝细胞胞浆中呈现散在的颗粒样荧光,判读为AC-12和AC-22混合核型。

病例18·脂肪肝

【实验室检测结果】

女，49岁。抗gp210抗体112(↑)，免疫球蛋白IgA 4.11 g/L(↑)，免疫球蛋白IgG 18.70 g/L
(↑)，免疫球蛋白IgM 2.31 g/L(↑)，GGT 38 U/L(↑)。

【临床表现】

脂肪肝。

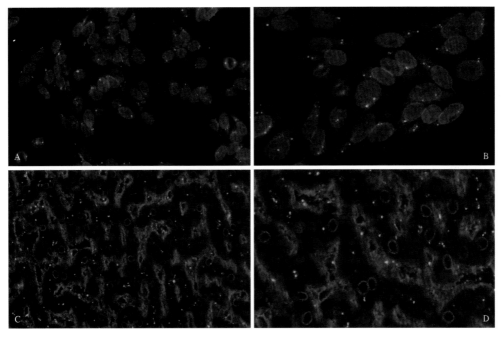

图5-18　病例18在HEp-2+猴肝IFA荧光核型表现
A. HEp-2低倍镜；B. HEp-2高倍镜；C. 猴肝低倍镜；D. 猴肝高倍镜

【核型判读】

点状核膜型(AC-12)+中心体型(AC-24)。

【判读说明】

间期细胞胞浆中有一或两个明显的亮点，核呈现细颗粒样荧光染色，核膜颗粒样荧光，且临近
细胞相触部位荧光增强；分裂期细胞中荧光亮点位于纺锤体两级，染色质阴性；肝细胞核呈现特
征性的环状荧光，肝细胞胞浆呈现点状荧光，判读为AC-12和AC-24混合核型。

病例19 · 慢性肾小球肾炎

【实验室检测结果】

男, 33岁。 ENA13项阴性。

【临床诊断】

慢性肾小球肾炎。

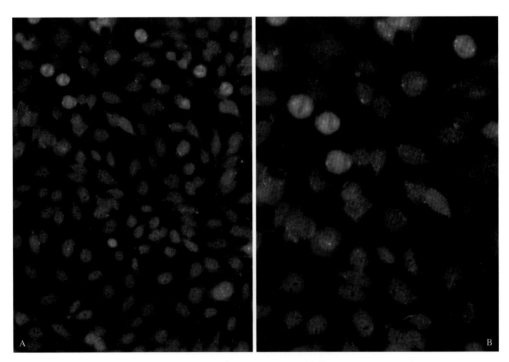

图 5-19　病例 19 在 HEp-2 IFA 荧光核型表现
A. 低倍镜; B. 高倍镜

【核型判读】

细颗粒型(AC-4)+中心体型(AC-24)(↓)+胞浆棒环状型(AC-23)(↓)。

【判读说明】

间期细胞核呈细颗粒样荧光,胞浆内呈现一或两个明显的亮点且有杆状和环状结构;分裂期细胞染色质阴性,纺锤体两极可见荧光亮点,判读为AC-4合并弱AC-24和弱AC-23。

病例20·**关节痛**

【实验室检测结果】

男,52岁。抗 Rib-P 抗体 26(↑),AHA 60(↑),dsDNA(IFA法)阳性(1:320 ↑),dsDNA(ELISA)361.30 IU/ml(↑),CH_{50} 3.60 U/ml(↓),补体C3 0.383 g/L(↓),补体C4 0.091 g/L(↓),ESR 29 mm/h(↑)。

【临床表现】

关节痛。

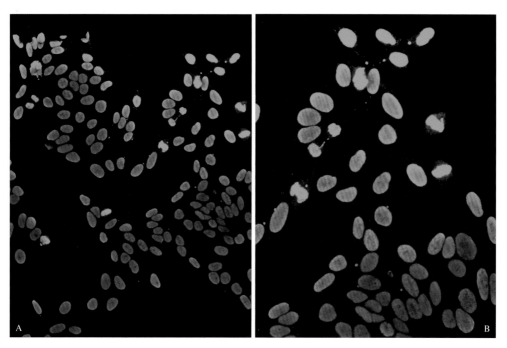

图5-20 **病例20在 HEp-2 IFA荧光核型表现**
A. 低倍镜；B. 高倍镜

【核型判读】

均质型(AC-1)。

【判读说明】

间期细胞核呈均匀弥漫荧光染色；分裂期细胞染色质呈增强均匀的荧光染色,判读为AC-1。

病例21 · 食管恶性肿瘤

【实验室检测结果】

男, 54岁。ENA13项阴性, 抗dsDNA抗体(ELISA)25.39 IU/ml, ESR 54 mm/h(↑), GPT 101 U/L(↑), GOT 109 U/L(↑), GGT 227 U/L(↑), ALP 175 U/L(↑)。

【临床诊断】

食管恶性肿瘤。

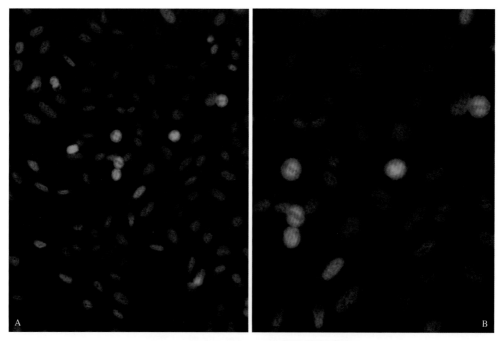

图5-21　病例21在HEp-2 IFA荧光核型表现
A. 低倍镜; B. 高倍镜

【核型判读】

细颗粒型(AC-4)+着丝点F样型(AC-14)(↓)。

【判读说明】

间期细胞核呈细颗粒样荧光, 且无明暗差异; 分裂期细胞染色质可见"鲨鱼齿"样染色。由于分裂期细胞染色明显强于间期细胞, 判读为AC-4合并AC-14。

病例22 · 间质性肺炎

【实验室检测结果】

男,68岁。抗Ro52抗体106(↑),抗Jo-1抗体104(↑),抗F-Actin抗体5.22,抗dsDNA抗体(ELISA)35.79 IU/ml,CH₅₀ 63.20 U/ml(↑),血清免疫球蛋白IgA 2.39 g/L,免疫球蛋白IgG 7.86 g/L,免疫球蛋白IgM 1.50 g/L,补体C3 1.260 g/L,补体C4 0.234 g/L,ESR 33 mm/h(↑)。

【临床诊断】

间质性肺炎。

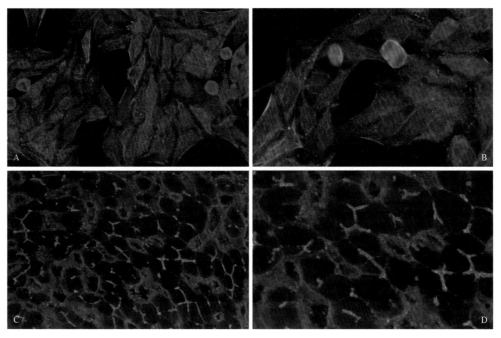

图5-22　病例22在HEp-2+猴肝IFA荧光核型表现
A. HEp-2低倍镜; B. HEp-2高倍镜; C. 猴肝低倍镜; D. 猴肝高倍镜

【核型判读】

胞浆线性/肌动蛋白型(AC-15)。

【判读说明】

间期细胞胞浆有束状纤维结构,尤其在胞浆外缘;肝组织中胆小管有荧光,符合AC-15。

病例23 · 健康查体

【实验室检测结果】

女，65岁。抗Ro52抗体50（↑），抗SSA/Ro60抗体51（↑），抗dsDNA抗体（IFA）阴性，抗dsDNA抗体（ELISA）32.98 IU/ml。

【临床表现】

健康查体。

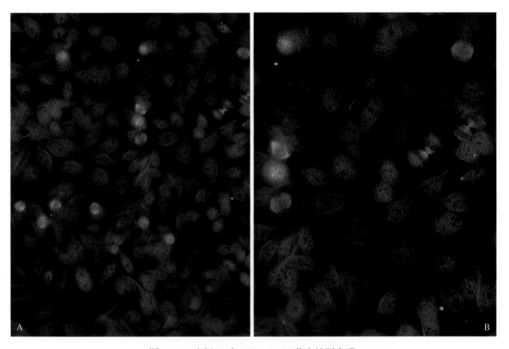

图5-23　病例23在 HEp-2 IFA荧光核型表现
A. 低倍镜；B. 高倍镜

【核型判读】

细颗粒型（AC-4）（↓）+胞浆丝状/微管型（AC-16）+纺锤体型（AC-25）。

【判读说明】

间期细胞核呈细颗粒样荧光，胞浆有细纤维网状荧光，在细胞核周围更致密；分裂期细胞染色质阴性，纺锤丝呈锥形染色，判读为弱AC-4、AC-25和AC-16复合核型。

病例24 · 胃癌术后随访检查

【实验室检测结果】

男，61岁。ENA13项阴性，抗dsDNA抗体（ELISA）21.74 IU/ml，GGT 237 U/L（↑），ALP 178 U/L（↑），LDH 229 U/L（↑），ESR 31 mm/h（↑）。

【临床表现】

胃癌术后随访检查。

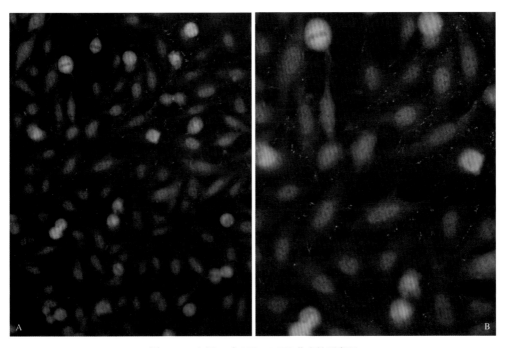

图5-24　病例24在 HEp-2 IFA荧光核型表现

A. 低倍镜；B. 高倍镜

【核型判读】

细颗粒型（AC-4）+胞浆节段型（AC-17）。

【判读说明】

间期细胞核呈细颗粒样荧光，胞浆边缘呈现增强的短节状荧光；分裂期细胞染色质阴性，判读为AC-17和AC-4复合核型。

病例25 · 系统性红斑狼疮

【实验室检测结果】

女,63岁。AMA-M2 70(↑),抗dsDNA抗体(IFA)阳性(1:320↑),抗dsDNA抗体(ELISA) 294.55 IU/ml(↑),CH_{50} 27.00 U/ml,血清免疫球蛋白IgA 3.28 g/L,免疫球蛋白IgG 21.20 g/L(↑), 免疫球蛋白IgM 1.03 g/L,补体C3 0.801 g/L(↓),补体C4 0.105 g/L,ESR 10 mm/h。

【临床诊断】

系统性红斑狼疮。

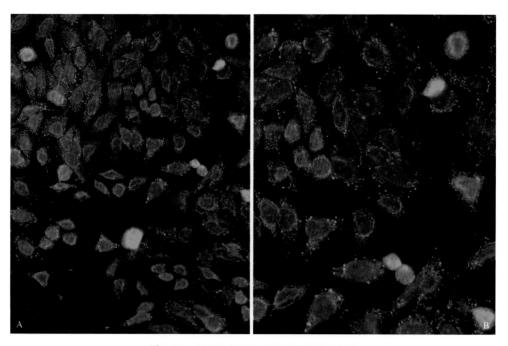

图5-25 病例25在HEp-2 IFA荧光核型表现
A. 低倍镜;B. 高倍镜

【核型判读】

胞浆散点型(AC-18)+胞浆网状/线粒体样型(AC-21)。

【判读说明】

间期细胞胞浆内有粗大的颗粒状荧光染色和粗颗粒网状荧光,判读为AC-18和AC-21复合核型。

病例26 · 皮肌炎

【实验室检测结果】

男，70岁。抗 Ro52 抗体 102（↑），抗 CENP-B 抗体 134（↑），抗 SRP 抗体 IgG 103（↑），CK 6 520 U/L（↑），CK-MB 248.68 ng/ml（↑），LDH 2 980 U/L（↑），ALT 114 U/L（↑），AST 228 U/L（↑）。

【临床表现】

皮肌炎，双下肢乏力，有手指受凉后变白变紫，双手掌面粗糙易脱屑，颜面及胸前 V 区偶有皮疹。

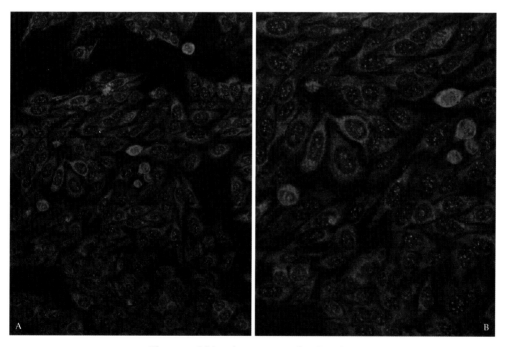

图 5-26　病例26在 HEp-2 IFA 荧光核型表现
A. 低倍镜；B. 高倍镜

【核型判读】

胞浆致密颗粒型（AC-19）+着丝点型（AC-3）（↓）。

【判读说明】

间期细胞核呈现离散型的粗荧光颗粒，胞浆内有致密均匀的细颗粒荧光染色；分裂期细胞的中间位置出现带状的点状荧光，判读为 AC-19 和 AC-3 复合核型。

病例27 · 抗合成酶综合征

【实验室检测结果】

男,48岁。抗Ro52抗体133(↑),抗Jo-1抗体(ELISA)122.56(↑),ASMA(IFA)阳性(1:320↑),抗F-Actin抗体14.41。

【临床诊断】

抗合成酶综合征。

图5-27　病例27在 HEp-2 IFA荧光核型表现
A. 低倍镜; B. 高倍镜

【核型判读】

胞浆细颗粒型(AC-20)。

【判读说明】

间期细胞胞浆内有细颗粒荧光染色,有时可覆盖于细胞核上,符合AC-20。

病例28 · 关节痛

【实验室检测结果】

女，65岁。抗Scl-70抗体65（↑），AMA-M2 87（↑），抗dsDNA抗体（ELISA）8.16 IU/ml，抗CCP抗体1.67 S/CO（↑）ESR 33 mm/h（↑）。

【临床表现】

关节痛。

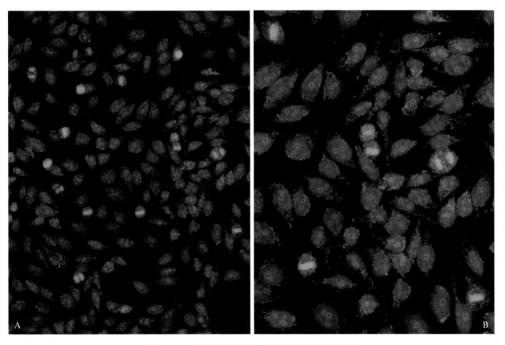

图5-28　病例28在 HEp-2 IFA荧光核型表现
A. 低倍镜；B. 高倍镜

【核型判读】

Topo Ⅰ型（AC-29）+胞浆网状/线粒体样型（AC-21）。

【判读说明】

间期细胞核细颗粒样荧光染色，核仁外圈明显增亮；分裂期细胞染色质均匀染色，且染色质核仁组织区可见明亮点状染色，判读为AC-29合并AC-21。

病例29 · 脑梗死

【实验室检测结果】

女,78岁。ENA13项阴性,AMA-M2(ELISA)68.91(↑),RF IgG 32.4 U/ml(↑),RF IgM 183.6 IU/ml(↑),GGT 96 U/L(↑),ESR 31 mm/h(↑),左侧肢体无力、麻木、伴语言含糊。

【临床表现】

脑梗死。

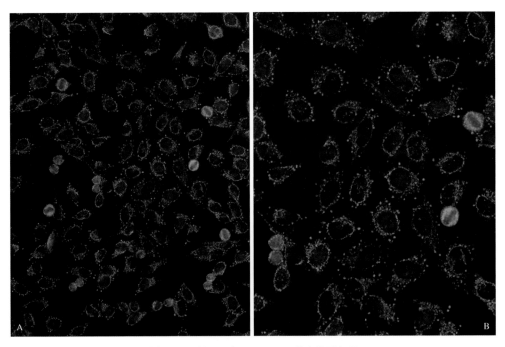

图5-29 病例29在HEp-2 IFA荧光核型表现
A. 低倍镜;B. 高倍镜

【核型判读】

胞浆散点型(AC-18)+胞浆网状/线粒体样型(AC-21)。

【判读说明】

间期细胞胞浆内有粗大的颗粒状荧光染色和粗颗粒网状荧光,判为AC-18和AC-21混合核型。

病例30 · 原发性胆汁性胆管炎

【实验室检测结果】

女，48岁。抗Ro52抗体114(↑)，AMA-M2 70(↑)，抗M2-3E抗体96(↑)，AMA(IFA)阳性(1∶320↑)，血清免疫球蛋白IgG 17.20 g/L(↑)，免疫球蛋白IgM 2.63 g/L(↑)，GPT 118 U/L(↑)，GOT 101 U/L(↑)，GGT 342 U/L(↑)，ALP 580 U/L(↑)，TBIL 261.9 μmol/L(↑)，DBIL 204.4 μmol/L(↑)，TBA 129 μmol/L(↑)，ESR 53 mm/h(↑)。彩超示肝实质回声增粗，慢性肝损害。肝穿检查，病理示肝细胞浊肿、嗜酸性变，肝实质见点状坏死，未见淤胆及纤维分隔，未见完整汇管区；免疫标记未显示小叶间胆管，提示胆管数量减少，肝板无界面炎症，中度慢性肝炎组织像；取材肝组织未见硬化改变。

【临床诊断】

原发性胆汁性胆管炎。

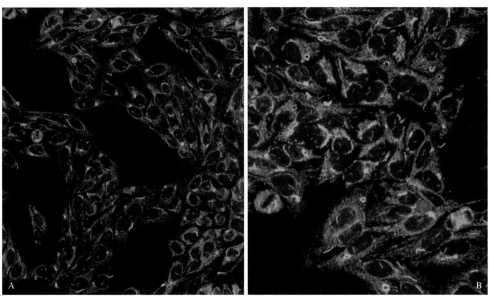

图5-30　病例30在 HEp-2 IFA荧光核型表现
A. 低倍镜；B. 高倍镜

【核型判读】

胞浆网状/线粒体样型（AC-21）+胞浆棒环状型（AC-23）。

【判读说明】

间期细胞胞浆内有粗颗粒网状荧光和明显的杆状和环状结构，判读为AC-21和AC-23混合核型。

病例31 · 干燥综合征

【实验室检测结果】

女，68岁。抗Ro52抗体122（↑），抗CENP-B抗体110（↑），血清免疫球蛋白IgG 17.90 g/L（↑），血清免疫球蛋白IgG 40.035 g/L（↑），CH$_{50}$ 59.00 U/ml（↑），ESR 53 mm/h（↑）。

【临床诊断】

干燥综合征。

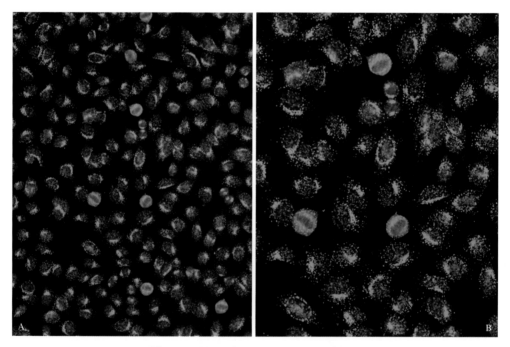

图5-31　病例31在 HEp-2 IFA荧光核型表现
A. 低倍镜；B. 高倍镜

【核型判读】

胞浆极性/高尔基体样型（AC-22）。

【判读说明】

间期细胞胞浆两极，靠近细胞核的一侧呈现不连续斑点或颗粒样染色，判读为AC-22。

病例32 · 关节痛

【实验室检测结果】

女，72岁。抗 Ro52 抗体 115（↑），抗 SSA/Ro60 抗体 79（↑），抗 CCP 抗体 2.33 S/CO（↑），ESR 11 mm/h。

【临床表现】

关节痛。

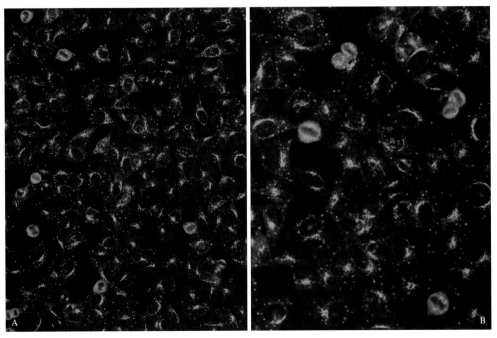

图 5-32　病例32在 HEp-2 IFA 荧光核型表现
A. 低倍镜；B. 高倍镜

【核型判读】

胞浆散点型（AC-18）+胞浆极性/高尔基体样型（AC-22）。

【判读说明】

间期细胞胞浆内有粗大的颗粒状荧光染色，靠近细胞核的一侧呈现不连续斑点或颗粒样染色，判读为 AC-18 和 AC-22 混合核型。

病例33 · 胡言乱语，词不达意，非特异性脑炎可能

【实验室检测结果】

女，65岁。AMA-M2 45（↑），CRP 19.79 mg/L（↑），血常规白细胞计数9.34×10⁹/L，中性粒细胞绝对值7.44×10⁹/L（↑）。

【临床表现】

胡言乱语，词不达意，非特异性脑炎可能。

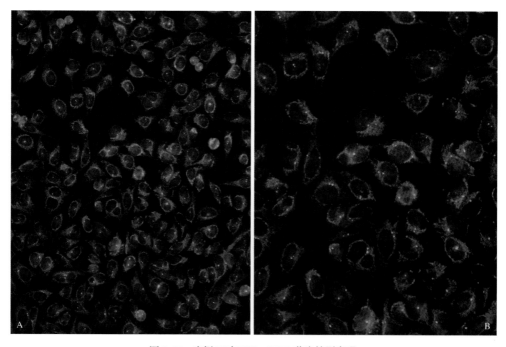

图5-33　病例33在 HEp-2 IFA荧光核型表现
A. 低倍镜；B. 高倍镜

【核型判读】

中心体型（AC-24）+胞浆网状/线粒体样型（AC-21）。

【判读说明】

间期细胞胞浆呈现一或两个明显的亮点，以及粗颗粒网状荧光；分裂期细胞中荧光亮点位于纺锤体两极，判读为 AC-24 和 AC-21 混合核型。

病例34·关节痛

【实验室检测结果】

女，61岁。ENA13项阴性，AMA-M2（ELISA）137.45（↑），抗CCP抗体10.18 S/CO（↑），RF IgM 37.2 IU/ml（↑），ESR 23 mm/h（↑）。

【临床表现】

关节痛。

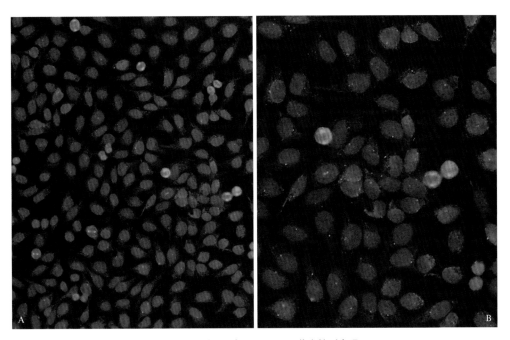

图5-34　病例34在HEp-2 IFA荧光核型表现
A. 低倍镜；B. 高倍镜

【核型判读】

中心体型（AC-24）+NuMA型（AC-26）+胞浆网状/线粒体样型（AC-21）（↓）。

【判读说明】

间期细胞核呈细颗粒样荧光，胞浆内有粗颗粒网状荧光伴一或两个明显的亮点；分裂中期细胞纺锤体两极有"三角样"荧光染色，荧光亮点位于纺锤体两极，染色质阴性，分裂后期染色质阳性，判读为AC-21、AC-24和AC-26混合核型。

病例35 · 系统性红斑狼疮

【实验室检测结果】

男，27岁。ENA13项阴性，免疫球蛋白IgM 0.32 g/L（↓），CH$_{50}$ 102.40 U/ml（↑），血常规白细胞计数 16.98 × 10^9/L（↑），ESR 28 mm/h（↑）。

【临床诊断】

系统性红斑狼疮。

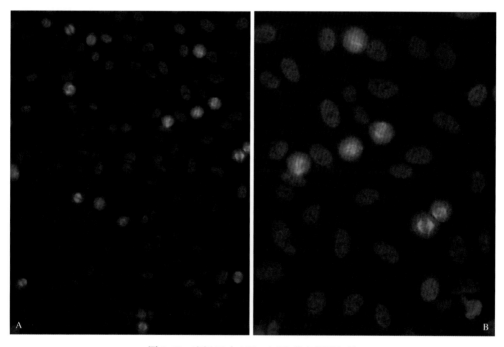

图5-35　病例35在 HEp-2 IFA荧光核型表现
A. 低倍镜；B. 高倍镜

【核型判读】

细颗粒型（AC-4）（↓）+纺锤体型（AC-25）。

【判读说明】

间期细胞核呈较弱的细颗粒样荧光；分裂期细胞纺锤丝呈锥形染色，判读为弱AC-4和AC-25。

病例36 · 强直性脊柱炎

【实验室检测结果】

男,65岁。抗CENP-B抗体39(↑),抗CENP-B抗体(ELISA)39.36 RU/ml(↑)。

【临床诊断】

强直性脊柱炎。

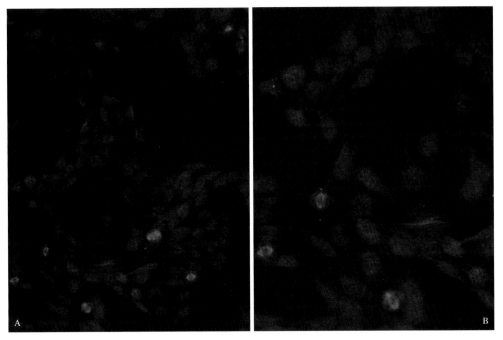

图5-36　病例36在 HEp-2 IFA荧光核型表现

A. 低倍镜；B. 高倍镜

【核型判读】

纺锤体型(AC-25)。

【判读说明】

间期细胞染色阴性；分裂期细胞纺锤丝呈锥形染色,判读为AC-25。

病例37 · 系统性红斑狼疮

【实验室检测结果】

女,39岁。抗Ro52抗体60(↑),抗SSA/Ro60抗体73(↑),血常规白细胞计数10.28×10^9/L(↑)。

【临床诊断】

系统性红斑狼疮。

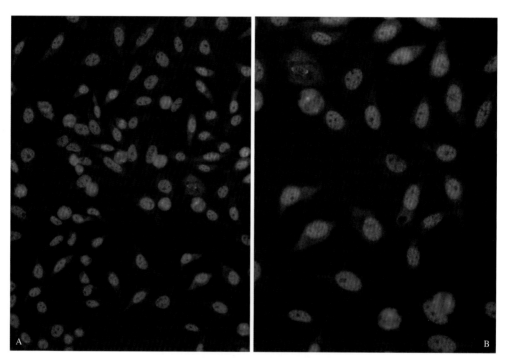

图5-37　病例37在 HEp-2 IFA荧光核型表现
A. 低倍镜; B. 高倍镜

【核型判读】

NuMA型(AC-26)。

【判读说明】

间期细胞核呈细颗粒样荧光;分裂中期细胞纺锤体两极有"三角样"荧光染色,染色质阴性,分裂后期染色质阳性,判读为AC-26。

病例38 · 口干燥症

【实验室检测结果】

女,61岁。抗CENP-B抗体118(↑),RF IgM 23.3 IU/ml(↑),免疫球蛋白IgG 16.20 g/L(↑)。

【临床表现】

口干燥症。

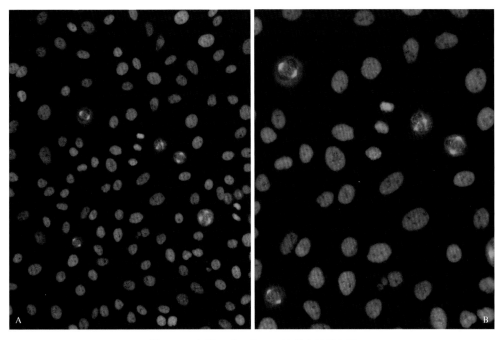

图5-38　病例38在 HEp-2 IFA荧光核型表现
A. 低倍镜；B. 高倍镜

【核型判读】

NuMA型(AC-26)+着丝点型(AC-3)(↓)。

【判读说明】

间期细胞核呈细颗粒样荧光及离散型的粗荧光颗粒；分裂期细胞的中间位置出现带状的点状荧光,分裂中期细胞纺锤体两极有"三角样"荧光染色,染色质阴性,分裂后期染色质阳性,判读为AC-26和弱AC-3混合核型。

病例39 · 系统性红斑狼疮

【实验室检测结果】

女，62岁。抗dsDNA抗体（ELISA）24.18 IU/ml，ENA13项阴性，CH_{50} 7.00 U/ml（↓），补体C3 0.728 g/L（↓），补体C4＜0.018 g/L（↓）。

【临床诊断】

系统性红斑狼疮。

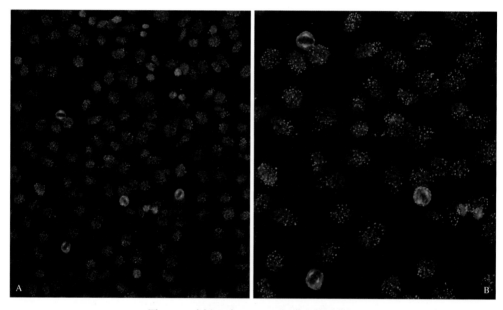

图5-39　病例39在 HEp-2 IFA荧光核型表现
A. 低倍镜；B. 高倍镜

【核型判读】

NuMA型（AC-26）+胞浆细颗粒型（AC-20）。

【判读说明】

间期细胞核呈细颗粒样荧光，胞浆有细颗粒样荧光染色且部分颗粒覆盖于细胞核上；分裂中期细胞纺锤体两极有"三角样"荧光染色，染色质阴性，分裂后期染色质阳性，判读为AC-20和AC-26混合核型。本病例中，胞浆颗粒的分布有向细胞核一侧靠近的趋势，也可报告为粗颗粒高尔基体型，建议可在备注中对荧光核型进行说明，即胞浆颗粒部分覆盖于细胞核，且向细胞核一侧靠近。

病例40 · 脑梗死

【实验室检测结果】

女，88岁。抗SSA/Ro60抗体76（↑），抗CENP-B抗体53（↑），AMA-M2 56（↑），CRP 17.55 mg/L（↑），补体C3 0.82 g/L（↓），免疫球蛋白IgG 18.80 g/L（↑），免疫球蛋白IgM 3.88 g/L（↑）。头颅MRI+DWI脑干偏急性期腔梗，双侧额叶皮层下及半卵圆中心多发腔梗。

【临床表现】

脑梗死。

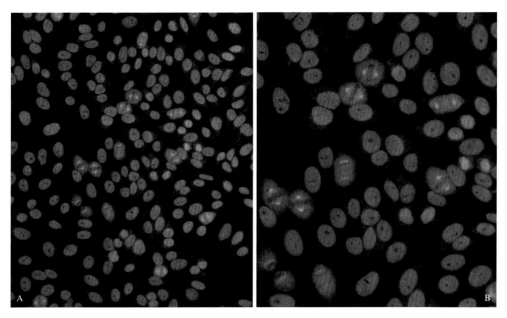

图5-40 病例40在 HEp-2 IFA荧光核型表现

A. 低倍镜；B. 高倍镜

【核型判读】

NuMA型（AC-26）+着丝点型（AC-3)(↓)+胞浆网状/线粒体样型（AC-21)(↓)。

【判读说明】

间期细胞核呈细颗粒样荧光伴弱的离散型粗荧光颗粒，胞浆内有弱的粗颗粒网状荧光；分裂中期细胞中间位置出现带状的点状荧光，纺锤体两极有"三角样"荧光染色，染色质阴性，分裂后期染色质阳性，判读为AC-26和弱AC-3合并弱AC-21。

病例41 · 皮肌炎

【实验室检测结果】

女,62岁。抗Ro52抗体45(↑),抗Jo-1抗体121(↑),ESR 6 mm/h。

【临床诊断】

皮肌炎。

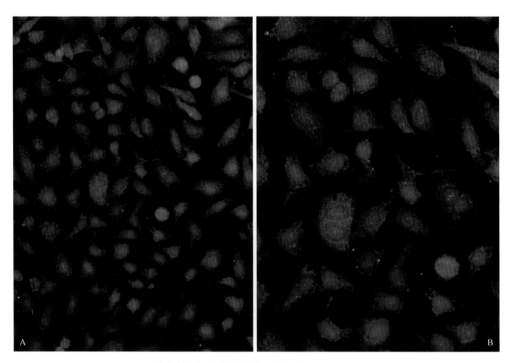

图5-41　病例41在HEp-2 IFA荧光核型表现
A. 低倍镜；B. 高倍镜

【核型判读】

胞浆细颗粒型(AC-20)。

【判读说明】

间期细胞胞浆内有细颗粒荧光染色,有时可覆盖于细胞核上,判读为AC-20。

病例42·关节痛

【实验室检测结果】

女，50岁。抗Ro52抗体99（↑），抗SSA/Ro60抗体44（↑），抗CENP-B抗体47（↑），ANuA 2.75（↑），抗CCP抗体0.83 S/CO，RF（散射比浊法）＜11.30 IU/ml，血清免疫球蛋白IgA 4.36 g/L （↑），ESR 16 mm/h。

【临床表现】

关节痛。

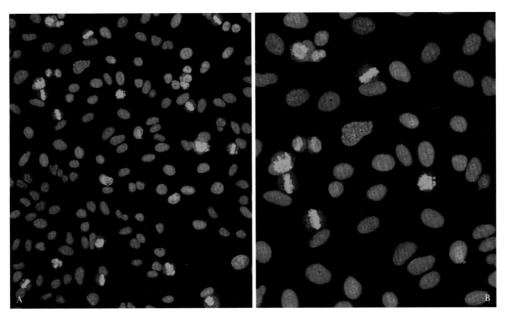

图5-42 病例42在HEp-2 IFA荧光核型表现
A. 低倍镜；B. 高倍镜

【核型判读】

均质型（AC-1）+核细颗粒型（AC-4）。

【判读说明】

间期细胞核呈均匀弥漫细颗粒样荧光染色，核仁外圈有明显增亮；分裂期细胞染色质呈增强均匀的荧光染色且核浆呈明显细颗粒样染色，判读为AC-1和AC-4混合核型并可在报告中描述间期细胞核仁外圈增亮。

病例43 · 进行性系统性硬化症

【实验室检测结果】

女，35岁。抗Scl-70抗体97(↑)，免疫球蛋白IgG 16.60 g/L(↑)。

【临床诊断】

进行性系统性硬化症。

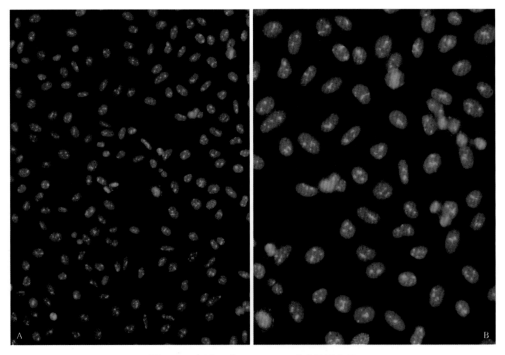

图5-43　病例43在HEp-2 IFA荧光核型表现
A. 低倍镜；B. 高倍镜

【核型判读】

Topo Ⅰ型(AC-29)。

【判读说明】

间期细胞核呈细颗粒样荧光，核仁阳性，胞浆可见纱网状弱阳性；分裂期细胞染色质均匀染色，且染色质核仁组织区可见明亮点状染色，判读为AC-29。

病例44 · 雷诺现象

【实验室检测结果】

女,60岁。抗Scl-70抗体82(↑),AMA-M2 31(↑),ESR 24 mm/h(↑)。

【临床表现】

雷诺现象。

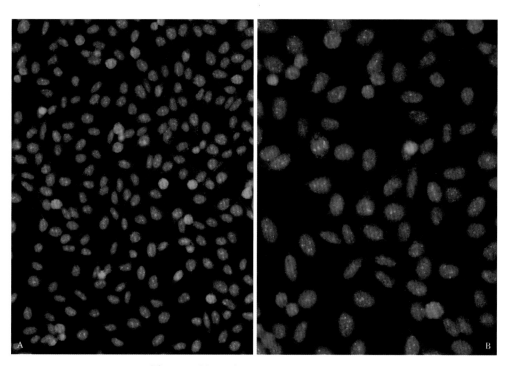

图5-44　病例44在HEp-2 IFA荧光核型表现
A. 低倍镜; B. 高倍镜

【核型判读】

Topo Ⅰ型(AC-29)+核少点型(AC-7)。

【判读说明】

间期细胞核呈细颗粒样荧光,核仁阳性,伴有明亮且清晰可数的点状荧光(大部分1~6个/细胞);分裂期细胞染色质均匀染色,且染色质核仁组织区可见明亮点状染色,故判读为AC-29合并AC-7。

病例45 · IgG肾病

【实验室检测结果】

女,74岁。ENA13项阴性,免疫球蛋白IgG 5.12 g/L(↓),补体C3 0.78 g/L(↓),血常规白细胞计数 10.77 × 10⁹/L(↑),免疫球蛋白IgG 5.12 g/L(↓),补体C3 0.78 g/L(↓)。

【临床诊断】

IgG肾病。

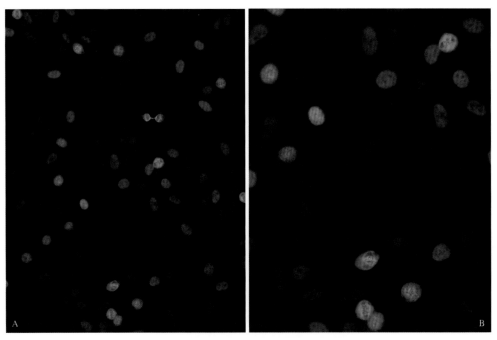

图5-45　病例45在 HEp-2 IFA荧光核型表现
A. 低倍镜；B. 高倍镜

【核型判读】

着丝点F样型(AC-14)。

【判读说明】

间期细胞部分染色阴性,部分呈细颗粒样；分裂期细胞染色质内可见"鲨鱼齿"样荧光染色,符合AC-14。

病例46 · 结肠恶性肿瘤

【实验室检测结果】

女,61岁。ENA13项阴性,ALD 8项阴性,AFP 13.50 ng/ml(↑),CEA 58.60 ng/ml(↑),糖类抗原CA19-9 41.10 U/ml(↑),CH_{50} 30.55 U/ml(↑),CYFRA 21-1 4.20 ng/ml(↑)。

【临床诊断】

结肠恶性肿瘤。

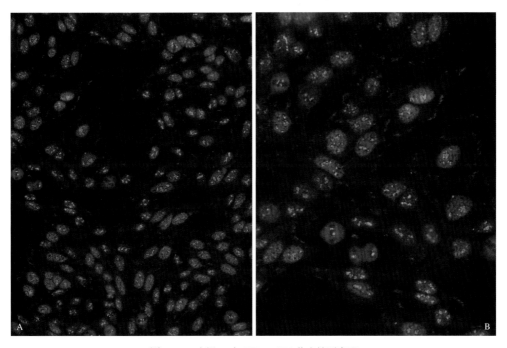

图5-46 病例46在HEp-2 IFA荧光核型表现

A. 低倍镜; B. 高倍镜

【核型判读】

核仁颗粒型(AC-10)+胞浆节段型(AC-17)(↓)。

【判读说明】

间期细胞核仁呈颗粒状染色,胞浆还可见较弱的边缘呈现增强的短节状荧光;分裂期细胞染色质内核仁组织区明亮的点状染色,判读为AC-10合并弱AC-17混合核型。

病例47·关节痛

【实验室检测结果】

女,69岁。抗Ro52抗体114(↑),抗SSA/Ro60抗体79(↑),抗SSB/La抗体59(↑),AMA-M2 81(↑),抗CCP抗体0.25 S/CO,RF IgA 29.3 U/ml(↑),RF IgG 15.4 U/ml(↑),RF IgM 187.3 IU/ml(↑),ESR 34 mm/h(↑)。

【临床表现】

关节痛。

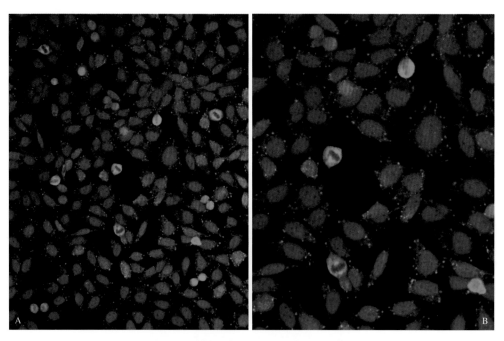

图5-47　病例47在 HEp-2 IFA荧光核型表现
A. 低倍镜;B. 高倍镜

【核型判读】

胞浆散点型(AC-18)+NuMA型(AC-26)。

【判读说明】

间期细胞胞浆内有粗大的颗粒状荧光染色,细胞核呈细颗粒样荧光;分裂中期细胞纺锤体两极有"三角样"荧光染色,染色质阴性,分裂后期染色质阳性,判读为AC-18和AC-26混合核型。

病例48 · 干燥综合征

【实验室检测结果】

女,49岁。AMA-M2(ELISA)28.49(↑),抗CENP-B抗体134(↑),抗CCP抗体1.04 S/CO(↑),RF IgM 42 IU/ml(↑),免疫球蛋白IgG 5.12 g/L(↑),ESR57 mm/h(↑),CRP 49.17 mg/L(↑)。

【临床诊断】

干燥综合征。

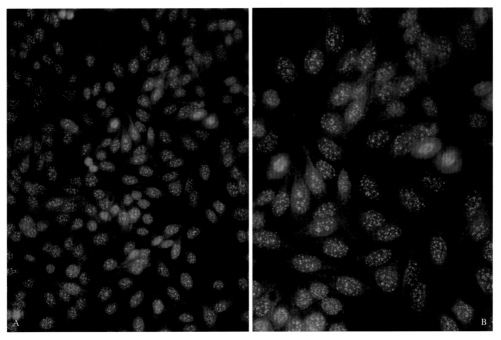

图5-48 病例48在HEp-2 IFA荧光核型表现
A. 低倍镜；B. 高倍镜

【核型判读】

着丝点型(AC-3)+胞浆网状/线粒体样型(AC-21)(↓)+纺锤体型(AC-25)(↓)。

【判读说明】

间期细胞核呈现离散型的粗荧光颗粒,胞浆内有较弱的粗颗粒网状荧光；分裂期细胞的中间位置出现带状的点状荧光,细胞纺锤丝呈锥形染色,判读为AC-3合并弱AC-21和弱AC-25。

病例49 · 消瘦

【实验室检测结果】

女,56岁。ENA13项阴性。

【临床表现】

消瘦。

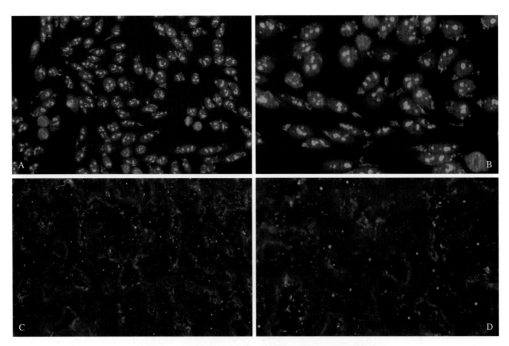

图5-49　病例49在HEp-2+猴肝IFA荧光核型表现
A. HEp-2低倍镜; B. HEp-2高倍镜; C. 猴肝低倍镜; D. 猴肝高倍镜

【核型判读】

核仁均质型(AC-8)+胞浆极性/高尔基体样型(AC-22)。

【判读说明】

间期细胞核仁呈染色均匀;分裂期细胞染色质阴性,所有胞浆两极,靠近细胞核的一侧呈现不连续斑点或颗粒样染色;肝细胞核仁呈现均匀荧光,肝细胞胞浆中呈现散在的颗粒样荧光,判读为AC-8和AC-22混合核型。

病例50 · **系统性红斑狼疮**

【实验室检测结果】

女，52岁。抗Ro52抗体107（↑），抗SSA/Ro60抗体104（↑），抗Rib-P抗体59（↑），AHA 44（↑），抗PCNA抗体95（↑），抗dsDNA抗体（ELISA）338.44 IU/ml（↑），ANuA 5.96（↑），免疫球蛋白IgG 17.90 g/L（↑）。

【临床诊断】

系统性红斑狼疮。

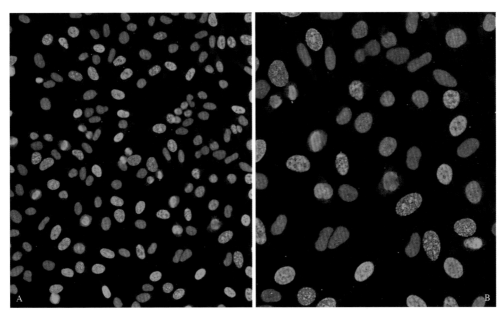

图5-50　病例50在HEp-2 IFA荧光核型表现
A. 低倍镜；B. 高倍镜

【核型判读】

均质型（AC-1）+PCNA样型（AC-13）。

【判读说明】

间期细胞核呈均匀弥漫荧光染色，间期细胞部分染色较弱，部分阳性，阳性细胞核内可见细颗粒样、粗颗粒样、点状及核仁阳性染色；分裂期细胞染色质呈增强均匀的荧光染色，判读为AC-1和AC-13混合核型。

病例51 · 自身免疫性肝炎

【实验室检测结果】

女,51岁。AMA-M2 117(↑),抗M2-3E抗体134(↑),抗Sp100抗体137(↑),免疫球蛋白IgG 17.80 g/L(↑),免疫球蛋白IgM 3.42 g/L(↑),ESR 34 mm/h(↑)。

【临床诊断】

自身免疫性肝炎。

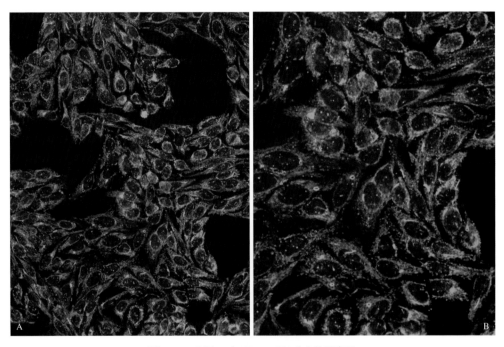

图5-51 病例51在 HEp-2 IFA荧光核型表现

A. 低倍镜；B. 高倍镜

【核型判读】

胞浆网状/线粒体样型(AC-21)+胞浆棒环状型(AC-23)+核多点型(AC-6)。

【判读说明】

间期细胞核有清晰可数的点状荧光(大部分＞6个/细胞),胞浆内有粗颗粒网状荧光及明显的杆状和环状结构；分裂期细胞染色质阴性,判读为AC-21、AC-23和AC-6混合核型。

病例52 · 自身免疫性肝炎

【实验室检测结果】

女，39岁。ENA13项阴性，抗gp210抗体128（↑），抗F−Actin抗体33.03（↑），免疫球蛋白IgA 4.42 g/L（↑），免疫球蛋白IgG 16.70 g/L（↑），免疫球蛋白IgM 11.60 g/L（↑），RF（散射比浊法）16 IU/ml（↑），ESR 100 mm/h（↑），GPT 66 U/L（↑），GOT 85 U/L（↑），GGT 385 U/L（↑），ALP 717 U/L（↑），TBA 627.9 μmol/L（↑）。

【临床诊断】

自身免疫性肝炎。

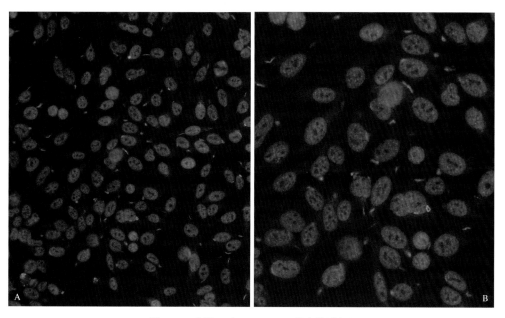

图5-52　病例52在HEp-2 IFA荧光核型表现
A. 低倍镜；B. 高倍镜

【核型判读】

点状核膜型（AC-12）+胞浆棒环状型（AC-23）。

【判读说明】

间期细胞核呈细颗粒样荧光染色，核膜颗粒样荧光，且临近细胞相触部位荧光增强，间期细胞胞浆内有明显的杆状和环状结构；分裂期细胞染色质阴性，判读为AC-12和AC-23混合核型。

病例53·结缔组织病

【实验室检测结果】

女,34岁。抗RNP/Sm抗体48(↑),抗Scl-70抗体71(↑)。

【临床诊断】

结缔组织病。

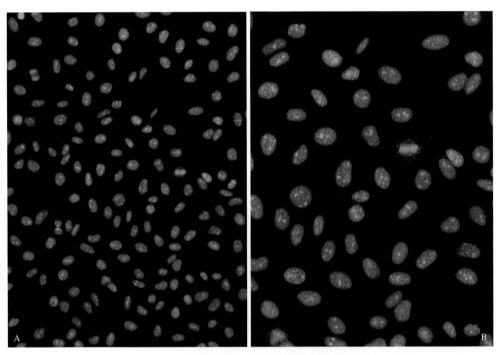

图5-53　病例53在 HEp-2 IFA荧光核型表现

A. 低倍镜;B. 高倍镜

【核型判读】

TopoⅠ型(AC-29)。

【判读说明】

间期细胞核呈细颗粒样荧光,核仁阳性(核仁呈颗粒样染色);分裂期细胞染色质均匀染色,且染色质核仁组织区可见明亮点状染色,判读为AC-29。

病例54 · 自身免疫性肝炎

【实验室检测结果】

女，60岁。ENA13项阴性，抗dsDNA抗体（ELISA）370.26 IU/ml（↑），抗dsDNA抗体（IFA）阳性（1∶80 ↑），抗F-Actin抗体102.39（↑），免疫球蛋白IgG 41.40 g/L（↑），免疫球蛋白IgM 2.69 g/L（↑），ESR 51 mm/h（↑），糖类抗原CA19-9 34.79 U/ml（↑），CH_{50} 26.60 U/ml（↑），TBA 33.6 μmol/L（↑）。

【临床诊断】

自身免疫性肝炎。

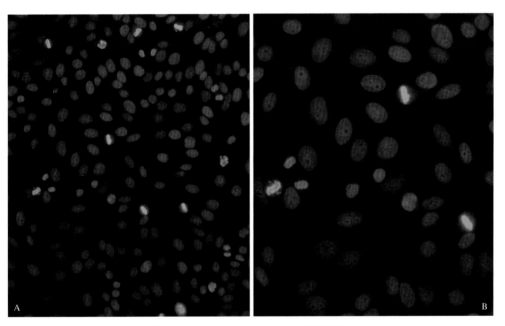

图5-54 病例54在 HEp-2 IFA荧光核型表现
A. 低倍镜；B. 高倍镜

【核型判读】

均质型（AC-1）。

【判读说明】

间期细胞核呈均匀弥漫荧光染色；分裂期细胞染色质呈增强均匀的荧光染色，且染色质染色阳性且均匀，判读为AC-1。

病例55 · 系统性红斑狼疮

【实验室检测结果】

男,62岁。抗Ro52抗体127(↑),抗SSA/Ro60抗体118(↑),抗Rib-P抗体127(↑),抗dsDNA抗体(ELISA)361.30 IU/ml(↑),ESR 77 mm/h(↑)。

【临床诊断】

系统性红斑狼疮。

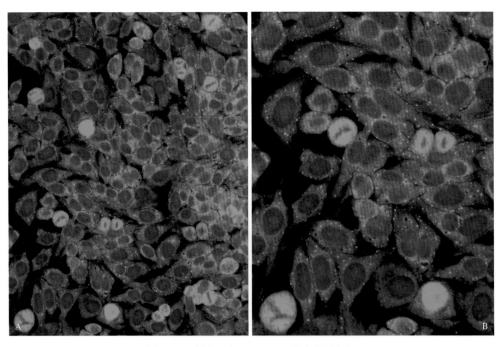

图5-55　病例55在 HEp-2 IFA荧光核型表现
A. 低倍镜;B. 高倍镜

【核型判读】

胞浆散点型(AC-18)+胞浆致密颗粒型(AC-19)。

【判读说明】

间期细胞胞浆内有粗大的颗粒状及致密均匀的细颗粒荧光染色,判读为AC-18和AC-19混合核型。

病例56 · 系统性红斑狼疮

【实验室检测结果】

女，32岁。ENA13项阴性，CH$_{50}$ 57.96 U/ml（↑），ESR 39 mm/h（↑）。

【临床诊断】

系统性红斑狼疮。

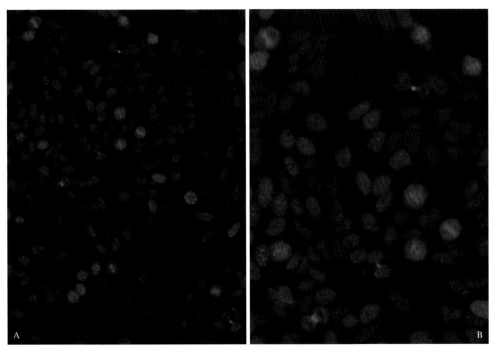

图5-56　病例56在HEp-2 IFA荧光核型表现
A. 低倍镜；B. 高倍镜

【核型判读】

细胞间桥型（AC-27）+细颗粒型（AC-4)(↓)。

【判读说明】

间期细胞核呈弱的细颗粒样荧光；分裂期细胞染色质阴性，在有丝分裂后期，即将分离的两个细胞中间的细胞间桥有荧光染色，判读为AC-27和弱AC-4混合核型。

病例57 · 肝损害

【实验室检测结果】

女,39岁。抗CENP-B抗体36(↑),GPT 37 U/L,GOT 48 U/L(↑),GGT 867 U/L(↑),ALP 318 U/L(↑),TBA 11.1 μmol/L(↑),CH$_{50}$ 55.49 U/ml(↑),补体C3 0.82 g/L(↓)。

【临床表现】

肝损害。

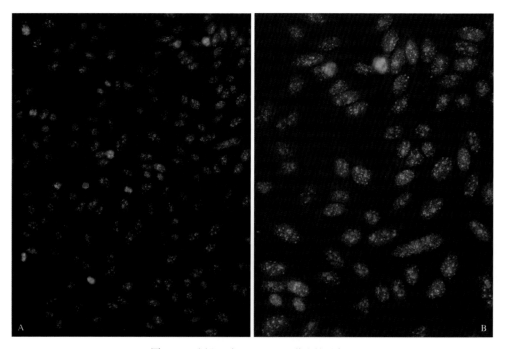

图5-57　病例57在HEp-2 IFA荧光核型表现
A. 低倍镜；B. 高倍镜

【核型判读】

着丝点型(AC-3)+核仁均质型(AC-8)。

【判读说明】

间期细胞核呈现离散型的粗荧光颗粒,核仁呈染色均匀;分裂期细胞的中间位置出现带状的点状荧光,判读为AC-3和AC-8混合核型。

病例58·系统性红斑狼疮

【实验室检测结果】

女，33岁。抗SSA/Ro60抗体118（↑），AHA 81（↑），抗Rib-P抗体（ELISA）7.74，抗dsDNA抗体（ELISA）358.36 IU/ml（↑），尿蛋白质1+（↑）。

【临床诊断】

系统性红斑狼疮。

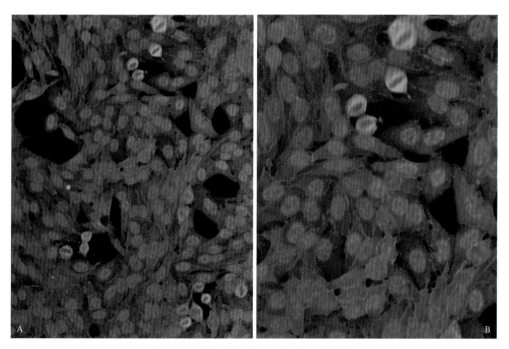

图5-58　病例58在HEp-2 IFA荧光核型表现
A. 低倍镜；B. 高倍镜

【核型判读】

细颗粒型（AC-4）+胞浆丝状/微管型（AC-16）。

【判读说明】

间期细胞核呈细颗粒样荧光，胞浆内纤维样结构；分裂期细胞染色质阴性，判读为AC-4和AC-16混合核型。

病例59 · 关节痛

【实验室检测结果】

女，46岁。抗Ro52抗体41（↑），抗M2-3E抗体110（↑），抗gp210抗体2，抗CCP抗体0.28 S/CO，ESR 17 mm/h。

【临床表现】

关节痛。

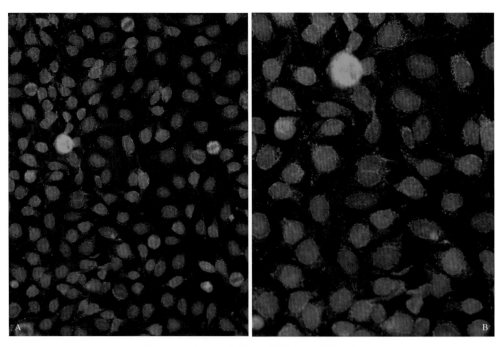

图5-59　病例59在HEp-2 IFA荧光核型表现
A. 低倍镜；B. 高倍镜

【核型判读】

点状核膜型（AC-12）+胞浆网状/线粒体样型（AC-21）。

【判读说明】

间期细胞核呈细颗粒样荧光染色，核膜颗粒样荧光，且临近细胞相触部位荧光增强，胞浆内有粗颗粒网状荧光；分裂期细胞染色质阴性，判读为AC-12和AC-21混合核型。

病例60·干燥综合征

【实验室检测结果】

女,57岁。抗Ro52抗体79(↑),抗SSA/Ro60抗体83(↑),AMA-M2 76(↑),抗M2-3E抗体130(↑),抗gp210抗体132(↑),抗Sp100抗体2,抗PML抗体1。

【临床诊断】

干燥综合征。

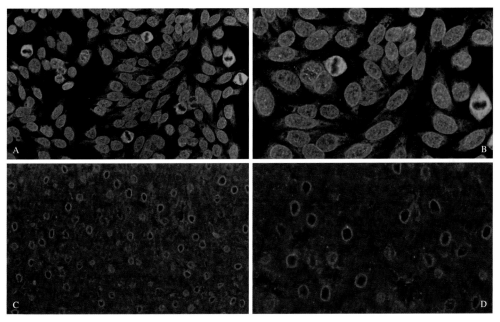

图5-60　病例60在HEp-2+猴肝IFA荧光核型表现
A. HEp-2低倍镜；B. HEp-2高倍镜；C. 猴肝低倍镜；D. 猴肝高倍镜

【核型判读】

点状核膜型(AC-12)+胞浆网状/线粒体样型(AC-21)(↓)。

【判读说明】

间期细胞核呈细颗粒样荧光染色,核膜颗粒样荧光,且临近细胞相触部位荧光增强,胞浆内有弱的粗颗粒网状荧光;分裂期细胞染色质阴性;肝细胞核呈现特征性的环状荧光,肝细胞胞浆呈现粗颗粒样荧光,整个视野呈细沙状,判读为AC-12和弱AC-21混合核型。

病例61 · 干燥综合征

【实验室检测结果】

女,27岁。ENA13项阴性,抗DFS-70抗体1.856(↑),补体C3 0.782 g/L(↓)。

【临床诊断】

干燥综合征。

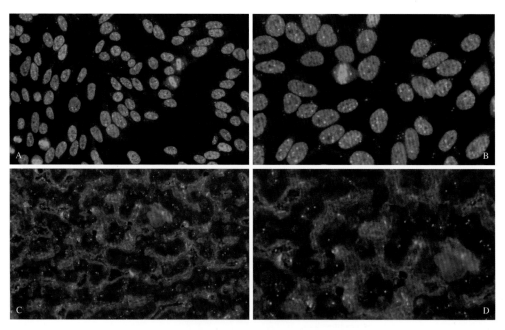

图5-61　病例61在HEp-2+猴肝IFA荧光核型表现
A. HEp-2低倍镜；B. HEp-2高倍镜；C. 猴肝低倍镜；D. 猴肝高倍镜

【核型判读】

致密细颗粒型(AC-2)+核少点型(AC-7)+中心体型(AC-24)(↓)。

【判读说明】

间期细胞核有大小、明暗不同,分布不均匀颗粒样染色,伴有清晰可数的点状荧光(大部分1～6个/细胞),胞浆呈现一或两个明显的亮点;分裂期细胞染色质有明显颗粒感且有荧光亮点位于纺锤体两极;肝细胞核呈现点状荧光,符合AC-2、AC-7和弱AC-24混合核型。

病例62 · 健康查体

【实验室检测结果】

女,32岁。ENA13项阴性,CH$_{50}$ 54.30 U/ml(↑),补体C3 0.744 g/L(↓)。

【临床表现】

健康查体。

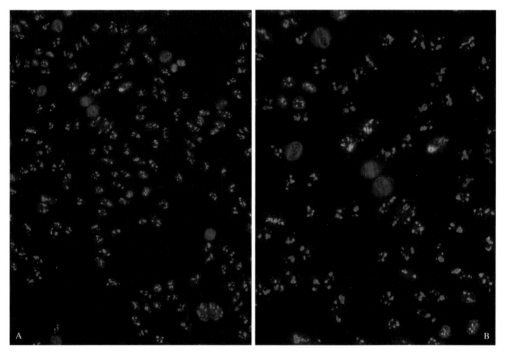

图5-62 病例62在HEp-2 IFA荧光核型表现
A. 低倍镜;B. 高倍镜

【核型判读】

核仁斑片型(AC-9)。

【判读说明】

间期细胞核仁和卡哈尔体呈不规则荧光;分裂期细胞染色体周围有环状荧光,判读为AC-9。

病例63 · 具有流产史者的妊娠监督

【实验室检测结果】

女,31岁。ENA13项阴性,PAR(AA)82.50%(↑),PAR(ADP)82.80%(↑)。

【临床表现】

具有流产史者的妊娠监督。

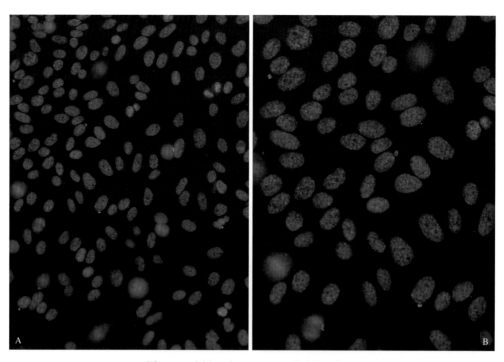

图5-63　病例63在HEp-2 IFA荧光核型表现
A. 低倍镜;B. 高倍镜

【核型判读】

细颗粒型(AC-4)。

【判读说明】

间期细胞核呈细颗粒样荧光;分裂期细胞染色质阴性,判读为AC-4。

病例64 · 发热

【实验室检测结果】

女，41岁。抗SSA/Ro60抗体34（↑），抗Sp100抗体1，免疫球蛋白IgM 2.57 g/L（↑），CH$_{50}$ 64.60 U/ml（↑），ESR 66 mm/h（↑）。

【临床表现】

发热。

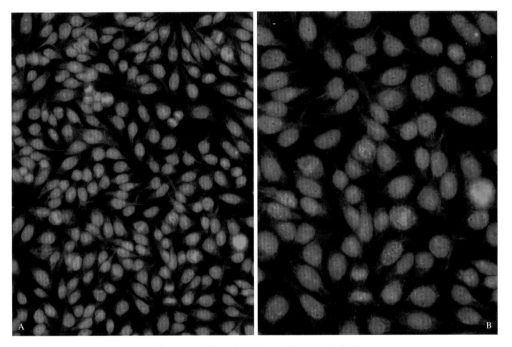

图5-64　病例64在HEp-2 IFA荧光核型表现
A. 低倍镜；B. 高倍镜

【核型判读】

均质型（AC-1）+染色质亮点。

【判读说明】

间期细胞核呈均匀弥漫荧光染色；分裂期细胞染色质呈增强均匀的荧光染色，且可见明显点状荧光染色，判读为AC-1，对染色质亮点予以描述。

病例65·多发性骨髓瘤

【实验室检测结果】

女,68岁。ENA13项阴性,免疫球蛋白IgA 7.58 g/L(↑),免疫固定电泳IgA带+(↑),免疫固定电泳κ带+(↑),ESR 26 mm/h(↑)。

【临床诊断】

多发性骨髓瘤。

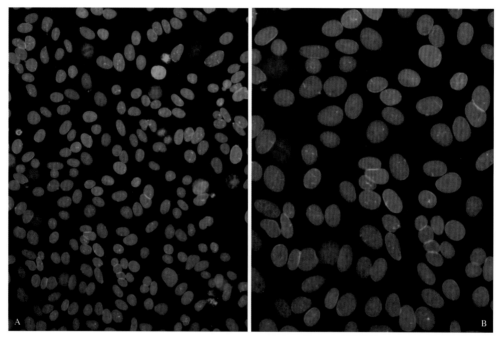

图5-65　病例65在HEp-2 IFA荧光核型表现
A. 低倍镜;B. 高倍镜

【核型判读】

光滑核膜型(AC-11)。

【判读说明】

间期细胞核呈均质样荧光染色,核周增强,且临近细胞相触部位荧光增强;分裂期细胞染色质阴性,符合AC-11。

病例66·具有自然流产史者的妊娠监督

【实验室检测结果】

女,27岁。ENA13项阴性,PAR（AA）83.60%（↑）,PAR（ADP）81.80%（↑）。

【临床表现】

具有自然流产史者的妊娠监督。

图5-66　病例66在 HEp-2 IFA荧光核型表现
A. 低倍镜；B. 高倍镜

【核型判读】

胞浆节段型（AC-17）。

【判读说明】

间期细胞胞浆边缘呈现增强的短节状荧光,判读为AC-17。

病例67 · 关节痛

【实验室检测结果】

女,53岁。AMA-M2 41(↑),GGT 52 U/L(↑),抗CCP抗体0.21 S/CO,ESR 4 mm/h。

【临床表现】

关节痛。

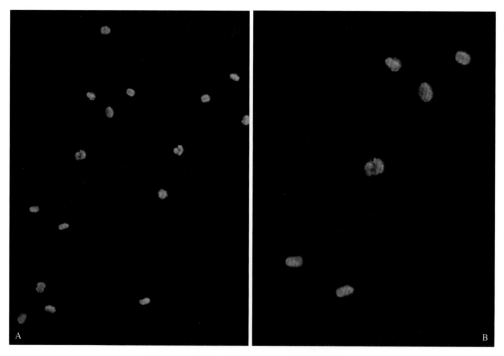

图5-67　病例67在HEp-2 IFA荧光核型表现

A. 低倍镜；B. 高倍镜

【核型判读】

染色体型(AC-28)。

【判读说明】

间期细胞染色阴性；分裂期细胞染色质阳性,判读为AC-28。

病例68·腰椎间盘突出，膝关节痛

【实验室检测结果】

女，64岁。抗SSB/La抗体27（↑），免疫球蛋白IgM 3.74 g/L（↑），抗CCP抗体0.16 S/CO，ESR 44 mm/h（↑），尿蛋白2+（↑）。

【临床表现】

腰椎间盘突出，膝关节痛。

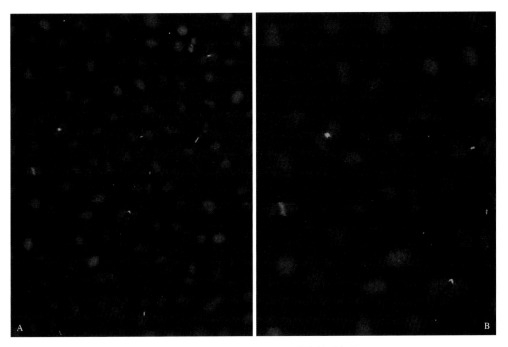

图5-68　病例68在 HEp-2 IFA荧光核型表现
A. 低倍镜；B. 高倍镜

【核型判读】

细胞间桥型（AC-27）。

【判读说明】

可见在有丝分裂后期，即将分离的两个细胞中间的细胞间桥有荧光染色，判读为AC-27。

病例69 · 健康体检

【实验室检测结果】

女,45岁。ENA13项阴性,抗Scl-70抗体5.70,抗dsDNA抗体(ELISA)0.00 IU/ml,抗CCP抗体0.25 S/CO,RF(散射比浊法)<8.4 IU/ml,ESR 23 mm/h(↑)。

【临床表现】

健康体检。

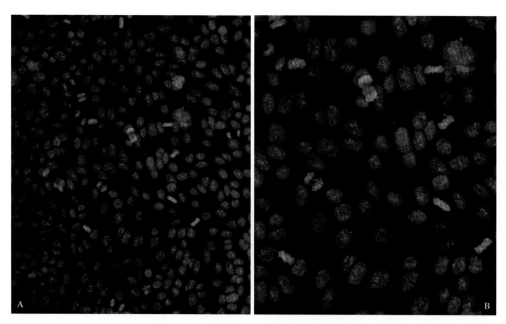

图5-69　病例69在HEp-2 IFA荧光核型表现
A. 低倍镜;B. 高倍镜

【核型判读】

均质型(AC-1)+核仁颗粒型(AC-10)。

【判读说明】

该图片为INOVA品牌荧光片,该品牌荧光片典型Topo Ⅰ型(AC-29)的核仁呈均质样染色,伴明显的外圈增量,而该样本间期细胞核呈均匀弥漫荧光染色,核仁呈颗粒状染色,无外圈增亮;分裂期细胞染色质呈增强均匀的荧光染色,染色质内核仁组织区明亮的点状染色,判读为AC-1和AC-10混合核型而非AC-29。

病例70・慢性肝病

【实验室检测结果】

女,55岁。抗Ro52抗体54(↑),免疫球蛋白IgA 5.08 g/L(↑),免疫球蛋白IgG 22.50 g/L(↑),GPT 76 U/L(↑),GOT 112 U/L(↑),GGT 289 U/L(↑),TBA 18.4 μmol/L。

【临床表现】

慢性肝病。

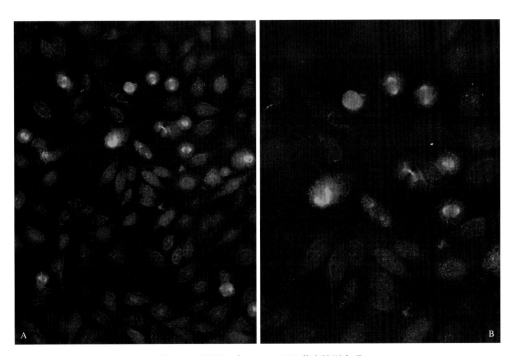

图5-70　病例70在HEp-2 IFA荧光核型表现
A. 低倍镜；B. 高倍镜

【核型判读】

纺锤体型(AC-25)。

【判读说明】

间期细胞染色阴性；分裂期细胞纺锤丝呈锥形染色,符合AC-25。

病例71 · 唇溃疡

【实验室检测结果】

男,51岁。ENA13项阴性,ESR 11 mm/h。

【临床表现】

唇溃疡。

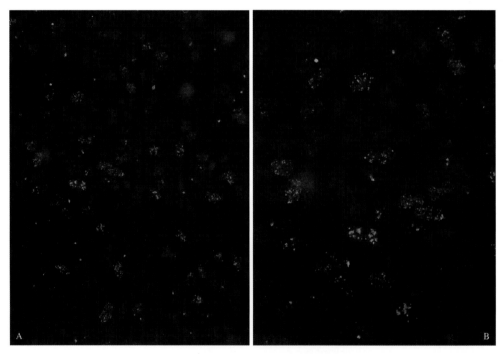

图5-71　病例71在HEp-2 IFA荧光核型表现

A. 低倍镜；B. 高倍镜

【核型判读】

细胞周期相关性(AC-XX)。

【判读说明】

间期细胞部分染色阳性,部分阴性,判读为细胞周期相关性荧光核型(AC-XX)并对荧光形态进行描述,即部分间期细胞阴性,部分可见核仁粗颗粒样荧光染色及细胞核粗颗粒荧光。

病例72 · 系统性红斑狼疮

【实验室检测结果】

女,22岁。抗SSA/Ro60抗体75(↑),抗Rib-P抗体45(↑)。

【临床诊断】

系统性红斑狼疮。

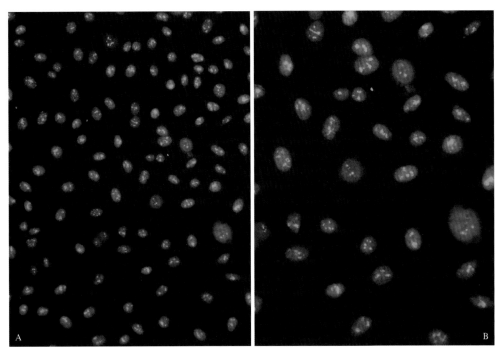

图5-72　病例72在HEp-2 IFA荧光核型表现
A. 低倍镜；B. 高倍镜

【核型判读】

细颗粒型(AC-4)+核仁颗粒型(AC-10)。

【判读说明】

间期细胞核呈细颗粒样荧光,核仁呈颗粒状染色；分裂期细胞染色质内核仁组织区明亮的点状染色,判读为AC-4和AC-10混合核型。

病例73 · 系统性红斑狼疮

【实验室检测结果】

女,73岁。抗RNP/Sm抗体68(↑),抗SSA/Ro60抗体29(↑),抗SSB/La抗体26(↑),抗Ro52抗体44(↑),AMA-M2(ELISA)2.66,抗CCP抗体2.48 S/CO(↑),免疫球蛋白IgM 0.26 g/L(↓),补体C3 0.504 g/L(↓),GGT 235.17 U/L(↑),Cr 114.0 μmol/L(↑),尿蛋白2+(↑),TnI 0.10 ng/ml(↑),Mb 794.70 ng/ml(↑),BNP 146pg/ml(↑),CA12-5 125 U/ml(↑)。

【临床诊断】

系统性红斑狼疮。

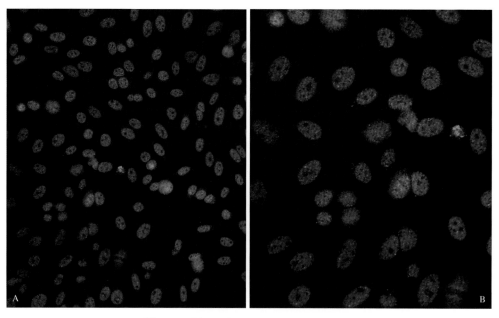

图5-73　病例73在HEp-2 IFA荧光核型表现
A. 低倍镜;B. 高倍镜

【核型判读】

细颗粒型(AC-4)+核少点型(AC-7)。

【判读说明】

间期细胞核呈细颗粒样荧光,部分细胞核内可见1~2个点状荧光染色;分裂期细胞染色质阴性,判读为AC-4和AC-7混合核型。

病例74 · 系统性红斑狼疮, 原发性甲状腺亢进, 肝损害

【实验室检测结果】

女, 45岁。抗RNP/Sm抗体90 (↑), 抗DFS-70抗体1.321 (↑), 补体C3 0.844 g/L (↓), GOT 45 U/L (↑), TBIL 23.5 μmol/L (↑), FT_3 24.70 pmol/L (↑), FT_4 70.70 pmol/L (↑), TSH < 0.005 mIU/L (↓)。

【临床诊断】

系统性红斑狼疮, 原发性甲状腺亢进, 肝损害。

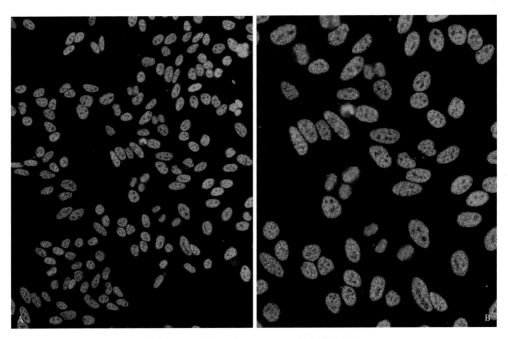

图5-74　病例74在HEp-2 IFA荧光核型表现

A. 低倍镜; B. 高倍镜

【核型判读】

致密细颗粒型 (AC-2) + 粗颗粒型 (AC-5)。

【判读说明】

间期细胞核有大小、明暗不同, 分布不均匀颗粒样染色; 分裂期细胞染色质有明显颗粒感, 判读为AC-2和AC-5混合核型。

病例75 · 结缔组织病

【实验室检测结果】

女,16岁。ENA13项阴性,抗DFS-70抗体0.278,CH$_{50}$ 61.60 U/ml(↑)。

【临床诊断】

结缔组织病。

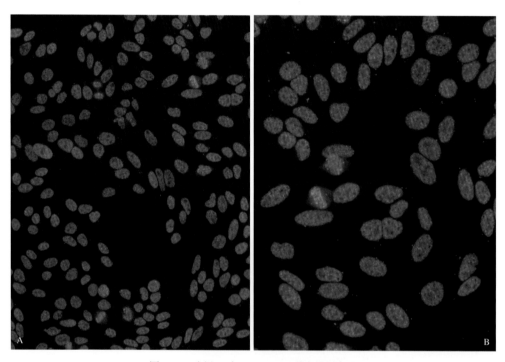

图5-75　病例75在HEp-2 IFA荧光核型表现

A. 低倍镜；B. 高倍镜

【核型判读】

致密细颗粒型(AC-2)+中心体型(AC-24)(↓)。

【判读说明】

　　间期细胞核有大小、明暗不同,分布不均匀颗粒样染色,胞浆呈现一或两个明显的亮点;分裂期细胞染色质有明显颗粒感,荧光亮点位于纺锤体两极,判读为AC-2和弱AC-24混合核型。

病例76 · 结缔组织病

【实验室检测结果】

女，50岁。抗Ro52抗体125（↑），补体C4 0.41 g/L（↓），ESR 53 mm/h（↑），RF（散射比浊法）＜8.4 IU/ml，GOT 51 U/L（↑），GGT 142 U/L（↑）。

【临床诊断】

结缔组织病。

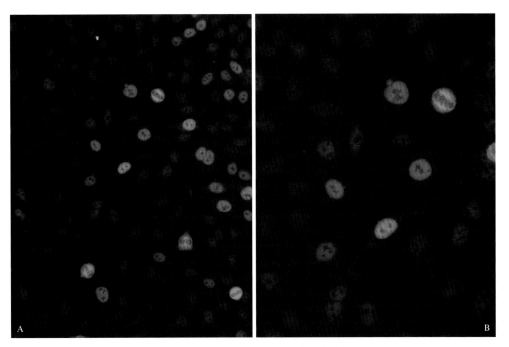

图5-76　病例76在HEp-2 IFA荧光核型表现

A. 低倍镜；B. 高倍镜

【核型判读】

着丝点F样型（AC-14）。

【判读说明】

间期细胞部分染色阴性，部分呈细颗粒样；分裂期细胞染色质内可见"鲨鱼齿"样荧光染色，判读为AC-14。

病例77 · 健康查体

【实验室检测结果】

男,63岁。抗SSB/La抗体26(↑),抗F-actin抗体56.46(↑),ESR 23 mm/h(↑)。

【临床表现】

健康查体。

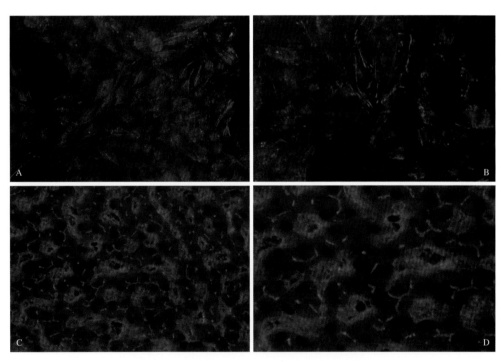

图5-77 病例77在HEp-2+猴肝IFA荧光核型表现
A. HEp-2低倍镜; B. HEp-2高倍镜; C. 猴肝低倍镜; D. 猴肝高倍镜

【核型判读】

胞浆线性/肌动蛋白型(AC-15)。

【判读说明】

间期细胞胞浆有束状纤维结构,尤其在胞浆外缘;肝组织中胆小管有荧光,符合AC-15。

病例78 · 慢性肝病

【实验室检测结果】

女，56岁。ENA13项阴性，抗PML抗体41（↑），抗Sp100抗体120（↑），AMA-M2（ELISA）9.38，免疫球蛋白IgA 6.08g/L（↑）。

【临床表现】

慢性肝病。

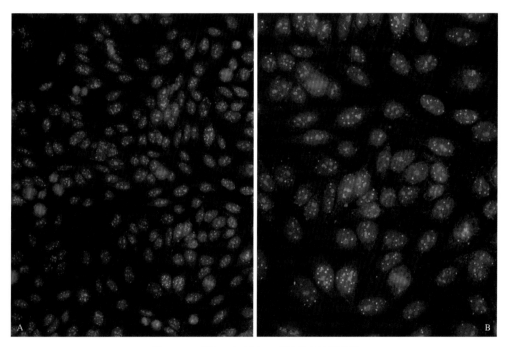

图5-78　病例78在 HEp-2 IFA荧光核型表现
A. 低倍镜；B. 高倍镜

【核型判读】

核多点型（AC-6）+核仁均质型（AC-8）。

【判读说明】

间期细胞有清晰可数的点状荧光（大部分＞6个/细胞），核仁呈染色均匀；分裂期细胞染色质阴性，判读为AC-6和AC-8混合核型。

病例79 · 干燥综合征

【实验室检测结果】

女,52岁。抗Ro52抗体125(↑),抗Rib-P抗体(ELISA)2.99 RU/ml,CH$_{50}$ 57.10 U/ml(↑),ESR 36 mm/h(↑)。

【临床诊断】

干燥综合征。

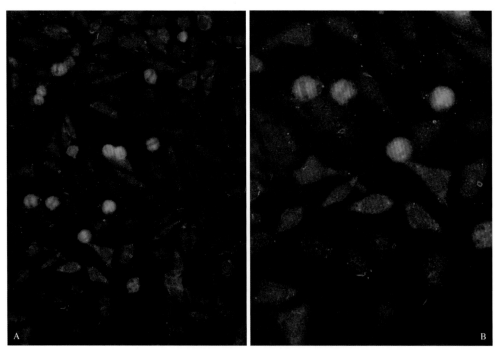

图5-79　病例79在HEp-2 IFA荧光核型表现

A. 低倍镜;B. 高倍镜

【核型判读】

胞浆棒环状型(AC-23)。

【判读说明】

间期细胞胞浆内有明显的杆状和环状结构,判读为AC-23。

病例80 · 急性药物性肝衰竭

【实验室检测结果】

男，60岁。抗SSB/La抗体30（↑），ALD 9项阴性，免疫球蛋白IgG 42.070 g/L（↑），CH_{50} 12.13 U/ml（↓），补体C3 0.64 g/L（↓），GPT 201 U/L（↑），GOT 49 U/L（↑），GGT 149.00 U/L（↑），TBA 104.0 μmol/L（↑），TBIL 177.7 μmol/L（↑）。

【临床表现】

急性药物性肝衰竭。

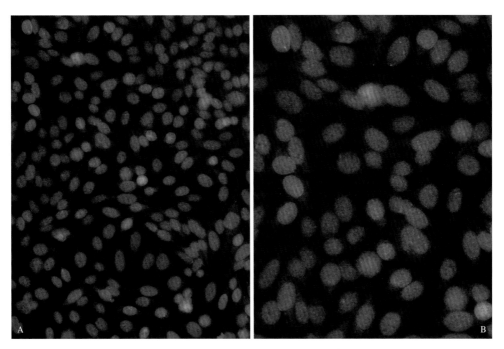

图5-80　病例80在 HEp-2 IFA荧光核型表现
A. 低倍镜；B. 高倍镜

【核型判读】

细颗粒型（AC-4）。

【判读说明】

间期细胞核呈细颗粒样荧光；分裂期细胞染色质阴性，判读为AC-4。

病例81 · 关节痛

【实验室检测结果】

女,52岁。ENA13项阴性,AMA-M2(ELISA)108.96(↑),抗CENP-B抗体(ELISA)96.11 RU/ml(↑),抗CCP抗体0.56 S/CO,RF IgA 13.9 U/ml(↑)。

【临床表现】

关节痛。

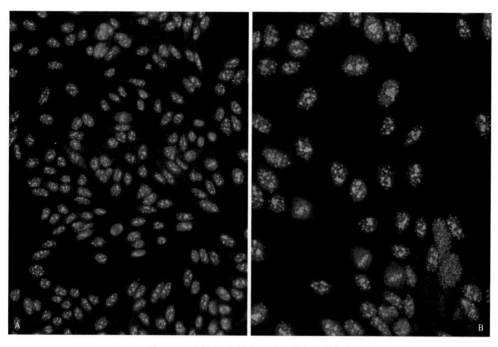

图5-81　病例81在 HEp-2 IFA荧光核型表现
A. 低倍镜；B. 高倍镜

【核型判读】

着丝点型(AC-3)+核仁均质型(AC-8)。

【判读说明】

间期细胞核呈现离散型的粗荧光颗粒,核仁呈染色均匀;分裂期细胞染色质中间位置出现带状的点状荧光,判读为AC-3和AC-8混合核型。

病例82 · 结缔组织病

【实验室检测结果】

女，23岁。ENA13项阴性，抗DFS-70抗体1.168（↑），CH$_{50}$ 56.86 U/ml（↑）。

【临床诊断】

结缔组织病。

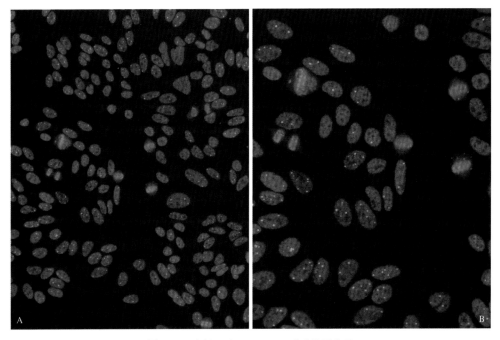

图5-82　病例82在HEp-2 IFA荧光核型表现
A. 低倍镜；B. 高倍镜

【核型判读】

致密细颗粒型（AC-2）+核少点型（AC-7）。

【判读说明】

所有品牌荧光片均可见间期细胞核有大小、明暗不同、分布不均匀颗粒样染色，以及有清晰可数的点状荧光（大部分1～6个/细胞）；分裂期细胞染色质阳性，且有明显颗粒感，判读为AC-2和AC-7混合核型。

病例83·关节痛

【实验室检测结果】

女，63岁。抗CENP-B抗体109（↑），抗CCP抗体0.54 S/CO，免疫球蛋白IgM 4.07 g/L（↑），补体C3 0.881 g/L（↓），ESR 2 mm/h。

【临床表现】

关节痛。

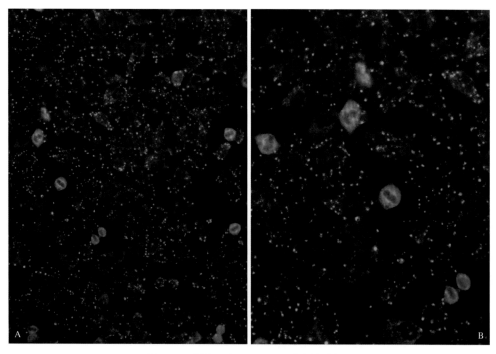

图5-83　病例83在HEp-2 IFA荧光核型表现

A. 低倍镜；B. 高倍镜

【核型判读】

胞浆散点型（AC-18）。

【判读说明】

间期细胞胞浆内有粗大的颗粒状荧光染色，判读为AC-18。

病例84 · 健康查体

【实验室检测结果】

女,26岁。ENA13项阴性。

【临床表现】

健康查体。

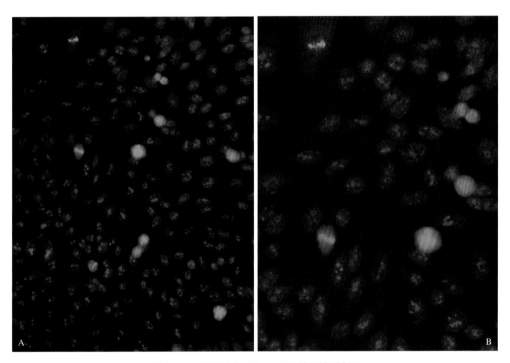

图5-84　病例84在 HEp-2 IFA荧光核型表现

A. 低倍镜；B. 高倍镜

【核型判读】

核仁颗粒型（AC-10）+均质型（AC-1）（↓）。

【判读说明】

间期细胞核呈较弱均质染色,核仁呈颗粒状染色；分裂期细胞染色质阳性,染色质内核仁组织区明亮的点状染色,判读为AC-10和AC-1混合核型。

病例85 · 蛋白尿

【实验室检测结果】

男,73岁。抗Ro52抗体47(↑),抗SSA/Ro60抗体61(↑),CH$_{50}$ 64.90 U/ml(↑),GPT 90 U/L(↑),GOT 57 U/L(↑),GGT 67.00 U/L(↑),TBIL 27.3 μmol/L(↑),Cr 69 μmol/L,尿蛋白2+(↑)。

【临床表现】

蛋白尿。

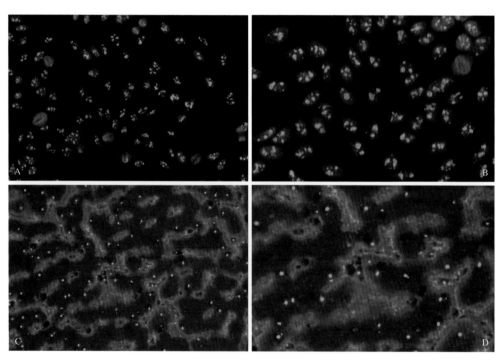

图5-85　病例85在HEp-2+猴肝IFA荧光核型表现
A. HEp-2低倍镜;B. HEp-2高倍镜;C. 猴肝低倍镜;D. 猴肝高倍镜

【核型判读】

核仁均质型(AC-8)。

【判读说明】

间期细胞核仁呈染色均匀;分裂期细胞染色质阴性;肝细胞核仁呈现均匀荧光,判读为AC-8。

病例86·肝损害

【实验室检测结果】

女，37岁。ENA13项阴性，抗dsDNA抗体（ELISA）42.49 IU/ml，抗gp210抗体89（↑），AMA-M2（ELISA）7.55，抗F-Actin抗体56.89（↑），免疫球蛋白IgM 4.60 g/L（↑），免疫球蛋白IgG4＜0.003 g/L（↓）。

【临床表现】

肝损害。

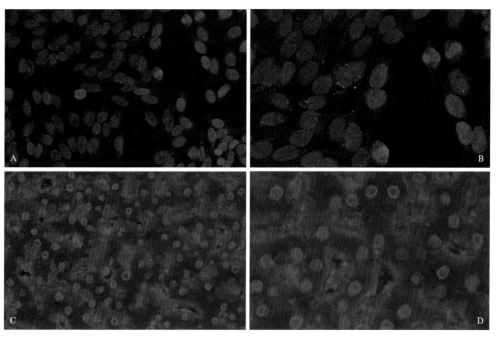

图5-86　病例86在HEp-2+猴肝IFA荧光核型表现
A. HEp-2低倍镜；B. HEp-2高倍镜；C. 猴肝低倍镜；D. 猴肝高倍镜

【核型判读】

均质型（AC-1）+点状核膜型（AC-12）。

【判读说明】

间期细胞核呈均匀弥漫荧光染色，核膜颗粒样荧光，且临近细胞相触部位荧光增强；肝细胞核呈现均匀荧光，部分细胞核呈现特征性的环状荧光，判读为AC-1和AC-12混合核型。

病例87 · 慢性肝病

【实验室检测结果】

女,48岁。抗CENP-B抗体135(↑),抗gp210抗体105(↑),抗M2-3E抗体69(↑),AMA(IFA)阳性(1:100↑),免疫球蛋白IgM 2.79 g/L(↑),免疫球蛋白IgG 41.450 g/L(↑),GPT 49 U/L(个),GOT 46 U/L(↑),GGT 503.00 U/L(↑),ALP 419 U/L(↑),TBA 105.1 μmol/L,TBIL 19.4 μmol/L(↑)。

【临床表现】

慢性肝病。

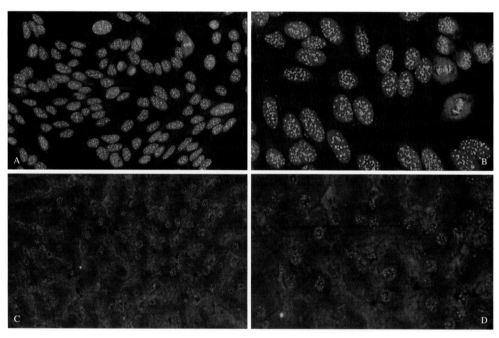

图5-87　病例87在HEp-2+猴肝IFA荧光核型表现
A. HEp-2低倍镜;B. HEp-2高倍镜;C. 猴肝低倍镜;D. 猴肝高倍镜

【核型判读】

着丝点型(AC-3)+细颗粒型(AC-4)。

【判读说明】

间期细胞核呈现离散型的粗荧光颗粒,细胞核呈细颗粒样荧光;分裂期细胞的中间位置出现带状的点状荧光,判读为AC-3和AC-4混合核型。

病例88 · 健康查体

【实验室检测结果】

男，40岁。ENA13项阴性，抗CCP抗体0.17 S/CO，AFP 22.90 ng/ml（↑）。

【临床表现】

健康查体。

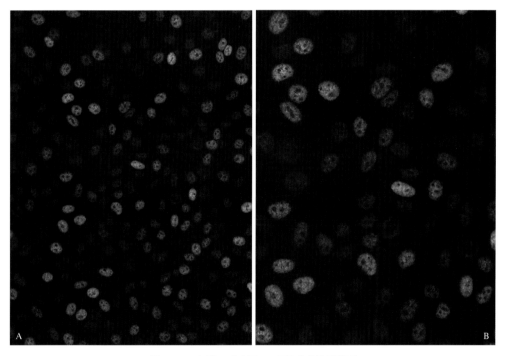

图5-88　病例88在HEp-2 IFA荧光核型表现

A. 低倍镜；B. 高倍镜

【核型判读】

细胞周期相关性（AC-XX）。

【判读说明】

部分间期细胞核阴性，部分呈细颗粒样染色；分裂期细胞染色质阴性，判读为细胞周期相关性荧光核型（AC-XX）。

病例89 · **系统性红斑狼疮**

【实验室检测结果】

女,47岁。抗CENP-B抗体95(↑),抗dsDNA抗体(ELISA)7.85 IU/ml,免疫球蛋白IgG 3.75g/L(↓),免疫球蛋白IgM < 0.19 g/L(↓),CH$_{50}$ 67.90 U/ml(↑),GGT 161 U/L(↑),Cr 443 μmol/L(↑),ESR 47 mm/h(↑),尿蛋白3+(↑)。

【临床诊断】

系统性红斑狼疮。

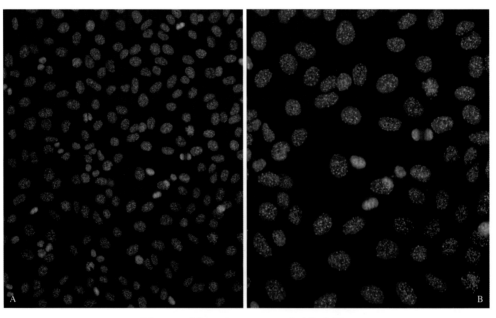

图5-89 病例89在 HEp-2 IFA荧光核型表现
A. 低倍镜; B. 高倍镜

【核型判读】

着丝点型(AC-3)+均质型(AC-1)+细胞间桥型(AC-27)(↓)。

【判读说明】

间期细胞核呈现离散型的粗荧光颗粒及均匀弥漫荧光染色;分裂期细胞染色质呈增强均匀的荧光染色,伴带状点状荧光,有丝分裂后期即将分离的两个细胞中间的细胞间桥有荧光染色,判读为AC-3、AC-1和弱AC-27混合核型。

病例90 · 不详

【实验室检测结果】

男,75岁。ENA13项阴性。

【临床表现】

不详。

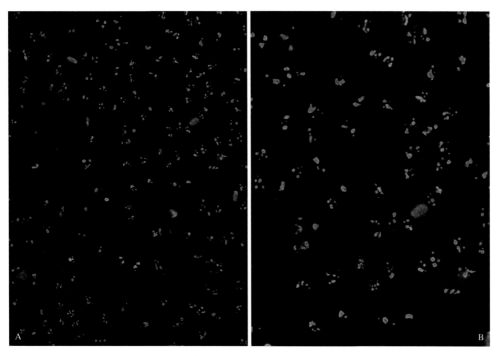

图5-90　病例90在 HEp-2 IFA荧光核型表现
A. 低倍镜；B. 高倍镜

【核型判读】

核仁型（AC-8/9）。

【判读说明】

间期细胞核仁染色均匀,部分细胞内可见卡哈尔体呈不规则的荧光染色；分裂期细胞染色体周围有环状荧光,判读为核仁型（AC-8/9）。

病例91·结缔组织病

【实验室检测结果】

女,49岁。ENA13项阴性,AMA-M2(ELISA)128.39(↑),抗DFS-70抗体1.415(↑),免疫球蛋白IgG 19.10 g/L(↑),RF IgM 27.0 IU/ml(↑),ESR 13 mm/h。

【临床诊断】

结缔组织病。

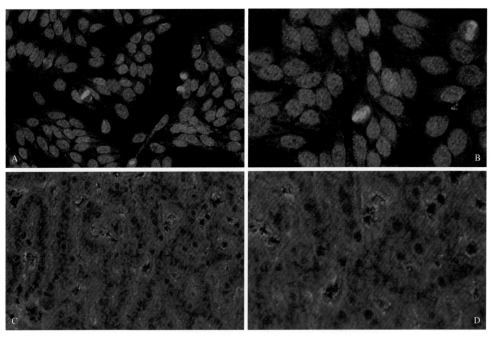

图5-91　病例91在HEp-2+猴肝IFA荧光核型表现

A. HEp-2低倍镜;B. HEp-2高倍镜;C. 猴肝低倍镜;D. 猴肝高倍镜

【核型判读】

致密细颗粒型(AC-2)+胞浆网状/线粒体样型(AC-21)。

【判读说明】

间期细胞核有大小、明暗不同,分布不均匀颗粒样染色,胞浆内有粗颗粒网状荧光;分裂期细胞染色质有明显颗粒感;肝细胞胞浆呈现粗颗粒样荧光,细胞核无荧光,整个视野呈细沙状,判读为AC-2和AC-21混合核型。

病例92 · 系统性红斑狼疮

【实验室检测结果】

男，34岁。AHA 54（↑），抗PCNA抗体61（↑），抗dsDNA抗体（ELISA）81.68 IU/ml（↑），免疫球蛋白IgA 7.13 g/L（↑），ESR 22 mm/h（↑）。

【临床诊断】

系统性红斑狼疮。

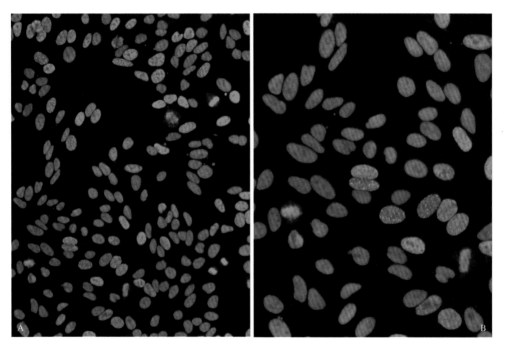

图5-92 病例92在HEp-2 IFA荧光核型表现
A. 低倍镜；B. 高倍镜

【核型判读】

均质型（AC-1）+细胞周期相关型（AC-XX）。

【判读说明】

间期细胞核呈均匀弥漫荧光染色，此外部分细胞核还可见粗颗粒样荧光染色；分裂期细胞染色质呈增强均匀的荧光染色，判读为AC-1和细胞周期相关型混合核型。

病例93 · 高危妊娠

【实验室检测结果】

女,37岁。ENA13项阴性,尿蛋白2+(↑)。

【临床表现】

高危妊娠。

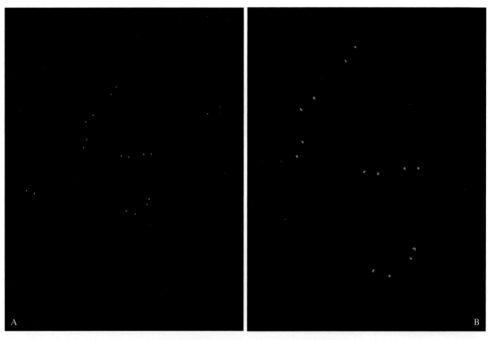

图5-93　病例93在HEp-2 IFA荧光核型表现
A. 低倍镜；B. 高倍镜

【核型判读】

纺锤体两极阳性(AC-XX)。

【判读说明】

部分间期细胞染色阴性；分裂期细胞纺锤体两极有明亮的"三角样"荧光染色,因其间期细胞染色阴性,不符合AC-26；分裂期细胞纺锤丝无锥形纺锤丝染色,不符合AC-25,故判读为AC-XX,并对荧光核型予以描述。

病例94 · 关节痛

【实验室检测结果】

女，63岁。抗CENP-B抗体107（↑），免疫球蛋白IgM 4.07 g/L（↑），补体C 30.881 g/L（↓）。

【临床表现】

关节痛。

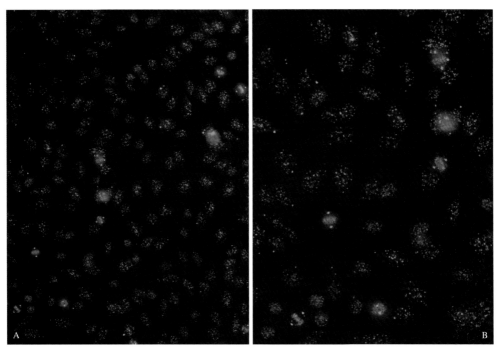

图5-94　病例94在HEp-2 IFA荧光核型表现
A. 低倍镜；B. 高倍镜

【核型判读】

着丝点型（AC-3）+中心体型（AC-24）。

【判读说明】

间期细胞核呈现离散型的粗荧光颗粒，胞浆呈现一或两个明显的亮点；分裂期细胞的中间位置出现带状的点状荧光，有荧光亮点位于纺锤体两极，判读为AC-3和AC-24混合核型。

病例95 · 类风湿性关节炎

【实验室检测结果】

女, 51岁。ENA13项阴性, 抗CCP抗体 9.74 S/CO (↑), RF IgA 43.1 U/ml (↑), RF IgG 32.8 U/ml (↑), RF IgM 116.4 IU/ml (↑), ESR 40 mm/h (↑)。

【临床诊断】

类风湿性关节炎。

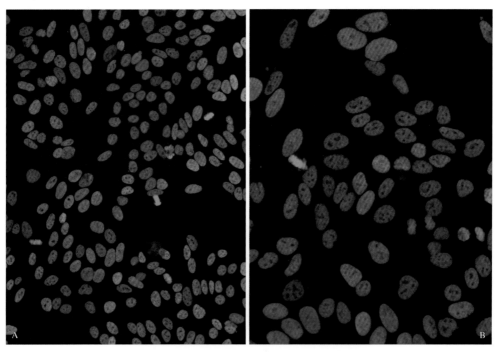

图5-95　病例95在HEp-2+猴肝IFA荧光核型表现
A. HEp-2低倍镜; B. HEp-2高倍镜; C. 猴肝低倍镜; D. 猴肝高倍镜

【核型判读】

均质型(AC-1)。

【判读说明】

间期细胞核呈均匀弥漫荧光染色; 分裂期细胞染色质呈增强均匀的荧光染色, 判读为AC-1。

病例96 · 慢性肾小球肾炎,过敏性皮炎

【实验室检测结果】

女,73岁。ENA13项阴性,免疫球蛋白IgA 4.52 g/L（↑）,免疫球蛋白IgM 3.34 g/L（↑）,免疫球蛋白IgG 41.730 g/L（↑）,尿蛋白2+（↑）。

【临床表现】

慢性肾小球肾炎,过敏性皮炎。

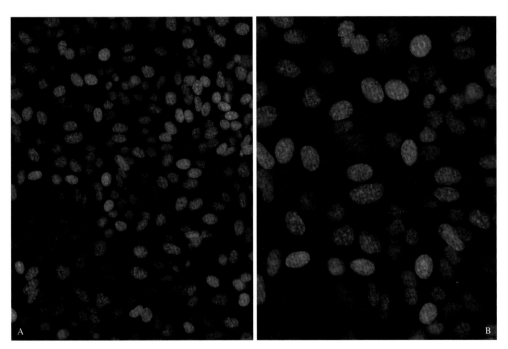

图5-96　病例96在 HEp-2 IFA荧光核型表现
A. 低倍镜；B. 高倍镜

【核型判读】

细胞周期相关性（AC-XX）。

【判读说明】

部分间期细胞细颗粒样荧光染色较强且核仁呈颗粒样荧光染色,部分较弱的明暗差异；分裂期细胞染色质弱阳性,判读为细胞周期相关性（AC-XX）,并对荧光核型予以描述。

病例97 · 狼疮性肾炎

【实验室检测结果】

女，29岁。抗RNP/Sm抗体75（↑），抗Ro52抗体77（↑），抗SSA/Ro60抗体81（↑），抗PCNA抗体35（↑），CH_{50} 57.50 U/ml（↑），ESR 16 mm/h，尿蛋白1+（↑）。

【临床诊断】

狼疮性肾炎。

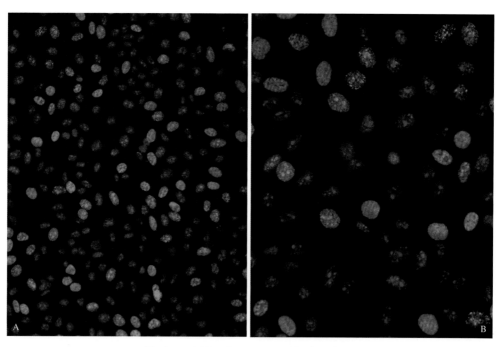

图5-97　病例97在HEp-2 IFA荧光核型表现

A. 低倍镜；B. 高倍镜

【核型判读】

细胞周期相关性（AC-XX）。

【判读说明】

部分间期细胞细颗粒样荧光染色较强且核仁呈颗粒样荧光染色，部分较弱的明暗差异；分裂期细胞染色质弱阳性，判读为细胞周期相关性荧光核型（AC-XX），并对荧光核型予以描述。

病例98 · 系统性红斑狼疮

【实验室检测结果】

女，16岁。抗Sm抗体70（↑），抗RNP/Sm抗体91（↑），抗SSA/Ro60抗体37（↑），抗Rib-P抗体107（↑），抗PCNA抗体35（↑），抗dsDNA抗体（ELISA）234.32 IU/ml（↑），CH_{50} 53.60 U/ml（↑），ESR 18 mm/h。

【临床诊断】

系统性红斑狼疮。

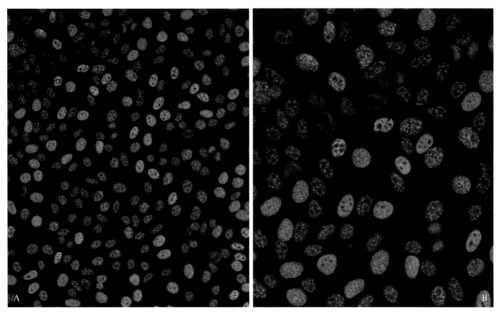

图5-98 病例98在HEp-2 IFA荧光核型表现
A. 低倍镜；B. 高倍镜

【核型判读】

细胞周期相关性（AC-XX）。

【判读说明】

间期细胞粗颗粒样荧光染色，明暗差异明显；分裂期细胞染色质阴性，判读为细胞周期相关性荧光核型（AC-XX），并对荧光核型予以描述。

病例99 · 雷诺现象,关节痛,结缔组织病

【实验室检测结果】

女,46岁。抗Ro52抗体41(↑),抗F-Actin抗体9.73,ESR 24 mm/h(↑)。

【临床表现】

雷诺现象,关节痛,结缔组织病。

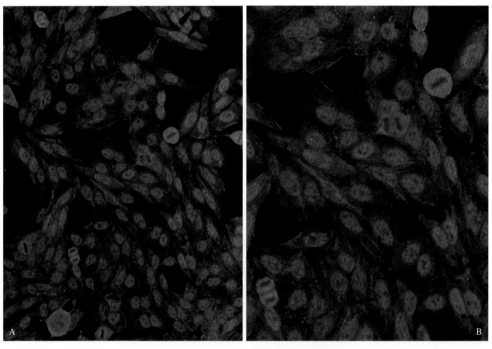

图5-99　病例99在 HEp-2 IFA荧光核型表现
A. 低倍镜;B. 高倍镜

【核型判读】

细颗粒型(AC-4)+胞浆线性/肌动蛋白型(AC-15)。

【判读说明】

间期细胞核呈细颗粒样荧光,胞浆有束状纤维结构,尤其在胞浆外缘;分裂期细胞染色质阴性,判读为AC-4和AC-15混合核型。

病例100 · 间质性肺炎

【实验室检测结果】

女，72岁。抗Ro52抗体123（↑），免疫球蛋白IgA 5.27 g/L（↑），免疫球蛋白IgG 20.00 g/L（↑），RF IgA 90.5 U/ml（↑），ESR 30 mm/h（↑）。

【临床诊断】

间质性肺炎。

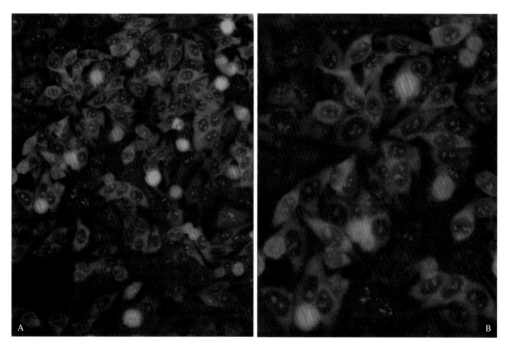

图5-100 病例100在HEp-2 IFA荧光核型表现
A. 低倍镜；B. 高倍镜

【核型判读】

核仁均质型（AC-8）+胞浆致密颗粒型（AC-19）。

【判读说明】

间期细胞核仁呈染色均匀，胞浆内有致密均匀的细颗粒荧光染色；分裂期细胞染色质阴性，符合AC-8合并AC-19混合核型。

病例101 · 干燥综合征

【实验室检测结果】

女性,25岁。抗Ro52抗体115(↑),抗SSA/Ro60抗体107(↑)。

【临床诊断】

干燥综合征。

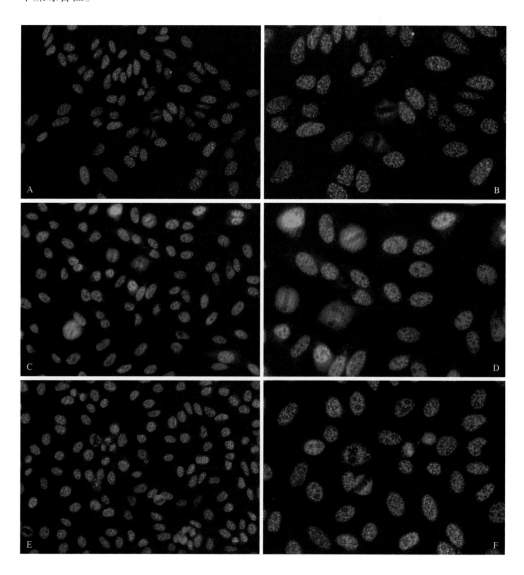

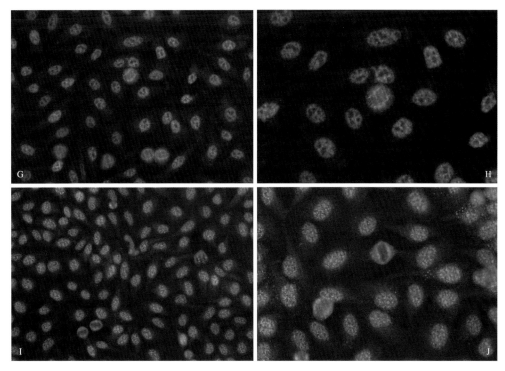

图5-101　病例101在不同品牌HEp-2 IFA荧光核型表现

A. 欧蒙（低倍镜）; B. 欧蒙（高倍镜）; C. INOVA（低倍镜）; D. INOVA（高倍镜）; E. AESKU（低倍镜）; F. AESKU（高倍镜）;
G. MBL（低倍镜）; H. MBL（高倍镜）; I. 康润科技（低倍镜）; J. 康润科技（高倍镜）

【核型判读】

1. 欧蒙：细颗粒型（AC-4）。

2. INOVA：细颗粒型（AC-4）。

3. AESKU：细颗粒型（AC-4）。

4. MBL：细颗粒型（AC-4）。

5. 康润科技：细颗粒型（AC-4）。

【判读说明】

　　所有品牌荧光片均可见间期细胞核呈细颗粒样荧光；分裂期细胞浓缩染色质阴性，判读为
AC-4。

病例102·混合性结缔组织病,膜性肾病（Ⅰ期）

【实验室检测结果】

女,42岁。抗RNP/Sm抗体97（↑）,抗Sp100抗体121（↑）,ESR 90 mm/h（↑）,CRP 9.64 mg/L（↑）,免疫球蛋白IgG 29.5 g/L（↑）,CH$_{50}$ 67.30 U/ml（↑）,SAA 32.17 mg/L（↑）,尿微量白蛋白329.00 μg/ml（↑）。

【临床诊断】

混合性结缔组织病,膜性肾病（Ⅰ期）。

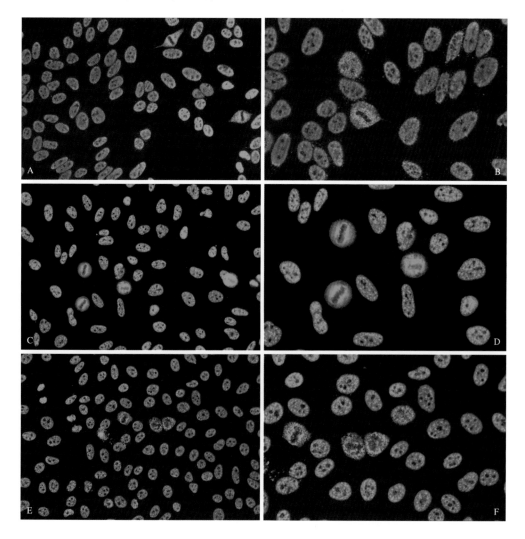

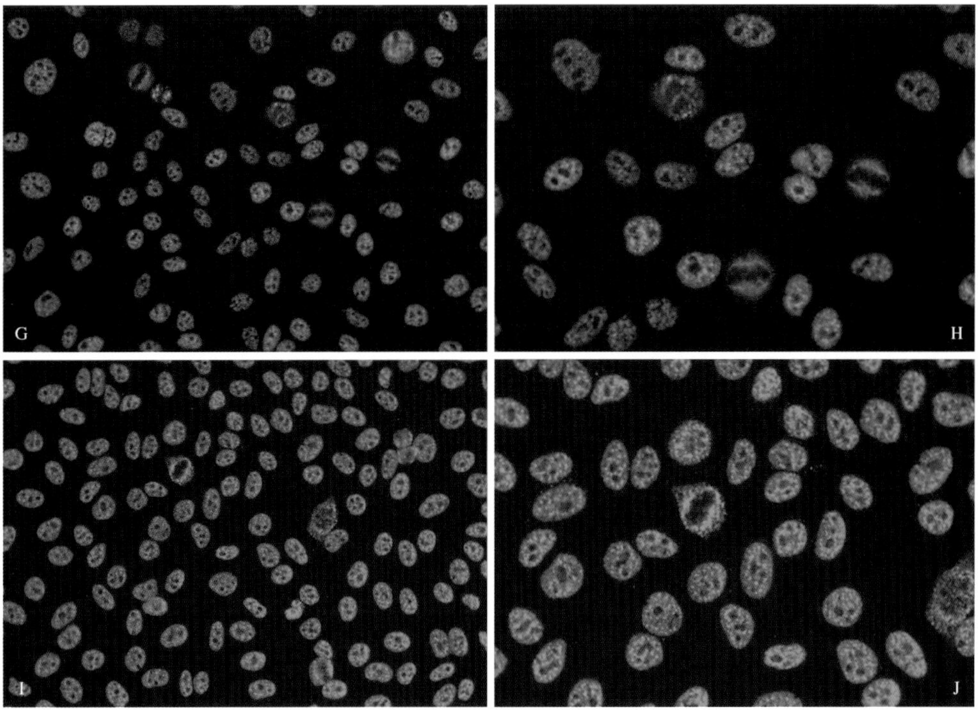

图5-102　病例102在不同品牌HEp-2 IFA荧光核型表现

A. 欧蒙（低倍镜）; B. 欧蒙（高倍镜）; C. INOVA（低倍镜）; D. INOVA（高倍镜）; E. AESKU（低倍镜）; F. AESKU（高倍镜）;
G. MBL（低倍镜）; H. MBL（高倍镜）; I. 康润科技（低倍镜）; J. 康润科技（高倍镜）

【核型判读】

1. 欧蒙：细颗粒型（AC-5）。

2. INOVA：粗颗粒型（AC-5）。

3. AESKU：粗颗粒型（AC-5）。

4. MBL：粗颗粒型（AC-5）。

5. 康润科技：粗颗粒型（AC-5）。

【判读说明】

所有品牌荧光片间期细胞核呈粗颗粒样荧光；分裂期细胞浓缩染色质阴性，判读为AC-5。

病例103 · 类风湿性关节炎

【实验室检测结果】

女, 76岁。ENA13项阴性, 抗gp210抗体100(↑), 抗M2-3E抗体27(↑), 抗CCP抗体6.1 S/CO(↑), RF(散射比浊法)＜8.4 IU/ml。

【临床诊断】

类风湿性关节炎。

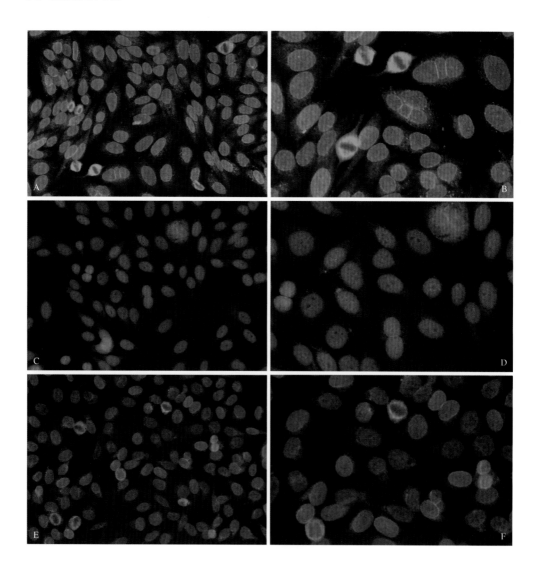

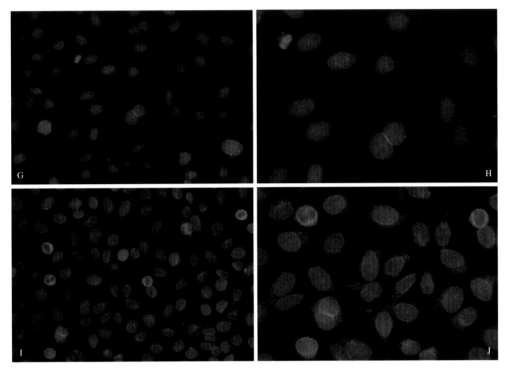

图5-103 病例103在不同品牌HEp-2 IFA荧光核型表现

A. 欧蒙（低倍镜）；B. 欧蒙（高倍镜）；C. INOVA（低倍镜）；D. INOVA（高倍镜）；E. AESKU（低倍镜）；F. AESKU（高倍镜）；
G. MBL（低倍镜）；H. MBL（高倍镜）；I. 康润科技（低倍镜）；J. 康润科技（高倍镜）

【核型判读】

1. 欧蒙：点状核膜型（AC-12）。

2. INOVA：细颗粒型（AC-4）。

3. AESKU：点状核膜型（AC-12）。

4. MBL：点状核膜型（AC-12）。

5. 康润科技：点状核膜型（AC-12）。

【判读说明】

除INOVA外，其余品牌荧光片均可见间期细胞核呈细颗粒样荧光染色，核膜颗粒样荧光，且邻近细胞相触部位荧光增强；分裂期细胞染色质阴性，判读为AC-12。

INOVA品牌荧光片可见间期细胞核呈细颗粒样荧光，未见核膜颗粒样荧光，邻近细胞相处部位无荧光增强，判读为AC-4。

病例104 · 系统性红斑狼疮

【实验室检测结果】

女，50岁。抗Ro52抗体98（↑），抗SSA/Ro60抗体90（↑），抗Rib-P抗体110（↑），抗CENP-B抗体123（↑），抗PCNA抗体98（↑），AMA-M2 76（↑），抗dsDNA抗体（IFA）阳性（1∶40↑），抗dsDNA抗体（ELISA）117.01 IU/ml（↑），免疫球蛋白IgG 33.60 g/L（↑），免疫球蛋白IgM 1.88 g/L，补体C3 0.304 g/L（↓），补体C4 0.039 g/L（↓），ESR 44 mm/h（↑）。

【临床诊断】

系统性红斑狼疮。

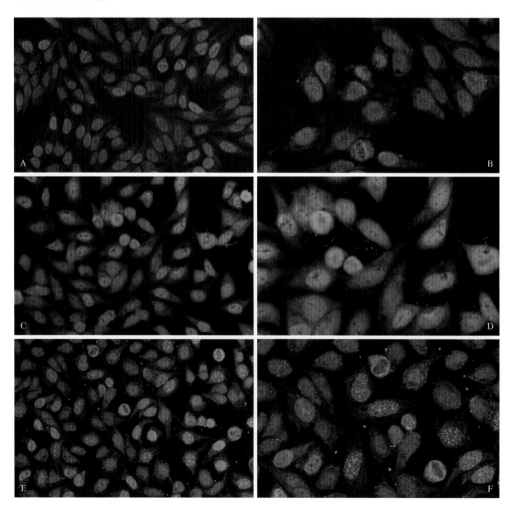

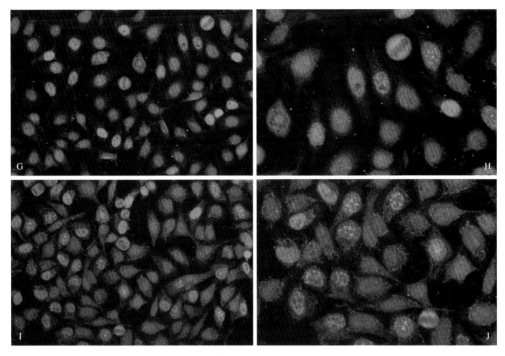

图5-104　病例104在不同品牌HEp-2 IFA荧光核型表现

A. 欧蒙（低倍镜）; B. 欧蒙（高倍镜）; C. INOVA（低倍镜）; D. INOVA（高倍镜）; E. AESKU（低倍镜）; F. AESKU（高倍镜）;
G. MBL（低倍镜）; H. MBL（高倍镜）; I. 康润科技（低倍镜）; J. 康润科技（高倍镜）

【核型判读】

1. 欧蒙：细颗粒型（AC-4）+染色质"鲨鱼齿"样+胞浆网状/线粒体样型（AC-21）（↓）。

2. INOVA：细颗粒型（AC-4）+胞浆致密颗粒型（AC-19）（↓）。

3. AESKU：细颗粒型（AC-4）+细胞周期相关型（AC-XX）+胞浆网状/线粒体样型（AC-21）（↓）。

4. MBL：细颗粒型（AC-4）+细胞周期相关型（AC-XX）+胞浆网状/线粒体样型（AC-21）（↓）。

5. 康润科技：细颗粒型（AC-4）+细胞周期相关型（AC-XX）+胞浆网状/线粒体样型（AC-21）（↓）。

【判读说明】

AESKU、MBL和康润科技可见间期细胞核呈细颗粒样荧光，此外部分细胞核内还可见细颗粒样、粗颗粒样、点状及核仁阳性染色，胞浆内有粗颗粒网状荧光；分裂期细胞染色质阴性（AESKU和MBL分裂期细胞染色质可见极弱的"鲨鱼齿"样），判读为AC-4混合细胞周期相关型和弱AC-21。

欧蒙间期细胞核呈细颗粒样荧光，胞浆内有粗颗粒网状荧光；分裂期细胞染色质可见"鲨鱼齿"样染色，判读为AC-4合并弱AC-21，并描述染色质"鲨鱼齿"样。

INOVA间期细胞核呈细颗粒样荧光，胞浆内有致密均匀的细颗粒荧光染色，判读为AC-4混合弱AC-19。

病例105 · 原发性胆汁性胆管炎

【实验室检测结果】

女，63岁。抗dsDNA抗体（ELISA）691.99 IU/ml（↑），ANuA 5.06（↑），AMA-M2 51（↑），抗gp210抗体79（↑），抗F-Actin抗体55.66 IU（↑），抗CCP抗体9.04 S/CO（↑），RF IgA＞300 U/ml（↑），RF IgG＞300 U/ml（↑），RF IgM＞300 IU/ml（↑），免疫球蛋白IgA 7.08 g/L（↑），免疫球蛋白IgG 33.40 g/L（↑），免疫球蛋白IgM 10.50 g/L（↑），免疫球蛋白E 202 IU/ml（↑），GOT 55 U/L（↑），TBA 86.2 μmol/L（↑），ESR 100 mm/h（↑）。

【临床诊断】

原发性胆汁性胆管炎。

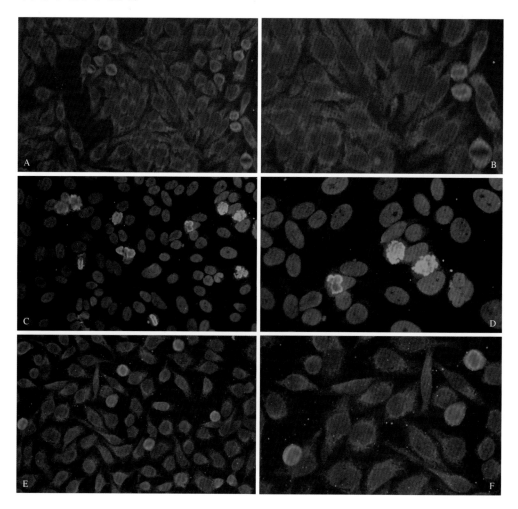

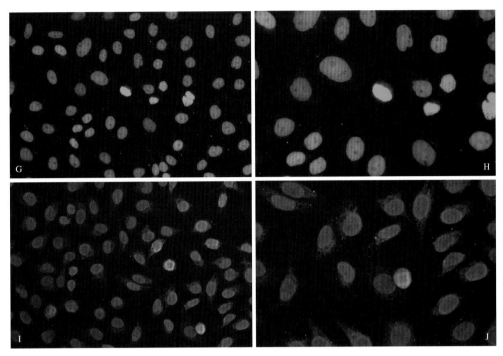

图5-105　病例105在不同品牌HEp-2 IFA荧光核型表现

A. 欧蒙（低倍镜）；B. 欧蒙（高倍镜）；C. INOVA（低倍镜）；D. INOVA（高倍镜）；E. AESKU（低倍镜）；F. AESKU（高倍镜）；
G. MBL（低倍镜）；H. MBL（高倍镜）；I. 康润科技（低倍镜）；J. 康润科技（高倍镜）

【核型判读】

1. 欧蒙：胞浆致密颗粒型（AC-19）。

2. INOVA：均质型（AC-1）。

3. AESKU：胞浆网状/线粒体样型（AC-21）。

4. MBL：均质型（AC-1）。

5. 康润科技：均质型（AC-1）+胞浆网状/线粒体样型（AC-21）（↓）。

【判读说明】

INOVA、MBL和康润科技荧光片间期细胞核呈均匀弥漫荧光染色；分裂期细胞染色质呈增强均匀的荧光染色，判读为AC-1。

康润科技还可见间期细胞胞浆内有较弱的粗颗粒网状荧光，判读为AC-1合并弱AC-21。

欧蒙荧光片间期细胞胞浆内有致密均匀的细颗粒荧光染色，判读为AC-19。

AESKU荧光片间期细胞胞浆内有粗颗粒网状荧光，判读为AC-21。

病例106 · 类风湿性关节炎,干燥综合征

【实验室检测结果】

女,45岁。抗SSA/Ro60抗体65(↑),抗SSB/La抗体71(↑),抗CCP抗体8.10 S/CO(↑),RF(散射比浊法)35.40 IU/ml(↑),免疫球蛋白IgG 24.50 g/L(↑),补体C4 0.440 g/L(↑),ESR 59 mm/h(↑)。

【临床诊断】

类风湿性关节炎,干燥综合征。

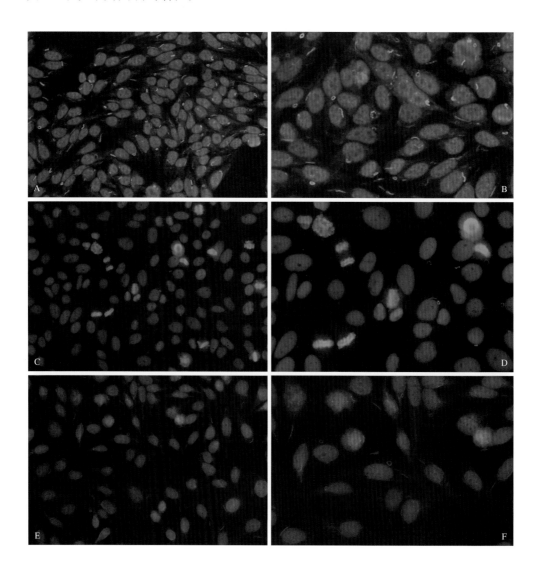

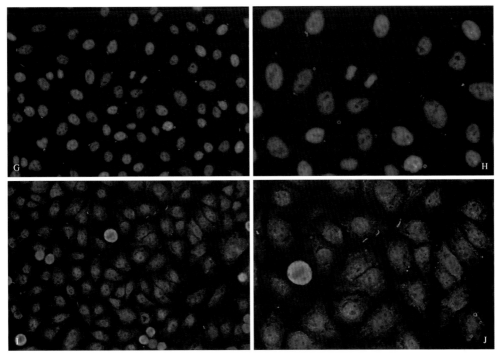

图5-106 病例106在不同品牌HEp-2 IFA荧光核型表现

A. 欧蒙（低倍镜）；B. 欧蒙（高倍镜）；C. INOVA（低倍镜）；D. INOVA（高倍镜）；E. AESKU（低倍镜）；F. AESKU（高倍镜）；
G. MBL（低倍镜）；H. MBL（高倍镜）；I. 康润科技（低倍镜）；J. 康润科技（高倍镜）

【核型判读】

1. 欧蒙：细颗粒型（AC-4）+胞浆棒环状型（AC-23）。

2. INOVA：均质型（AC-1）+胞浆棒环状型（AC-23）。

3. AESKU：细颗粒型（AC-4）+胞浆棒环状型（AC-23）。

4. MBL：均质型（AC-1）+胞浆棒环状型（AC-23）。

5. 康润科技：细颗粒型（AC-4）+胞浆棒环状型（AC-23）。

【判读说明】

欧蒙、AESKU和康润科技可见间期细胞核呈细颗粒样荧光，胞浆内有明显的杆状和环状结构；分裂期细胞浓缩染色质阴性，判读为AC-4和AC-23混合核型。

INOVA和MBL可见间期细胞核呈均匀弥漫荧光染色，胞浆内有明显的杆状和环状结构；分裂期细胞染色质呈增强均匀的荧光染色，判读为AC-1和AC-23混合核型。

参考文献

[1] Conrad K, Röber N, Andrade L E C, et al. The clinical relevance of anti-DFS70 autoantibodies[J]. Clinical reviews in allergy & immunology, 2017, 52(2): 202-216.

附录 常用术语缩写词英汉对照

缩写	英文全称	中文全称
2-OADC	2-oxo-acid dehydrogenase complex	2-氧酸脱氢酶复合体

A

缩写	英文全称	中文全称
AA	amino acid	氨基酸
AARD	ANA-associated rheumatic diseases	抗核抗体相关自身免疫病
AC	anti-cell	抗细胞
ACA	anti-centromere antibody	抗着丝粒抗体
ACL	anticardiolipin antibody	抗心磷脂抗体
ACR	American College of Rheumatology	美国风湿病学会
ADP	adenosine diphosphate	二磷酸腺苷
AFP	α-fetoprotein	甲胎蛋白
AGAA	anti-golgi appratus antibody	抗高尔基体抗体
Ago2	argonaute protein 2	Ago2蛋白
AHA	antihistone antibody	抗组蛋白抗体
AID	autoimmune diseases	自身免疫病
AIH	autoimmune hepatitis	自身免疫性肝炎
AIM	autoimmune myopathy	自身免疫性肌病
ALA	antilamin antibody	抗核纤层蛋白抗体
ALBIA	addressable laser bead immunoassay	可寻址激光珠免疫分析法
ALD	autoimmune liver disease	自身免疫性肝病
ALP	alkaline phosphatase	碱性磷酸酶
AMA	anti-mitochondrial antibody	抗线粒体抗体
AMA-M2	anti-mitochondrial antibody-M2	抗线粒体抗体-M2型
ANA	antinuclear antibody	抗核抗体
ANuA	anti-nucleosome antibody	抗核小体抗体
APL	acute promyelocytic leukemia	急性早幼粒细胞白血病
APS	antiphospholipid syndrome	抗磷脂综合征
ARS	aminoacyl-transfer ribonucleic acid synthetases	氨基酰tRNA合成酶
ASS	anti-synthetase syndrome	抗合成酶综合征
ATP	adenosine triphosphate	三磷酸腺苷

B

缩写	英文全称	中文全称
β2-MU	β2 microglobulin	β2-微球蛋白
BCOADC-E2	the E2 subunits of branched chain 2-oxo-acid dehydrogenase complex	支链2-氧酸脱氢酶复合体-E2亚基
BNP	B-type natriuretic peptide	B型钠尿肽

C

C3	complement component 3	补体 C3
CA19−9	carbohydrate antigen 19−9	糖类抗原 19−9
CA74−2	carbohydrate antigen 74−2	糖类抗原 CA72−4
C−ANCA	cytoplasmic antineutrophil cytoplasmic antibody	胞浆型抗中性粒细胞胞浆抗体
CBs	Cajal bodies	卡哈尔体
CCP	cyclic citrullinated peptide	环瓜氨酸肽
CEA	carcinoembryonic antigen	癌胚抗原
CENP	centromere proteins	着丝粒蛋白
Cep	centrosomal protein	中心体蛋白
CH_{50}	50%complement hemolysis	总补体溶血活性
CHB	congenital complete heart Block	完全性心脏传导阻滞
CIDP	chronic inflammatory demyelinating polyneuropathy	慢性炎性脱髓鞘性多发性神经病
CK	creatine kinase	肌酸激酶
CK−MB	creatine kinase myocardial band	肌酸激酶同工酶
cLED	controlled light emitting diode	可控发光二极管
CLIA	chemiluminescence immunoassay	化学发光免疫分析法
CLIFT	Crithidia Luciliae immunofluorescence test	绿蝇短膜虫免疫荧光法
CLIP−170	cytoplasmic linker protein−170	细胞质连接蛋白 170
CLL	chronic lymphocytic leukemia	慢性淋巴细胞性白血病
C−NAP1	centrosomal Nek2−associated protein 1	中心体 Nek2−相关蛋白 1
cN1A	cytosolic 5′−nucleotidase 1A	胞浆 5′−核苷酸酶 1A
Cr	creatinine	肌酐
CRP	C−reactive protein	C−反应蛋白
CSF	cerebrospinal fluid	脑脊液
CTD	connective tissue disease	结缔组织病
CYFRA 21−1	cyto-keratin19 fragment antigen 21−1	细胞角质蛋白 19 片段抗原 21−1

D

DBIL	direct Bilirubin	直接胆红素
DCA	dividing cell antigen	分裂细胞抗原
dcSSc	diffuse cutaneous systemic sclerosis	弥漫性皮肤型系统性硬化症
DFS	dense fine speckles 70	致密细颗粒 70
DIB	dot immunoblot	斑点免疫印迹法
DIL	drug-induced lupus	药物性狼疮
DLCM	digital liquid chip method	数码液相芯片技术
DLE	discoid lupus erythematosus	盘状红斑狼疮
DM	dermatomyositis	皮肌炎
DNA	deoxyribonucleic acid	脱氧核糖核酸
DNP	deoxyribonucleoprotein	脱氧核糖核蛋白
dsDNA	double stranded deoxyribonucleic acid	双链 DNA

E

E3	dihydrolipoamide dehydrogenase	二氢硫辛酸脱氢酶
E3BP	E3−binding protein	二氢硫辛酸脱氢酶结合蛋白

EDC4	enhancer of mRNA decapping 4	mRNA 去帽增强子4
EEA1	early endosome antigen 1	早期内体抗原1
EJ	glycyl tRNA synthetase	甘氨酰tRNA合成酶
ELISA	enzyme linked immunosorbent assay	酶联免疫吸附试验
ELMP	EUROLineMaster Plus	欧蒙全自动免疫印迹仪
ENA	extractable nuclear antigen	可提取核抗原
ESR	erythrocyte sedimentation assay	红细胞沉降率
EULAR	European League Against Rheumatism	欧洲抗风湿病防治联盟

F

FEV1	forced expiratory volume in one second	一秒用力呼气容积
FIB	fibrinogen	纤维蛋白原
FITC	fluorescein isothiocyanate	异硫氰酸荧光素
FT3	free triiodo thyronine	游离三碘甲腺原氨酸

G

G	glycine	甘氨酸
GBM	glomerular basement membrane	肾小球基膜
Gems	Gemini of Cajal bodies	卡哈尔体的双子星
GGT	γ-glutamyltransferase	γ谷氨酰基转移酶
GLB	globulin	球蛋白
GLDH	glutamate dehydrogenase	谷氨酸脱氢酶
GOT	glutamic-oxaloacetic transaminase	谷草转氨酶
gp210	glycoprotein-210	糖蛋白210
GPT	glutamic-pyruvic transaminase	谷丙转氨酶
GRASP-1	glutamate receptor interacting protein-associated protein 1	谷氨酸受体相互作用蛋白相关蛋白1
GTP	guanosine triphosphate	鸟苷三磷酸

H

H	histone	组蛋白
Ha	tyrosyl-tRNA synthetase	酪氨酰tRNA合成酶
HBV	hepatitis B virus	乙型肝炎病毒
HCV	hepatitis C virus	丙型肝炎病毒
HIV	human immunodeficiency virus	人类免疫缺陷病毒
HLA-B27	human leukocyte antigen B27	人白细胞抗原B27
HMG-1	high-mobility group 1 domain	高迁移率族蛋白-1结构域
hnRNP	heterogeneous nuclear ribonucleoprotein	异质性胞核核糖核蛋白
HP1α	heterochromatin protein 1α	异染色体蛋白1α
HsEg5	homo sapiens Eg5	纺锤体驱动蛋白Eg5

I

IBD	integrase binding domain	整合酶结合域
ICAP	international consensus on ANA patterns	国际抗核抗体荧光核型共识
IFA	indirect immunofluorescent assay	间接免疫荧光法
IIM	idiopathic inflammatory myopathies	特发性炎症性肌病

IL-10	interleukin 10	白介素10
IL-6	interleukin 6	白介素6
ILD	interstitial lung disease	间质性肺病
IMNM	immune-mediated necrotizing myopathy	免疫介导的坏死性肌病
IMPDH2	inosine monophosphate dehydrogenase 2	肌苷单磷酸脱氢酶2
INCENP	inner centromere protein	内着丝粒蛋白
IP	immunoprecipitation	免疫沉淀法
IP-MS	immunoprecipitation-mass spectrometry	免疫沉淀—质谱联用

J

JCA	juvenile chronic arthritis	幼年慢性关节炎
JDM	juvenile dermatomyositis	幼年型皮肌炎
JIA	juvenile idiopathic arthritis	幼年特发性关节炎
Jo-1	histidyl tRNA synthetase	组氨酰tRNA合成酶

K

K	Kalium	钾
KIF11	kinesin family member 11	驱动蛋白家族成员11
KIF20B	kinesin family member 20B	驱动蛋白家族成员20B
KS	asparaginyl-tRNA synthetase	天冬氨酰tRNA合成酶

L

LAC	lupus anticoagulants	狼疮抗凝物
LAM	La-type ribonucleic acid-binding motif	La型核糖核酸结合域
LAP	lamina-associated protein	核纤层相关蛋白
LBPA	lysobisphosphatidic acid	溶血磷脂酸
LBR	lamins B receptor	核纤层蛋白B受体
LC-1	Liver cytosol specific antibody type 1	肝溶质Ⅰ型抗原
lcSSc	limited cutaneous systemic sclerosis	局限性皮肤型系统性硬化症
LDH	lactate dehydrogenase	乳酸脱氢酶
LE	lupus erythematosus	红斑狼疮
LEDGFp75	lens epithelium-derived growth factor p75	晶状体上皮来源生长因子p75
LIA	line immunoassay	线性免疫印迹法
LKM-1	liver/kidney microsome type 1	肝肾微粒体Ⅰ型抗原
LN	lupus nephritis	狼疮性肾炎

M

MAA	myositis-associated autoantibody	肌炎相关抗体
Mb	myoglobin	肌红蛋白
MCA	mitotic chromosomal autoantigen	有丝分裂染色体自身抗原
MCTD	mixed connective tissue disease	混合性结缔组织病
MDA5	melanoma differentiation-associated protein 5	黑色素瘤分化相关蛋白5
MeCP2	methyl CpG binding protein 2	甲基CpG结合蛋白2
miRNA	microRNA	微RNA
MPO	myeloperoxidase	髓过氧化物酶
MPP1	M-phase phosphoprotein 1	M期磷酸蛋白1

mRNA	messenger RNA	信使RNA
MS	multiple sclerosis	多发性硬化症
MSA	myositis-specific antibody	肌炎特异性抗体
MTOC	microtubule organizing center	微管形成中心

N

NE	nuclear envelope	核膜
NM Ⅱ	non-muscle myosin Ⅱ	非肌肉肌球蛋白Ⅱ
NMP-22	nuclear matrix protein 22	核基质蛋白22
NOR	nucleolus organizer regions	核仁组织区
NOR-90	nucleolus-organizing regions-90kDa	核仁组织区蛋白90 kDa
NPC	nuclear pore complex	核孔复合体
NPSLE	neuropsychiatric symptoms associated with SLE	神经精神性狼疮
NuMA	nuclear mitotic apparatus protein	核有丝分裂器蛋白
nup62	nucleoporin p62	核孔蛋白p62
NXP-2	nuclear matrix protein 2	核基质蛋白2

O

| OGDC-E2 | the E2 subunits of the 2-oxo-glutarate dehydrogenase complex | 2-酮戊二酸脱氢酶复合体-E2亚基 |
| OJ | isoleucyl tRNA synthetase | 异亮氨酰tRNA合成酶抗体 |

P

P-ANCA	perinuclear antineutrophil cytoplasmic antibody	核周型抗中性粒细胞胞浆抗体
PA	Prealbumin	前白蛋白
PAR（AA）	platelet aggregation rate (arachidonic acid induced)	血小板聚集率（花生四烯酸诱导）
PB	processing bodies	P-小体
PBC	primary biliary cholangitis	原发性胆汁性胆管炎
PBS	phosphate buffer saline	磷酸缓冲液
PCM	pericentriolar material	中心粒外周物质
PCNA	proliferating cell nuclear antigen	增殖细胞核抗原
PCNT	pericentrin	中心粒周蛋白
PDC-E1α	the E1α subunits of the pyruvate dehydrogenase complex	丙酮酸脱氢酶复合体-E1α亚基
PDC-E2	the E2 subunits of the pyruvate dehydrogenase complex	丙酮酸脱氢酶复合体-E2亚基
PDGFR	platelet derived growth factor receptor	血小板衍生生长因子受体
Peg-IFN-α/RBV	pegylated interferon-α/ ribavirin	乙二醇干扰素-α/利巴韦林
PL-12	alanyl tRNA synthetase	丙氨酰tRNA合成酶
PL-7	threonyl tRNA synthetase	苏氨酰tRNA合成酶
PM	polymyositis	多发性肌炎
PM-Scl	polymyositis-scleroderma	多发性肌炎/硬皮病
PMAT	particle-based multi-analyte technology	基于粒子的多分析物技术
PML	promyelocytic leukemia	早幼粒细胞白血病
POLR3A	RNA polymerase III subunit A	RNA聚合酶Ⅲ亚单位A
POLR3K	RNA polymerase III subunit K	RNA聚合酶Ⅲ亚单位K

PR3	proteinase 3	蛋白酶3
pre-mRNA	precursor mRNA	前信使RNA
PSC	primary sclerosing cholangitis	原发性硬化性胆管炎
PSIP1	PC4 and SFRS1 interacting protein 1	PC4和SFRS1相互作用蛋白1
PTMs	post-translational modifications	翻译后修饰

R

RA	rheumatoid arthritis	类风湿关节炎
RARα	retinoid acid receptor α	维甲酸受体α
RBCC/TRIM	N-terminal RING finger/B-box/coiled coil / tripartite motif	N端指环/B盒/卷曲螺旋/三重结构域
RBV	ribavirin	利巴韦林
RF	rheumatoid factor	类风湿因子
RIA	radioimmunoassay	放射免疫测定
Rib-P	ribosomal P	核糖体P蛋白
RLU	relative light units	相对发光强度
RNA	ribonucleic acid	核糖核酸
RNAi	RNA interference	RNA干扰
RNAPI	RNA polymerase I	RNA聚合酶I
RNAPII	RNA polymerase II	RNA聚合酶II
RNAPIII	RNA polymerase III	RNA聚合酶III
RNase MRP	human RNasemitochondrial RNA processing complex	人核糖核酸酶线粒体RNA加工复合体
RNP	ribonucleoprotein	核糖核蛋白
RNP-A	ribonucleoproteins-A	核糖核蛋白A
RNP-C	ribonucleoproteins-C	核糖核蛋白C
RR	rods and rings	棒环状
RRM	RNA recognition motif	RNA识别域
rRNA	ribosomal RNA	核糖体RNA

S

SAA	Serumamyloid A	血清淀粉样蛋白A
SAE	small ubiquitin-like modifier activating enzyme	小泛素样修饰激活酶
SARD	systemic autoimmune rheumatic disease	系统性自身免疫病
SBM	short basic motif	短基本结构域
Scl-70	Scleroderma 70	—
SDS-PAGE	sodium dodecylsulphate polyacrylamide gel electrophoresis	十二烷基硫酸钠聚丙烯酰胺凝胶电泳
SIM	SUMO-interacting motif	SUMO相互作用区域
SLA/LP	soluble liver antigen/liver-pancreas	可溶性肝抗原/肝胰腺
SLE	systemic lupus erythematosus	系统性红斑狼疮
SLEDAI-2K	SLE disease activity index 2000	系统性红斑狼疮疾病活动指数2000
Sm	Smith	史密斯蛋白
SMA	smooth muscle antibody	平滑肌抗体
SMN	survival of motor neuron proteins	运动神经元生存蛋白
snRNA	small nuclear RNA	核小RNA

snRNP	small nuclear ribonucleoprotein	核小核糖核蛋白
Sp100	speckled protein 100	斑点蛋白 100
SPN	spindle pole-nucleus	纺锤体极核
SRP	signal-recognition particle	信号识别粒子
SS	Sjogren's syndrome	干燥综合征
SSA	Sjögren's-syndrome-related antigen A	干燥综合征相关抗原 A
SSB	Sjögren's-syndrome-related antigen B	干燥综合征相关抗原 B
SSc	systemic sclerosis	系统性硬化症
ssDNA	single-stranded deoxyribonucleic acid	单链 DNA
SUMO	small ubiquitin-related modifier protein	小分子泛素相关修饰物蛋白

T

TBIL	total bilirubin	总胆红素
TIBC	total Iron binding capacity	总铁结合力
TIF1γ	transcriptional intermediary factor 1 γ	转录中间因子 1γ
topo I	topoisomerase I	拓扑异构酶 I
Tpr	translocated promoter region	转录启动子区域
TRIM	tripartite motif	三结构域蛋白
tRNA	transfer RNA	转运 RNA
TRNC6A	trinucleotide repeat containing adaptor 6A	三核苷酸重复的衔接蛋白 6A
TSH	thyroid-stimulating hormone	促甲状腺激素

U

U1−snRNP	U1 small nuclear ribonucleoprotein	U1 核小核糖核蛋白
U3−snoRNP	U3 small nucleolar ribonucleoprotein	U3 核仁小核糖核蛋白
UCTD	undifferentiated connective tissue disease	未分化结缔组织病
UIBC	unsaturated iron binding capacity	不饱和铁结合力
URIC	uric acid	尿酸

W

| W | tryptophan | 色氨酸 |
| WB | western-blot | 蛋白质免疫印迹 |

Z

| ZO | phenylalanyl-tRNA synthetase | 苯丙氨酰 tRNA 合成酶抗体 |